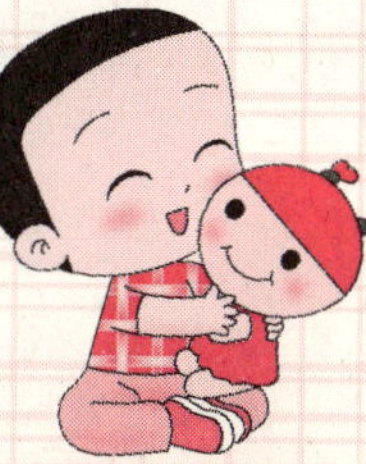

健康宝宝营养全书

易 磊◎编著
YI LEI

浙江科学技术出版社

图书在版编目（CIP）数据

健康宝宝营养全书 / 易磊编著. — 杭州 ：浙江科学技术出版社，2013.9

ISBN 978-7-5341-5683-0

Ⅰ. ①健… Ⅱ. ①易… Ⅲ. ①婴幼儿－营养卫生－基本知识 Ⅳ. ①R153.2

中国版本图书馆CIP数据核字(2013)第210411号

书　名　健康宝宝营养全书

编　著　易　磊

出版发行　浙江科学技术出版社

杭州市体育场路347号　邮政编码：310006

联系电话：0571-85170300-61702

E-mail:zkpress@zkpress.com

排　版　北京明信弘德文化发展有限公司

印　刷　北京世纪雨田印刷有限公司

经　销　全国各地新华书店

开　本　710×1000　1/16　　印张　19

字　数　236 000　　插页　2

版　次　2013年10月第1版　　2013年10月第1次印刷

书　号　ISBN 978-7-5341-5683-0　　定价　23.80元

责任编辑　王　群　王巧玲　　责任印务　徐忠雷

责任校对　宋　东　李骁睿　　责任美编　金　晖

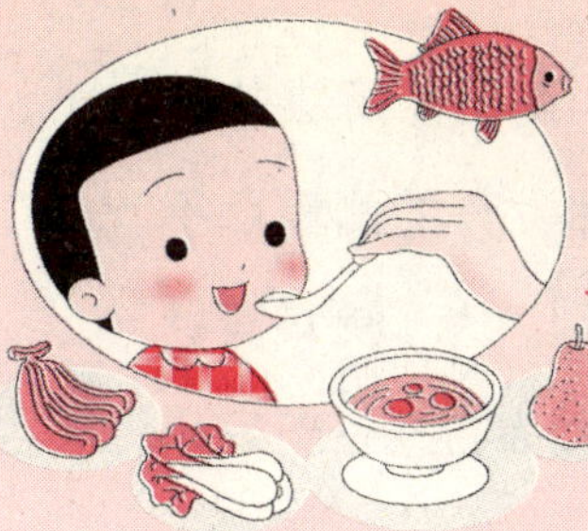

前言 FOREWORD

均衡营养，宝宝健康成长的动力

随着新生儿的一声啼哭，十月怀胎的艰辛终于有了它完美的结局——宝宝诞生了。面对如雏鸡出壳的小天使，初为人父人母的你们，欣喜、激动之余，又一个新课题摆在了面前，那就是孩子的营养问题。

对于0～6岁的孩子来说，他们的身体正处在一个日新月异的成长阶段，营养每一步都要跟上。营养对了，孩子最基本的成长条件也就被满足了，孩子就会活力充沛，宛如春天里的小树苗，在阳光雨露里节节拔高；如果营养有所偏颇，如缺乏或过剩，就可能导致孩子身体的各部分发育不正常，以至于输在了这关键的第一步上。要知道，孩子的成长没有回头路可走，没有谁可以重来一次。在孩子成长的关键期，给予均衡膳食、合理营养，是孩子健康成长的基础。均衡膳食、合理营养和科学喂养，能帮助孩子打造一个良好的胃肠环境，从而促进营养物质更好地被身体吸收和利用，这是一个良性循环的过程。孩子的活力就此被激发，从而具备更强的成长实力。

话虽如此，但如何“吃”远远不是一句营养均衡所能解决的问题，它涉及的细节繁多，而且每个年龄段孩子身体发育的侧重点不同，其营养的食材安排以及加工的方法也会有所区别。为了更具有针对性、系统性地阐释孩子营养的相关细节，我们特别为新爸爸新妈妈们编写了这本《健康宝宝营养全书》。

本书叙述精练、切中要点、指导性强。通过营养需求、喂养指南、饮食配餐三大方面相互搭配，为新手爸爸妈妈提供了同步的营养方案，同时针对孩子在不同时期出现的不同饮食问题，如母乳该如何喂哺、喂哺时需要注意些什么、该如何给孩子添加辅食、如何培养孩子的良好饮食习惯等，都做了一一解答，让新手爸爸妈妈能根据孩子的年龄段进行合理的养育。此外，考虑到哺乳质量和妈妈的健康，本书在附录中还特别为妈妈们准备了哺乳期的饮食搭配及营养计划，让每一个妈妈都拥有喂哺宝宝的机会，给予宝宝更多的爱。

最后，衷心希望本书能让你喂养宝宝的历程变得从容，也让每一份爱变得实实在在！

编　者

2013年9月

目　录

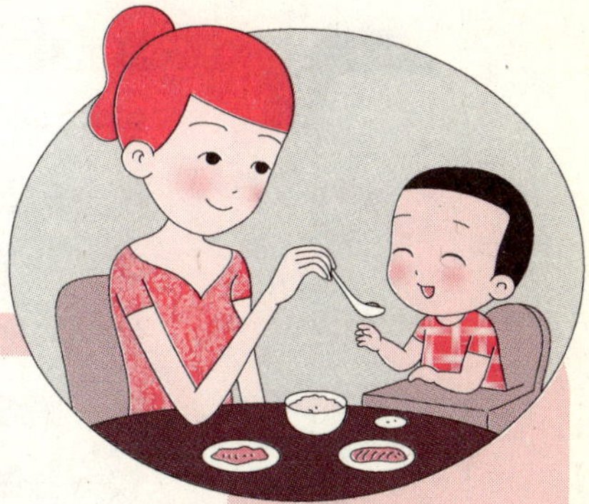

第一章 健康成长，从均衡营养开始

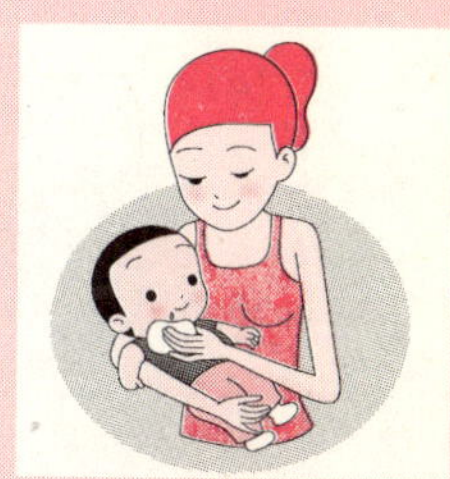

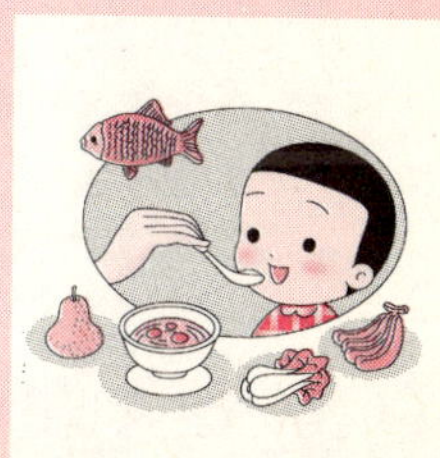

Contents

Contents

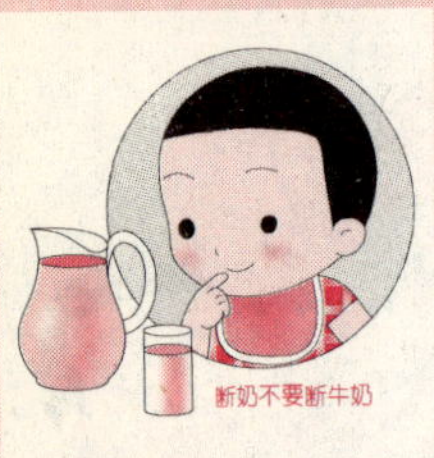

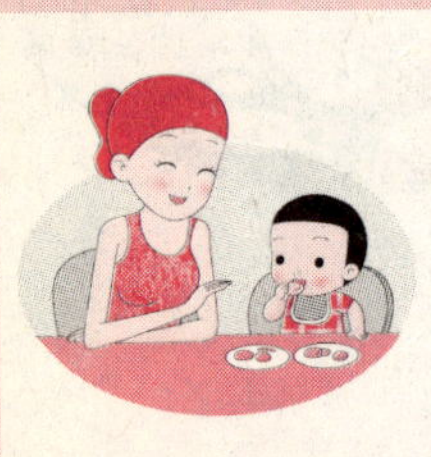

第二章 营养重在科学摄取

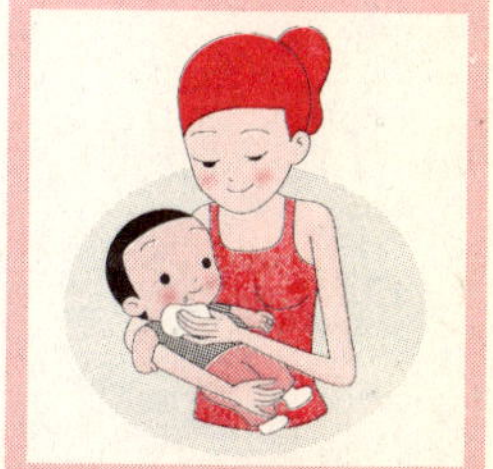

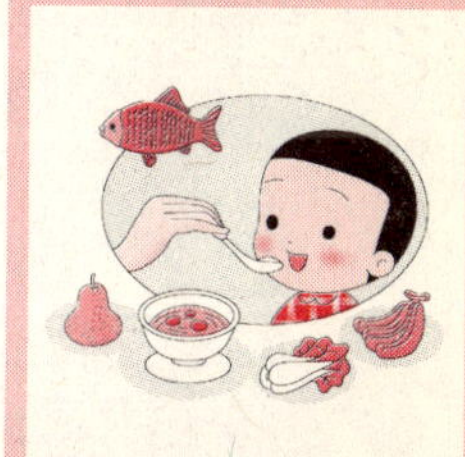

Contents

Contents

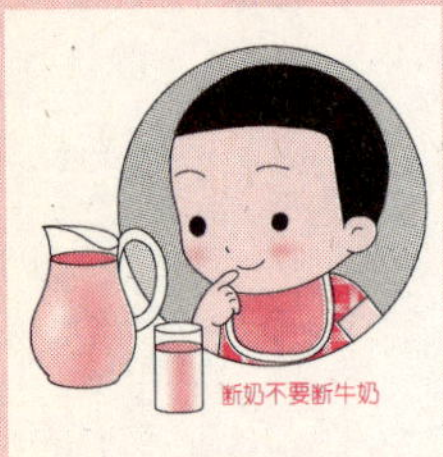

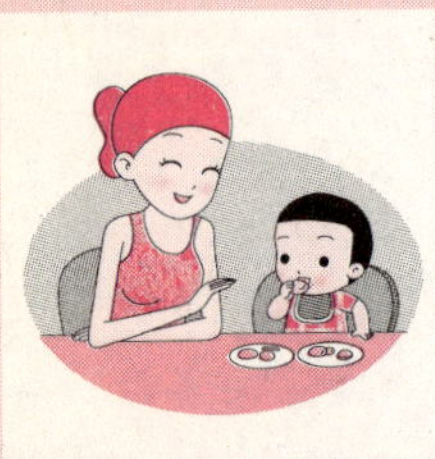

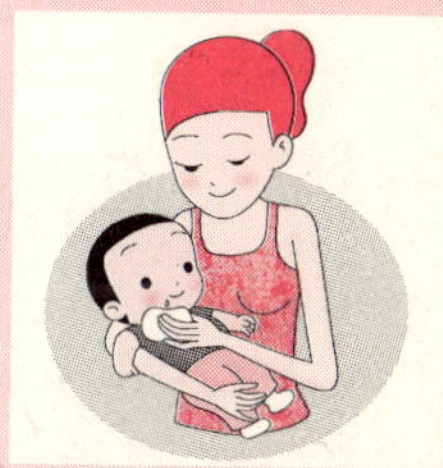

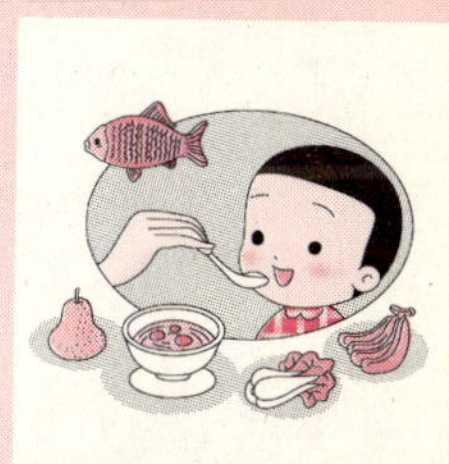

Contents

Contents

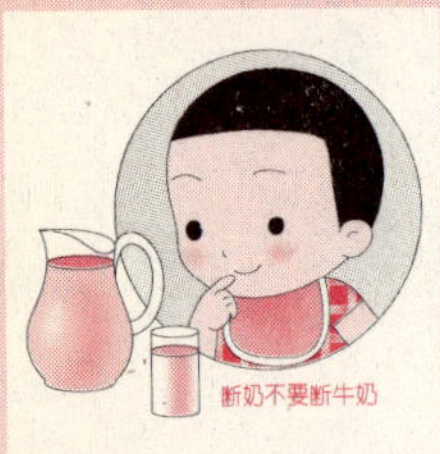

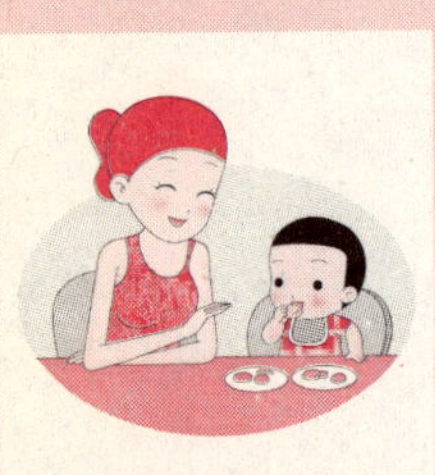

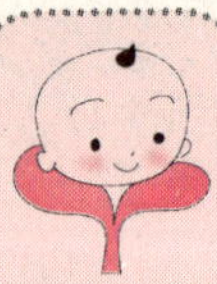

第五章

7～9个月宝宝同步营养方案

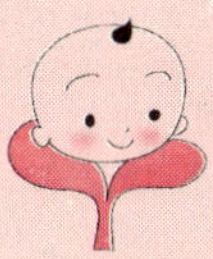

第六章 10～12个月宝宝同步营养方案

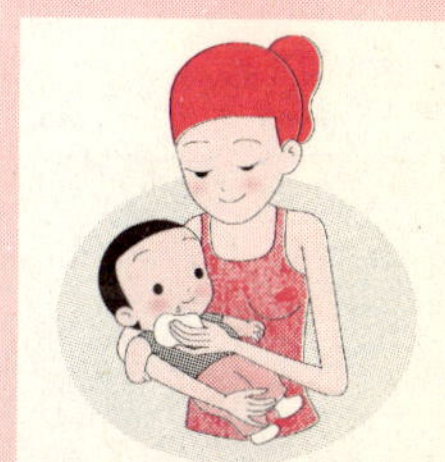

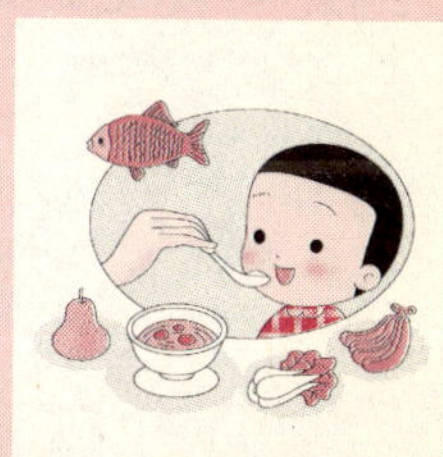

Contents

Contents

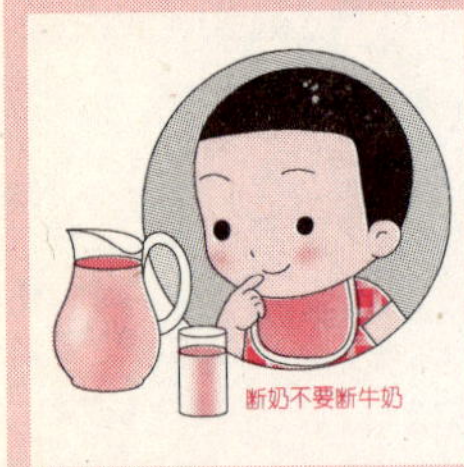

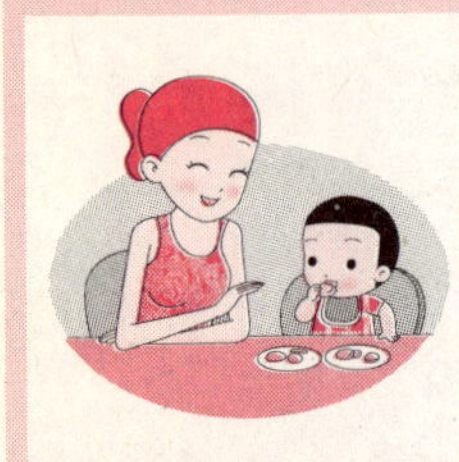

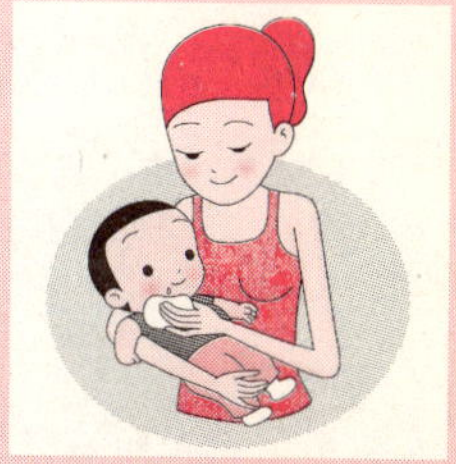

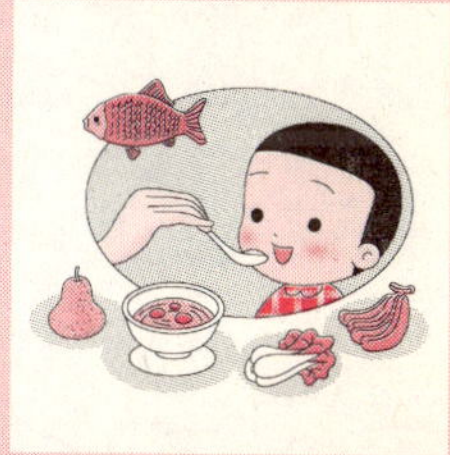

Contents

Contents

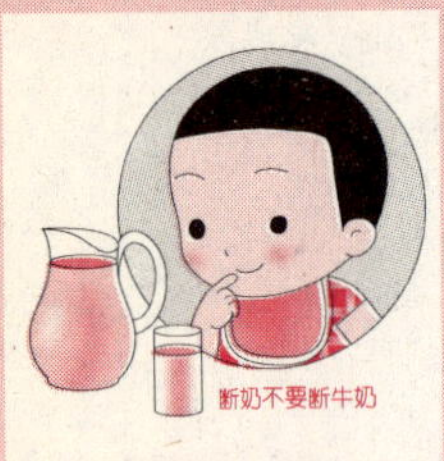

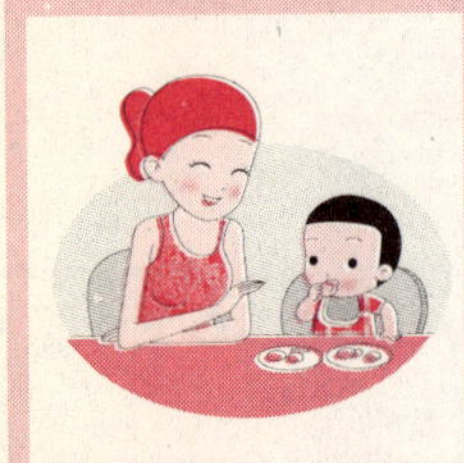

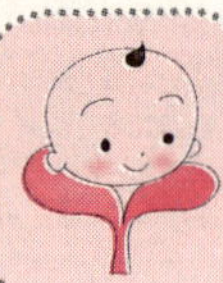

第九章 4～6周岁宝宝同步营养方案

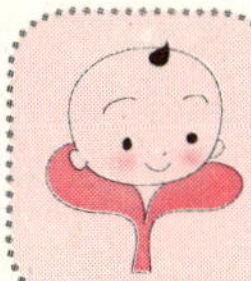

第十章 守护宝宝的健康

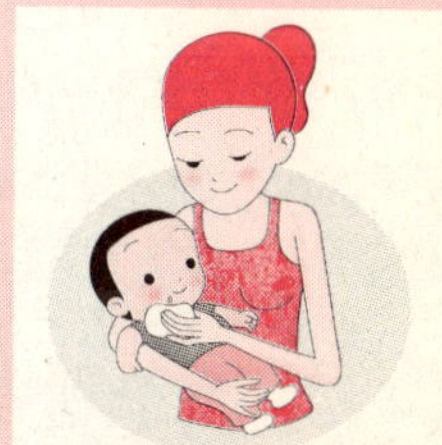

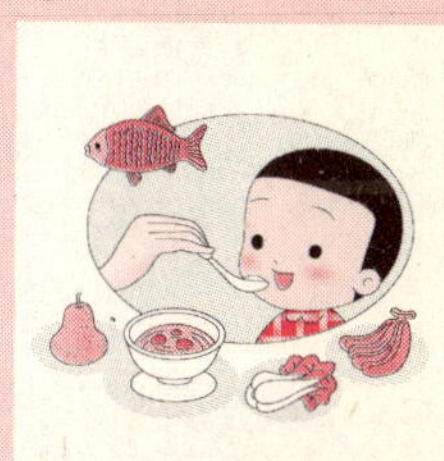

Contents

Contents

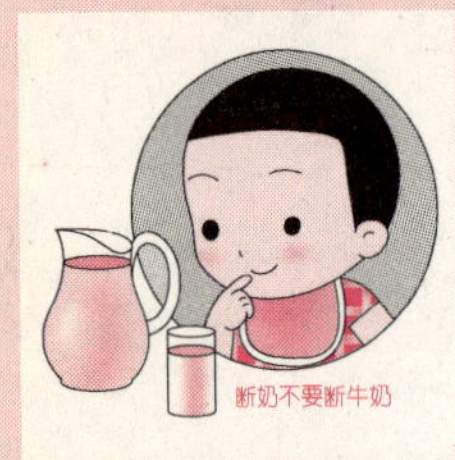

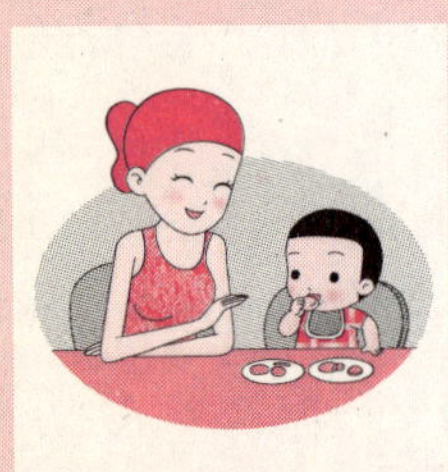

第一章

健康成长，从均衡营养开始

在养育宝宝的过程中，每一位父母都非常关心宝宝的营养问题，但很多父母在面对宝宝的营养问题时却往往不得要领，常出现该补的没有补，而不需要补的却一直在补。其实，均衡营养并没有爸爸妈妈们想的那么难，只要全面了解、认真体察宝宝的生长发育，就知道该如何安排饮食了。

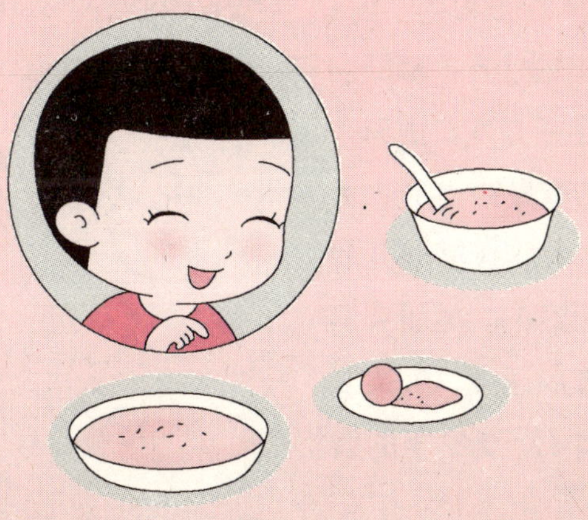

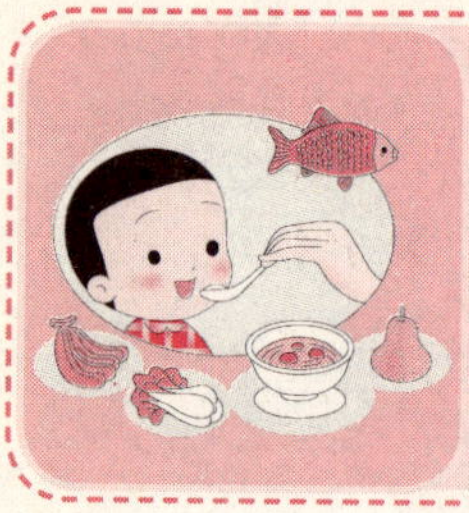

营养是宝宝健康成长的动力

营养是宝宝健康成长的动力，为什么这样说呢？因为营养关系到宝宝的智力、身体发育及潜能开发等众多方面的发展。营养无论是缺乏还是过剩，都会影响到宝宝未来的成长，因此一定要均衡摄取，这样才能保证宝宝健康成长。

营养关系到宝宝的智力发育

婴幼儿的发育首先是大脑。研究证明，婴幼儿出生后的第一年是大脑重量增加最快的时期，可从刚出生的350克增重到约900克。到1周岁时，大脑皮质依枕叶、颞叶、顶叶、额叶的次序逐渐发育成熟；到6周岁时，大脑重量约为成人大脑的90%。这说明大脑在婴幼儿时期，发育是非常迅速的。据研究测算，按照这样的发展速度，如果以一个正常成长的17周岁少年的智力发育水平为100，那么宝宝4周岁时已有50%的智力，8周岁时就有80%的智力了。

大脑的发育不仅有赖于遗传基因，还与营养有着密切关系。大脑细胞有两次分裂高峰，即妊娠26周和出生后的一个短时期。

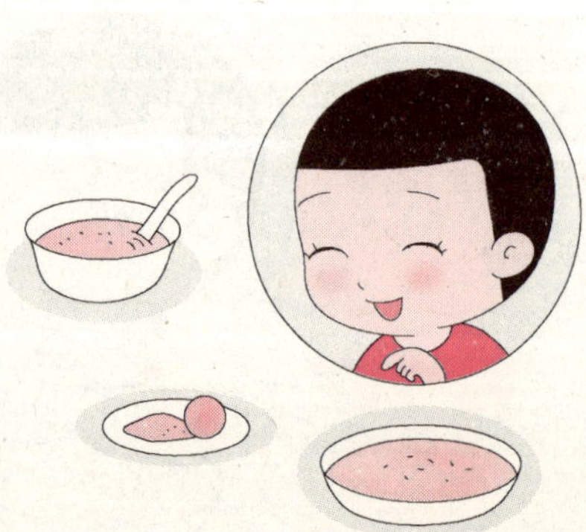

有关专家指出，宝宝在出生后的6个月内脑细胞的数目还在继续增加，而大脑细胞的增加必须有蛋白质、核酸以及其他辅助营养素的充足供应。宝宝在产前或产后6个月内的营养十分重要。

很多父母都知道，一个人脑细胞分裂数目越多就越聪明。如果在大脑细胞分裂的高峰期缺乏营养，势必会影响宝宝大脑细胞的分裂数目，从而使宝宝的智力发育受到限制，甚至成为低能儿。因此，在宝宝智力发育的高峰期，即孕期的最后3个月和出生后的6个月内，一定要给宝宝充足的营养，这会给宝宝的智能发育打下坚固的根基。

脑细胞发育所需要的营养有：蛋白质、脂肪、糖类、多种维生素及微量元素。而母乳除了含上述成分外，还含有丰富的牛磺酸。牛磺酸可促进脑细胞发育、增殖和成熟，有利于婴幼儿大脑发育，并能使神经系统变得发达，功能健全。因此母乳喂养可起到良好的健脑作用。

脂类在脑组织中含量最多，其中的磷脂、胆固醇、糖脂等是脑细胞的构成成分，它们能维持神经细胞的正常生理活动，并参与大脑思维、记忆、想象等智力活动。脂肪中含有大脑必需的不饱和脂肪酸，其中的亚油酸、亚麻酸、二十二碳六烯酸（DHA）、二十碳五烯酸（EPA）等不饱和脂肪酸，对脑细胞和神经的发育起着极为重要的作用。研究显示，长期缺乏脂肪的宝宝容易出现智能缺陷，对成长非常不利。

糖类是人体直接的热量来源，虽然它不是脑组织的组成成分，但大脑若热量供应不足，也会影响发育。

大脑对维生素和微量元素的每日需要量虽说不多，但对脑发育却十分重要。充足的维生素可保证大脑的发育与正常的生理活动，若缺乏可引起神经系统障碍，影响大脑的正常生理功能。微量元素对大脑的发育也起着调节作用，若缺乏，不仅会影响宝宝生长发育，同时对脑功能也是一种损害，如：长期缺铁，易导致贫血，宝宝会出现注意力涣散、多动、烦躁、学习能力下降；长期缺锌，可引起发育迟缓或停滞、智力低下、食欲减退等症状；长期缺碘，易影响神经系统发育，造成智力低下、痴呆，而且生长停滞，身材矮小。

由此可见，营养对宝宝的智力发育是非常重要的，无论哪种营养素的缺乏都会损害宝宝的大脑发育。因此，父母不仅要在孕期注重给胎儿提供营养，宝宝出生后同样要注重营养的给予，尤其在宝宝快速成长的时期，更应该重视。

营养关系到宝宝的生长发育

看着宝宝一天天成长，很多父母经常会提出这样的问题："我家宝宝和邻居家的一样大，但就是没人家宝宝长得高，身体还弱，人家宝宝一年四季不怎么生病，我家宝宝却不停地吃药打针，是不是缺什么营养了？"

宝宝的成长离不开营养，营养是宝宝生长发育的物质基础，与宝宝的身高、体重、头围、胸围等的发育，以及免疫系统的构建都有着密切关系。

充足和调配合理的营养可促进宝宝身高、体重、头围、胸围等的发育，增强机体的免疫能力。但若营养不足，则首先会导致小儿体重不增，甚至下降，最终还会影响身高的增长和身体其他各系统的功能，如免疫功能、内分泌功能、神经调节功能等。而且宝宝年龄越小，受营养的影响越大。

婴幼儿时期，宝宝对营养物质的需要量要高于成人，这是因为需要满足生长发育与活动两方面的需求。宝宝每日所需的营养素有蛋白质、脂肪、糖类、膳食纤维、水、多种维生素及微量元素。这些营养哪一种都不可缺乏，若长期缺乏一种或多种营养素，不但会影响宝宝的生长发育，而且还会造成免疫力低下，疾病缠身。

营养素的缺乏对宝宝的损伤是极大的。当宝宝缺乏维生素A、维生素B_6、维生素C及微量元素锌时，就会降低免疫功能，导致细菌、病毒等有害物质侵入体内，滋生病菌，引起宝宝生病，且久病难愈。而缺乏钙、磷、镁、维生素D等营养素，则易使宝宝长不高，骨骼容易变形，形成鸡胸、

“O”型或“X”型腿，颅骨较软，囟门持久不闭合，影响宝宝大脑发育。

为了能有一个健康、活泼的宝宝，每一位父母都需在宝宝成长的不同时期，为其提供充足的营养素，为其生长发育“添把柴，加把力”。

宝宝偏食，父母不可偏养

宝宝的营养非常重要，所以宝宝如果偏食，对生长发育是非常不利的。

在喂养过程中，常会发生这样的事：宝宝吃饭挑剔，花了好长时间精心准备的饭菜，他却毫不领情，统统不吃，连看都不愿看，但看见自己喜欢的饭菜却又使劲吃，一不小心就吃伤了。

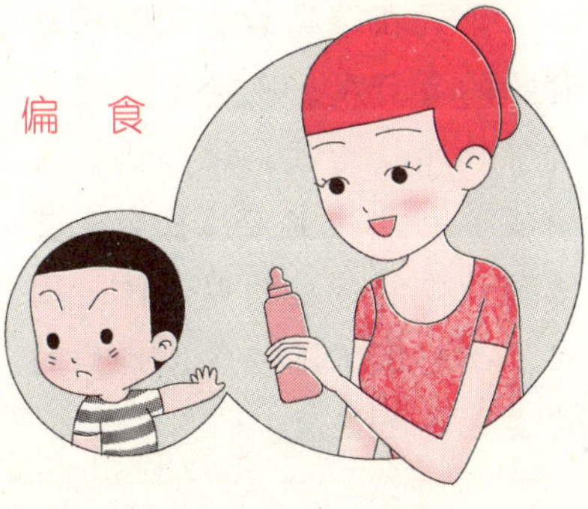

偏 食

有的父母为了让宝宝能吃上几口，每天都做宝宝喜欢吃的。久而久之，宝宝喜欢吃的东西越来越少，就急坏了爸爸妈妈。很多家长找专家、上医院寻求解决办法，可试来试去宝宝依旧如此。这是怎么回事？难道宝宝天生偏食？不！其实，孩子挑食或偏食有很多原因，其中就有父母的原因。

父母不以身作则，宝宝见样学样

宝宝从5个月开始就知道模仿大人的行为，3周岁后的宝宝基本可以模仿大人说话的语气了，当然饮食习惯也是如此。3周岁以后，宝宝与大人可同桌吃饭，这时父母挑食的行为就会感染宝宝，从而导致宝宝也不喜欢吃某些食物。

食物烹调不得法，早期喂养失当

宝宝在8个月时，对于食物已经能表示出好恶，这就是最初的“偏食”现象，但这种偏食不同于1周岁以后宝宝的偏食，因为这个月龄的宝宝常常今天不喜欢吃，明天又喜欢吃。而父母并不了解这一点，生怕宝宝缺营养，强迫宝宝吃下，结果在宝宝的脑海中留下十分不良的印象，以后很难再接受这种食物，从而导致真的偏食。

老人溺爱，养成宝宝不良习惯

人们常说“隔辈亲”，很多家中的老人对孙子、孙女都非常溺爱。只要宝宝爱吃，爷爷奶奶就给，有时一次吃得太多，就容易吃伤，以后再也不想吃了，久而久之，不仅伤了宝宝的脾胃功能，而且也养成宝宝偏食的不良习惯。

据调查，我国0～3周岁的婴幼儿偏食率高达44%。偏食带来的健康隐患不容忽视。宝宝偏食后，易出现生长发育方面的各种问题，如免疫力差、易生病、智力发育比正常孩子慢等。此外，据日本一项研究表明，长期蛋白质摄入不足的宝宝，容易造成性格过度内向。

为此，第13届亚太儿科会议的儿童营养专家特别提出“宝宝偏食，父母切不可偏养”。为了宝宝成长，父母一定要为偏食的宝宝制定纠偏方案。

首先，要养成宝宝良好的饮食习惯。定时进餐，适当控制零食；尽量选择口味清淡、营养、健康的零食，如全麦面包、新鲜水果色拉、自制小点心等，节制宝宝吃冷饮、甜食，避免损伤脾胃。

其次，宝宝的饮食需多样化，父母要注意喂养方式。荤素、粗细粮搭配，蔬菜、水果样样都吃，烹调要注意食物的色、香、味；对于较小月龄的宝宝，要注意阶梯式喂养，不同年龄阶段要吃不同性质的食物，及时为宝宝添加辅食。

此外，在喂养宝宝时要有耐心和信心，并且以身作则，要及时采取针对性的营养干预，帮助宝宝逐步改善偏食习惯。即使宝宝多次拒绝也不该放弃，可以变换喂养方法，如告诉他吃食物的理由，或是让他逐步认识食物，引起他对食物的兴趣，逐步纠正偏食习惯。

专家提示

妈妈在孕期和哺乳期间对食物的喜好度，也会影响宝宝对食物的接受度，比如妈妈常喝胡萝卜汁，宝宝往往会比其他孩子更能接受胡萝卜汁。因此，要想宝宝不偏食，妈妈的饮食也不可偏废。

留住食物中营养的方法

宝宝胃容量小，进食量少，所需的营养素相对地比成人要多。因此，在制作辅食时最大限度地保存食物中的营养素，减少不必要的损失是很重要的。父母可从以下几点入手：

❶蔬菜要新鲜，先洗后切，水果要吃时再削皮，以防水溶性维生素溶解在水中，以及维生素在空气中氧化。

❷在制作大米类主食时，可用容器蒸或焖米饭，这样大米中所含的B族维生素的保存率较高。

❸蔬菜最好用炖煮或大火急炒的方式烹饪，避免流失大量维生素C。

❹调味料需合理使用，如醋可起到保护蔬菜中B族维生素和维生素C的作用，可在烹饪时稍微放一些。

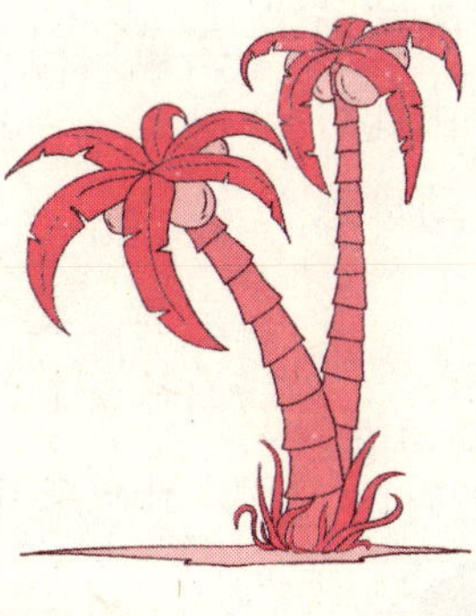

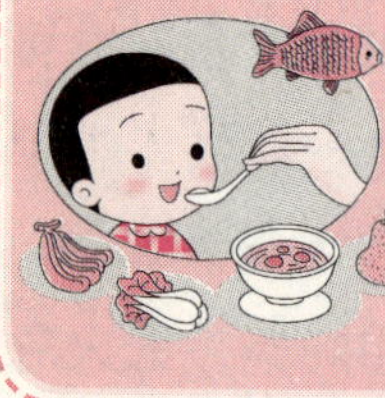

不可不知的宝宝营养素

蛋白质——帮助大脑正常发育

蛋白质是构成机体各种细胞的主要原料，是补偿新陈代谢消耗及修补组织损失的主要物质，具有重要的调节各种生理活动、维持机体健康水平的作用。蛋白质在体内氧化可以产生热量，是人体的供热能源。每克蛋白质可产生16.28千焦（3.89千卡）热量，通常每人每天要消耗的蛋白质占总热量的10%～15%。由此可见，蛋白质与人体生命活动息息相关。

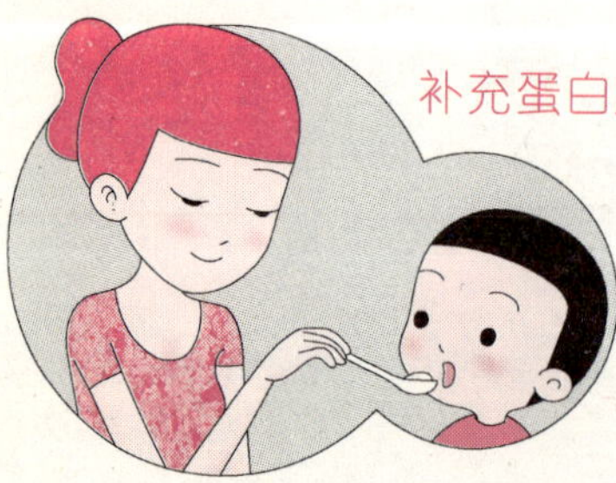

补充蛋白质

此外，蛋白质还有助于大脑发育。蛋白质是构成脑细胞和脑细胞代谢的重要营养物质。蛋白质中富含的7种人体必需氨基酸可营养脑细胞，使人保持旺盛的记忆力，并且能加强注意力和理解能力。0～6周岁是宝宝大脑发育的关键期，充足的蛋白质是提高脑细胞活力的重要保证。

正常需要量

正常情况下，每日蛋白质需要量为每千克体重1～1.5克，通常一个成年人每天的摄入量最好在100～150克。1周岁以内的宝宝每天每千克体重需1.5～3克蛋白质。1～3周岁的宝宝以每天摄入35～45克蛋白质为宜。

警示信号

蛋白质摄入过多或过少都会引起不良反应，造成宝宝不适，可通过警示信号来判断：

缺乏时，宝宝往往表现为生长发育迟缓，体重减轻、身材矮小、偏食、厌食，同时对疾病的抵抗力下降，容易感冒，破损的伤口不易愈合等。

过剩（超出人体所需）时，人体内的蛋白质难以消化吸收，造成胃肠、肝脏、胰脏和肾脏的负担，进而导致胃肠功能紊乱和肝脏、肾脏的损害，对身体不利。

食物来源

通常婴幼儿时期，宝宝所需的蛋白质多由食物中摄取，除特殊情况外，一般不用任何药剂类蛋白质。

一般在奶、蛋、鱼、瘦肉等动物性食物中的蛋白质含量高、质量好。没有肉类，可用植物性食物蛋白质补充。面粉中含蛋白质约10%，每天吃500克面粉可获得50克蛋白质。普通面粉、糙米，其中的蛋白质含量略优于精白米和精白面粉。豆类食品中也富含优质蛋白，其中谷类中蛋白质含量约占10%。此外，蔬菜也含有蛋白质。

虽然能补充蛋白质的食物很多，但有些食物会阻碍蛋白质的吸收，例如宝宝们最爱吃的果冻。果冻味如水果，其主要成分有藻酸钠及琼脂、明胶和香精、色素等。由于其成分含有毒物质，宝宝多食果冻，容易降低食欲，影响机体对蛋白质的吸收，还可导致味觉异常、异食癖等病症。0～6周岁的宝宝正处于生长旺盛的阶段，应尽量吃一些天然的食物，少吃零食，这样才有助于营养吸收，促进生长发育。

脂肪——帮宝宝储存能量

脂肪是供给机体能量的主要营养素，也是人体组织和细胞的重要成分。脂肪分布在身体的各个部分，尤其在细胞膜、神经组织中含量最高。脂肪的主要功能是供给热量及促进人体对脂溶性维生素A、维生素D、维生素E的吸收，减少体内散失，保护脏器不受损伤。每克脂肪能提供热量37.66千焦（9千卡），脂肪提供的热量占每日所需总热量的

35%~50%。

婴幼儿时期是宝宝生长发育极快的时期，也是脑细胞分裂、增殖的关键时期。脂肪能为宝宝身体提供热量，还可为宝宝提供自身不能合成的必需脂肪酸，能帮助吸收、利用脂溶性维生素，对视网膜及脑细胞发育有重要作用。因此，脂肪对婴幼儿智力和身体的发育极为重要。

正常需要量

正常情况下，1周岁以内的宝宝每天每千克体重需要4克脂肪，1~3周岁的宝宝每天每千克体重需要3克脂肪。

警示信号

0~6周岁的宝宝正处于生长发育的关键阶段，为了能更好地掌握脂肪的摄入量，可通过警示信号来判断：

缺乏时，会出现皮肤干燥、头发干枯、头皮屑多等症状，甚至患上湿疹；宝宝身体瘦弱，面无光泽，精力不足，记忆力下降，视力较差；出汗较多，容易口渴；免疫力低下，容易感冒。脂肪严重缺乏时，体重不增加，身体消瘦，生长速度比同龄的宝宝缓慢。

过剩时，易引起消化不良，体重不正常地增加，容易患肥胖、动脉硬化、心脏病等疾病。

食物来源

脂肪来源于全脂牛奶、奶油、奶酪、牛肉、羊肉、猪肉、大豆、花生米、核桃仁、芝麻、大米、小米、葵花子油等食物。在这些食物中，核果类食物含脂肪量较高，每100克核桃仁中含脂肪58.8克，不宜食用过多；而谷类食物，如大米、小米的脂肪含量较低，每100克大米中，含脂肪0.8克。

因此，在宝宝的饮食中，应尽量有计划地摄取营养，食物种类不可单一；饮食需按季节进行调整，如冬季天气寒冷，宝宝可多食脂肪含量高的食物，如牛奶、肉类，能保证热量供给；夏季炎热，应尽量少摄取脂肪含量高、油腻的食物。此外，给宝宝喂食含脂肪的食物时，最好能搭配吃一些富含维生素E的食物，这样可防止食物中的不饱和脂肪酸被破坏，确保最佳的吸收和利用率。

糖类——促使肢体协调运动

糖类是宝宝的直接能量来源，它所产生的能量可被身体直接利用。糖类经人体消化后，以葡萄糖等形式被吸收利用，而未被利用的葡萄糖则会转化成脂肪，储存于体内。它能提供宝宝身体正常运作需要的大部分能量，起到保持体温、促进新陈代谢、促使肢体运动和维持大脑神经系统正常功能的作用。

正常需要量

正常情况下，1周岁以内的宝宝，每天每千克体重大约需要12克糖类；2周岁以上的宝宝，每天每千克体重大约需要10克糖类。每克糖类能提供热量16.74千焦（4千卡），每天摄取的糖类所提供的热量应占所需总热量的50%～55%。

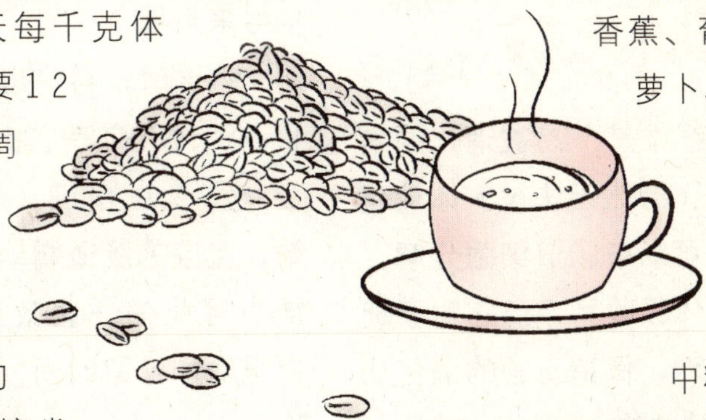

警示信号

糖类摄入过多或过少都会引起宝宝不适，可通过警示信号来判断：

缺乏时，宝宝会显得全身无力、精神疲惫不振，有的宝宝还会有便秘现象发生；严重缺乏时，则会出现体温下降、畏寒，身体发育迟滞或停止，体重明显下降。

过量时，会影响蛋白质和脂肪摄入，引起宝宝虚胖和免疫力低下，容易感染各种传染性疾病。

食物来源

糖类主要来源于谷类、奶类、坚果、蔬菜、水果，如大米、面粉、甘蔗、香蕉、葡萄、胡萝卜、红薯、燕麦等。其中，谷类食物中糖类含量较高，如每100克大米中，含77.9克糖类；每100克小米中，含75.1克糖类；每100克面粉中，含75.2克糖类。

其他食物中糖类含量较少，如每100克胡萝卜中，含10.2克糖类；每100克红薯中，含24.7克糖类；每100毫升牛奶中，含3.4克糖类；每100克核桃仁中，含19.2克糖类。

由此可见，日常食物完全可以满足宝宝每日所需糖类，但需要注意科学搭配，控制糖类的摄取量。例如，在摄取较多蔬菜、水果时，同时要搭配主食类食物；相反，在摄取较多的谷类食物时，要吃一些富含膳食纤维的水果、蔬菜，来降低食物中的热量，平衡营养的摄取量。

膳食纤维——帮助消化，赶走便秘

膳食纤维是不易被消化的食物营养素，虽然无法被人体消化吸收，但可以被肠道细菌分解，继而被人体吸收利用。它对于促进肠道蠕动，保持正常的消化功能是大有裨益的。

膳食纤维有很好的吸水性，可避免大便干燥，促进肠道的正常蠕动，加快排泄，保护消化功能，不仅对厌食的宝宝、患便秘的宝宝大有帮助，还可以预防肠道疾病。此外，膳食纤维在胃肠中占据空间较大，使宝宝有饱腹感，可避免发生肥胖。

正常需要量

正常成年人每天每千克需摄入的膳食纤维为8克左右。由于婴幼儿脾胃功能较差，胃容量小，1周岁以内的宝宝每天每千克体重需摄取0.5克膳食纤维，1～6周岁的宝宝每天每千克体重需摄取1克膳食纤维。

警示信号

膳食纤维摄入过多或过少都会对宝宝产生影响，可通过警示信号来判断：

缺乏时，容易出现厌食、便秘、消化不良等症状。长期给宝宝吃得太过精细，缺乏膳食纤维，宝宝的肠道蠕动速度过慢，便有可能使一些致癌物质在肠道里增加停留时间，加大感染风险。

过剩时，可造成营养缺乏，导致贫血症。若在脂肪摄取不足的情况下，还容易加重便秘，甚至发生肠梗阻。

食物来源

膳食纤维多存在于谷类、豆类、蔬菜、水果等食物中，肉类、蛋类、奶制品中几乎没有纤维素。其中，谷类食物中，每100克燕麦中，含膳食纤维18.9克；每100克糙米中，含膳食纤维22.3克。蔬菜中，以小白菜、油菜、芹菜、苋菜、木耳菜、萝卜叶、茴香等的含量较丰富。水果中，以菠萝、草莓含量较多，但由于菠萝易引起过敏，且不易咀嚼，因此宝宝1周岁以后才可以嚼食菠萝。豆类也含有较多的膳食纤维，如黄豆、蚕豆等。父母可根据宝宝生长发育情况，适时添加，但需控制量。

叶酸——促进大脑和神经发育

叶酸是人体细胞生长和分裂所必需的物质。叶酸关系着胎儿大脑和神经的发育，对婴幼儿的神经细胞与脑细胞发育有促进作用。国外研究表明，在3周岁以下的婴幼儿食品中添加叶酸，有助于促进其脑细胞生长，并有提高智力的作用。美国食品与药物管理局（FDA）已批准叶酸作为一种健康食品添加剂添加于婴儿奶粉中。

叶酸可防止宝宝贫血，使皮肤健康，美化肤色；在患病虚弱时增加食欲；防止食物中毒和各种肠道寄生虫的入侵。此外叶酸还是天然的止痛剂。

正常需要量

1～6个月的宝宝每天对叶酸的需求量为65微克；7～12个月的宝宝每天对叶酸的需求量为80微克；1～3周岁的宝宝每天对叶酸的需求量为150微克。

警示信号

为了能更好地掌握叶酸的摄入量，可通过警示信号来判断：

缺乏时，宝宝面色苍白、头发无光泽、身体无力、易怒、精神呆滞、舌头发红、血细胞比较低、肠胃功能紊乱、容易腹泻等。长期缺乏的宝宝易患巨幼红细胞性贫血，还会导致身体发育不良，心智发育迟缓。

由于宝宝摄取叶酸多以食物补充的形式，而食物中的叶酸与药物叶酸性质不同，因此很少会出现叶酸过量的症状。若给宝宝使用药物叶酸，应遵医嘱，阅读说明书，严格控制药量。

食物来源

叶酸多存在于蔬菜、水果、谷类、豆类、干果、动物性食物中。

蔬菜中，绿叶蔬菜是叶酸很好的食物来源，如茼蒿、小白菜、扁豆、西蓝花、油菜、莴笋、菠菜等。其中，以茼蒿的叶酸含量最高，每100克茼蒿含叶酸114.2微克。

水果中富含叶酸的食物有：橘子、草莓、香蕉、柠檬、桃子、杨梅、酸枣、石榴、猕猴桃、梨、葡萄等。其中，以橘子的叶酸含量最高，每100克橘子含有52.3微克。

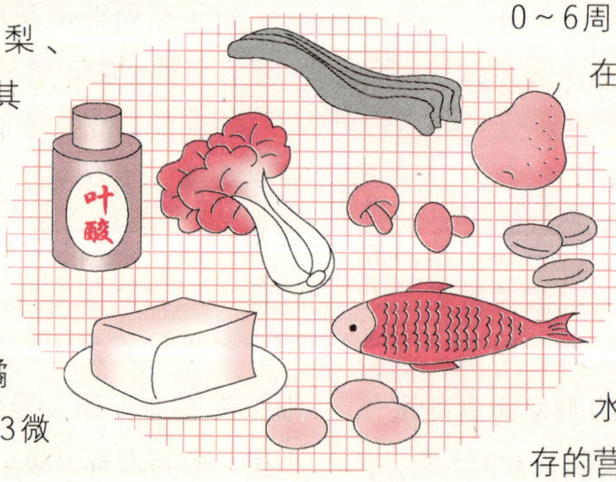

动物性食物中，动物皮、肉含叶酸量较少，而动物内脏却含有大量叶酸，如猪肝、鸡肝、羊肝、猪肾，其中以鸡肝的含量最高，每100克鸡肝中含有1172.2微克。

此外，蛋类与豆类食品中的叶酸含量也较为丰富。但由于食物中的叶酸在烹调、储存、加工过程中损失较大，因此，应尽量避免将蔬菜长期储存或长时间烹调，否则会影响宝宝对食物中叶酸的摄取。

水——生命活动必需的营养素

水是人体不可缺少的营养素，人体的各种生命活动都离不开水。0～6周岁的宝宝正处在迅速生长发育的时期，宝宝每日补充的食物营养都需要水才能发挥作用，水是宝宝赖以生存的营养来源。水能够保证宝宝身体活动的正常功能，对于排泄废物和控制婴幼儿正常体温来说也是必需的。

正常需要量

由于婴幼儿身体机能不完善，因此对水的需求量较成人偏多，按体重计算：1周岁以内宝宝每天每千克体重需水110～160毫升，1～3周岁每天每千克体重需水100～150毫升，4～6周岁的宝宝每天每千克体重需水90～100毫升。

警示信号

为了能更好地掌握饮水量，可通过警示信号来判断：

缺水时，表现为睡眠不安，有不明原因的哭闹，如果是在炎热的夏季，还会出现体温升高的现象。

过剩时，宝宝会腹胀，没有食欲，排尿较多。通常不能一次性给宝宝喝较多的水，以免加重肾脏负担，可根据宝宝具体情况逐量饮用。

食物来源

宝宝每天需要的水60%～70%来自饮食，其余主要靠饮水补充。水分较为丰富的食物有：橘子、豆浆、苹果、梨、桃、葡萄、黄瓜、鸡蛋等。

1周岁以内的宝宝尚不懂得主动喝水，妈妈不要等到宝宝渴了才给宝宝喂水。提倡让宝宝定时定量饮水，有利于保持体内水平衡，维护机体功能与新陈代谢。此外，饮料不可代替水，饮料中也有水的成分，但其中添加剂和防腐剂含量较高，而且饮料中糖分较高，易影响宝宝食欲，对宝宝成长不利。因此，最好给宝宝饮用白开水，更有利于宝宝对水的摄取。

维生素A——促进骨骼正常生长

维生素A可以促进脑细胞的发育，提高视网膜对光的感应能力，促进皮肤的健康，是维护视力和促进大脑发育必不可少的营养素。

维生素A还可预防夜盲症，辅助治疗宝宝的眼部不适，并有助于改善小儿弱视，预防呼吸道感染，促进生长发育，强壮骨骼，促进牙齿和骨骼正常生长，增强抗病能力。

正常需要量

3周岁以内的宝宝每天维生素A需要量约为400微克，3～6周岁的宝宝每天需要500微克左右。

通常1周岁以内吃母乳与配方奶的宝宝不需要单独补充维生素A，但牛奶喂养的宝宝每千克体重需额外补充150～200微克，因为牛奶中维生素A含量只为母乳与配方奶中的50%。

警示信号

维生素A摄入过多或过少都会引起疾病，可以通过警示信号来判断：

缺乏时，夜晚视力减弱，易发生肠道感染，皮肤干燥粗糙，可出现多种皮肤色斑。宝宝如果长期缺乏维生素A，还可导致发育迟缓、智力低下、牙齿和骨骼软化。

过量时，会引起中毒症状，出现哭闹、骨骼变形、易骨折、毛发脱落、食欲不振、体重减轻、腹泻等情况。

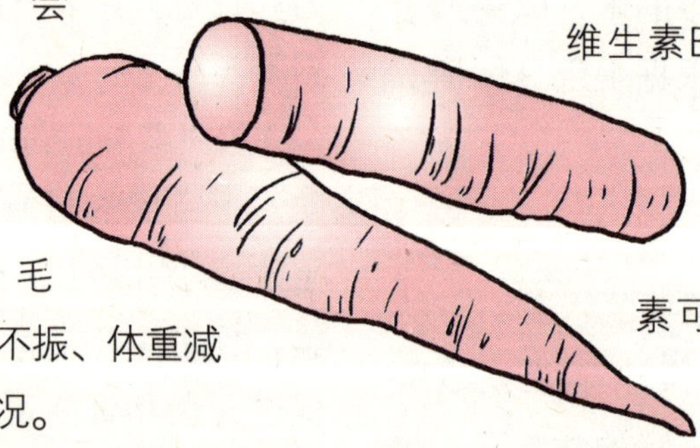

食物来源

富含维生素A的食物有动物肝、蛋类、乳类、绿色蔬菜、胡萝卜、番茄、红薯、玉米和橘子等。其中，动物性食物中维生素A可直接利用，而蔬菜、水果、谷类等食物中的维生素A则需通过转化形成。

维生素A属脂溶性维生素，只能溶解于脂肪中，即需经过热油翻炒后才能被人体有效吸收，尤其是蔬菜、水果、谷类等食物中的维生素A。例如，经热油炒熟胡萝卜，其维生素A的吸收率可达70%左右。

B族维生素——保持免疫系统正常运行

B族维生素是水溶性物质，主要参与人体的消化吸收和神经传导。人体所需的B族维生素中，以维生素B_1、维生素B_2、维生素B_6、维生素B_{12}为主。

B族维生素可增强食欲，促进消化吸收，促进机体正常发育，是机体内重要酶系统的辅酶，参加新陈代谢，是宝宝身体制造红细胞和保持免疫系统正常运行的必需物质。

正常需要量

一般婴幼儿每天需要维生素$B_1$0.2～0.6毫克，维生素$B_2$0.4～0.6毫克，维生素$B_6$0.1～0.5毫克，维生素B_{12}0.1～0.5毫克，维生素B_3（烟酸）1～5毫克。

B族维生素之间具有协同作用，因此可一次摄取多种人体所需B族维生素。如果每日从食物中摄取较充足，一般不提倡额外补充，如特殊情况需额外补充B族维生素药物，需遵医嘱严格按剂量用药。

警示信号

为了能更好地掌握B族维生素的摄取量，可通过警示信号来判断：

维生素B_1缺乏时，易导致食欲不振，记忆力减退，易怒，易疲乏，心智灵敏度减退；严重时，还会引起呕吐、腹泻、生长速度慢、消瘦或体重下降、声音嘶哑等。

维生素B_2缺乏时，宝宝容易出现口臭、睡眠不佳、精神倦怠、皮肤“出油”、皮屑增多等症状，有时还会产生口腔黏膜溃疡、口角炎等疾患。

维生素B_3（烟酸）缺乏时，易产生口臭、口腔溃疡、牙龈酸痛、食欲减退、眩晕等病症。

维生素B_6和维生素B_{12}缺乏时，可出现皮肤感觉异常、毛发稀黄、精神不振、食欲下降、呕吐、腹泻、营养性贫血等症状。

B族维生素属水溶性维生素，当摄取过多时，多余部分不会在人体中储藏，会完全排出体外，所以需每天补充。

食物来源

B族维生素主要来源于奶类、豆类、全麦、酵母、坚果、瘦肉、动物肝脏、蛋类及麸类等食物。其中：

维生素B_1可从豆类、糙米、牛奶、家禽中摄取。

维生素B_2可从花椰菜、菠菜、胡萝卜、苹果、牛奶、鸡蛋、玉米、豆制品等食物中摄取。

维生素B_3（烟酸）可从瘦肉、豆类、鱼类、花生、蛋黄、新鲜蔬菜和水果中摄取。

维生素B_6可从动物肝、鸡肉、瘦猪肉、蛋黄、鱼类、花生、大豆、土豆等食物中摄取。

维生素B_{12}可从蘑菇、蛋黄、瘦牛肉、牛肾、牛肝、猪心、青鱼、牡蛎等食物中摄取。

在饮食中，B族维生素容易被氧化，烹调时宜采用焖、蒸，或做馅等加工方式，尽量减少营养的流失。

维生素C——预防坏血病

维生素C是水溶性物质，它是身体骨骼、软骨和结缔组织生成的主要成分，对于宝宝体内组织细胞、牙龈、血管、骨骼、牙齿的生长发育和修复至关重要，而且对宝宝铁的吸收也十分重要，但维生素C易被一氧化碳、水、烹饪、加热、光线等破坏。

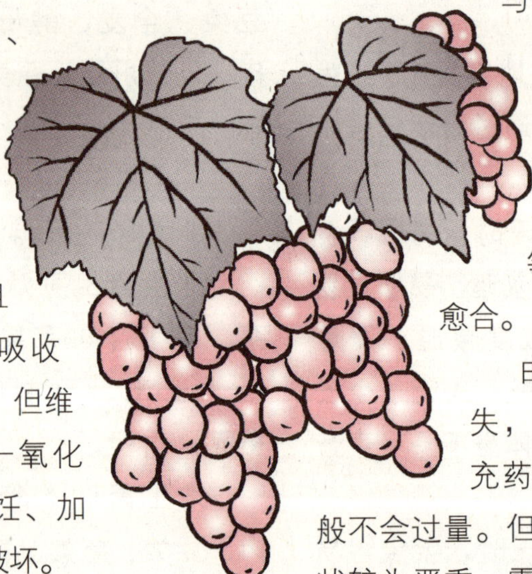

正常需要量

正常情况下，婴幼儿需要的维生素C大都可从食物中获取，而且随年龄增加，应增加所需量。一般0～6个月的宝宝每天需摄取30毫克，6～12个月的宝宝每天需摄取40毫克，1～3周岁的宝宝每天需摄取50毫克，3～6周岁的宝宝每天需摄取60毫克。

警示信号

为了能更好地掌握维生素C的摄入量，可通过警示信号来判断：

缺乏时，宝宝的机体抵抗力减弱，易患疾病，最常见的表现是经常感冒。此外，维生素C参与造血代谢，如果缺乏易导致出血倾向，如皮下出血、牙龈出血、鼻出血等，且伤口不易愈合。

由于维生素C易流失，因此在不额外补充药剂的情况下，一般不会过量。但如果宝宝缺乏症状较为严重，需在医生指导下，严格按照剂量用药，避免过量。

食物来源

维生素C主要来源于水果和蔬

菜，其中水果以橙、柚、草莓、桃、山楂、荔枝、芒果、菠萝、苹果、葡萄等的维生素C含量高，蔬菜中以辣椒、花椰菜、青蒜等维生素C含量较高。

由于维生素C易在烹调中流失，因此制作时，不要将食物切得太碎，切开的食物不要长时间暴露在空气中，最好能现切现炒。炒时，宜大火快炒，或适量加点醋，有利于营养的保存。此外，在烹调富含维生素C的食物时，可与富含维生素E的食物搭配，这样可提高维生素C的吸收率，而且也能增加食物中的营养成分。

维生素D——健脑益智，预防佝偻病

维生素D与人体器官和组织的健康有很大关联，能促进人体骨骼发育，防治佝偻病，提高神经细胞的反应速度，增强人的判断能力，还可促进人体对钙的吸收，通过正确利用钙和磷来促进骨骼和牙齿的生长。此外，维生素D还可增强宝宝的免疫力，减少疾病的发生率。通常维生素D充足的宝宝抗流感能力较强，且较同龄宝宝生病少。

正常需要量

一般情况下，宝宝每日所需的维生素D摄入量为10微克。由于母乳中维生素D含量较少，不能满足宝宝生长发育的需要，因此从出生后第7～10天开始就应该添加，每天可喂10微克鱼肝油。用配方奶喂养的宝宝则不需要另外添加维生素D。

警示信号

维生素D摄入过多或过少都会引起疾病，可通过警示信号来判断：

维生素D缺乏症多见于3～6个月的婴儿。缺乏时，宝宝表现为情绪不稳定、烦躁不安、易怒、多汗，睡眠当中会发生惊跳、哭泣等现象，而且对事物反应减慢、表情淡漠、语言发育迟缓。严重时，头骨发软，用手指按压枕骨或顶骨中央会内陷，松手后即弹回；关节肿大，骨骼脆弱，出现鸡胸、肋骨外翻、“O”型或“X”型腿等症状。通常缺乏维生素D的宝宝出牙较晚，牙齿易松动，缺乏釉质，易患龋齿。

维生素D可以在体内蓄积，不可给宝宝过量补充。倘若小儿每日用量大于2万～5万单位，连用几周，就会出现毒性反应，即食欲不振，并伴有恶心、呕吐、腹痛、腹泻、烦躁、失眠、幻觉、抑郁、多汗等症状；严重时，易导致肾结石、肾功能衰竭，甚至心律失常、惊厥、体温下降等症状。

食物来源

维生素D主要来源于奶制品、蛋黄、瘦肉、动物肝脏中。其中，以鱼肝油中的维生素D含量最为丰富，每100克鳕鱼鱼肝油中，含有8500微克。每100克鸡肝中，含有67微克维生素D。在烹调富含维生素D的食物时，宜与含有维生素A、维生素C、胆碱、钙和磷的食物一同制作，可提高食物的营养及对维生素D的吸收率。

除食物外，维生素D还可通过晒太阳转化而来。经研究发现，每平方厘米皮肤在阳光下晒3小时，可产生约20国际单位的维生素D。即使将婴儿全身紧裹衣服，只要暴露面部，每天晒太阳1小时，也可产生约400国际单位的维生素D，这接近于婴儿每天对维生素D的全部需求量。

维生素E——促进免疫系统发育

维生素E属于脂溶性维生素，具有天然抗氧化功能，能促进脑细胞增殖，防止脑内产生过氧化脂质，并可预防脑疲劳，同时也可有效防止脑细胞老化。此外，维生素E还能维护机体的免疫功能，促进免疫系统发育，对预防疾病起着重要作用。

正常需要量

正常情况下，1周岁以内的宝宝每天需要维生素E的量为3毫克，1～3周岁的宝宝每天需要量为4毫克。对于体重小于1.5千克的早产儿和脂肪吸收不良的宝宝，最好每日补充维生素E5毫克，以预防缺乏症的发生。

警示信号

维生素E摄入过多或过少都会引起疾病，可通过警示信号来判断：

缺乏时，宝宝会出现皮肤粗糙干燥、缺少光泽、容易脱屑，生长发育迟缓等症状。

过量时，会导致中毒，表现为宝宝视力模糊、皮肤皲裂，诱发口角炎、呕吐、腹泻、胃肠功能紊乱等症状，继而宝宝的免疫力下降，易患病且伤口不易愈合。

食物来源

维生素E主要来源于坚果（如花生、核桃、葵花子、榛子、松子等）、瘦肉、牛奶，蛋类（如鸡蛋、鹌鹑蛋等），以及各种植物油（如玉米油、花生油、芝麻油等）。其中，植物油中的维生素E成分含量较高，如每100毫升豆油中含有维生素E93.1毫克，每100毫升花生油中含有42.06毫克。

由于宝宝消化系统发育尚不完全，其配餐中又很少放植物油，因此可常将坚果、蛋黄、黄豆等食物碾成粉末，调成糊状，每日给宝宝吃1～2勺，也可为宝宝补充所需维生素E。但这只适合5个月以上的宝宝，而对于更小的宝宝，尤其是早产儿，父母可在医生指导下，给宝宝服用维生素E药剂，避免缺乏症的发生。

此外，为了能更好地吸收，在吃含维生素E的食物时，可搭配富含维生素C的食物，以增强食物中的营养。

钙——促进牙齿和骨骼生长

钙是人体内含量最多的矿物质，大部分存在于骨骼和牙齿之中。钙与磷相互作用，制造健康的骨骼和牙齿；在与镁的相互作用下，可维护心脏和血管的健康。钙可强壮宝宝的骨骼，坚固牙齿，减轻生长痛，降低毛细血管和细胞膜的通透性。

正常需要量

正常情况下，0～6个月的宝宝每日需摄入钙300毫克，6～12个月的宝宝每日需摄入钙400毫克，1～3周岁的宝宝每日需摄入600毫克的钙，3～6周岁的宝宝每日需摄入钙800毫克。随着年龄的增长，生长发育逐渐趋于稳定，钙的摄入量也会逐渐趋于稳定，一个正常成年人每日钙的摄入量基本维持在800～1200毫克。

警示信号

钙摄入过多或过少都会引起疾病，可通过警示信号来判断：

缺钙时，宝宝常会多汗，出现烦躁、食欲不振、夜睡不安、枕秃、骨骼变形、关节肿大，并伴有维生素D缺乏等病症。

钙过量时，会影响身体对铁、锌、镁、磷等营养素的吸收，严重时还会导致中毒，出现呼吸频率异常、烦躁不安、恶心呕吐、嗜睡、口唇发白或青紫症状，甚至发生昏迷，危及生命。

食物来源

在日常食物中，30%的钙来自蔬菜，如胡萝卜、小白菜、油菜、金针菇，但蔬菜中的钙质不易被人体吸收，而且容易在烹调时流失，所以摄入量较少；20%的钙来自奶制品，如酸奶、鲜奶、奶酪等，奶制品宝宝爱吃，而且较易吸收，每100毫升牛奶中，含有104毫克钙，所以每天应给宝宝补充足量的奶制品，以保证对钙的吸收。

剩下的50%的钙来自海产品、豆类及种子类食物，如虾米、紫菜、海带、黄豆、黑豆、豆腐、芝麻等，其中以海产品的含钙量最高，每100克虾皮中含有991毫克的钙。

虽然富含钙的食物很多，但一些不正确的饮食习惯却会阻碍机体对钙的吸收，如高动物蛋白质饮食。实验证明，每天摄入80克动物蛋白质，会造成37毫克的钙流失。因此在补钙的同时，还要注意蛋白质的摄入量，均衡搭配，这样才有利于身体对钙的吸收。

给月龄较小的宝宝补钙，应选择在每天两次喂奶的间隔时间，因为母乳或配方奶中的脂肪酸会影响宝宝对钙的吸收。

专家提示

如果是单独给宝宝服用营养素药剂，父母应存放于宝宝拿不到的地方，以避免宝宝误服，造成营养素过量。

铁——宝宝的造血元素

铁是人体造血原料之一，参与血红蛋白的构成，同时也是血红蛋白和氧的运输载体。补铁可预防缺铁性贫血，为脑细胞提供营养素和充足的氧气，增强机体免疫力，是宝宝身体中不可缺少的造血元素。

正常需要量

一般来说，宝宝出生后体内储存的由母体获得的铁质，可供宝宝生长发育3～4个月，因此，0～6个月的宝宝每日需摄取铁较少，约0.3毫克；而6个月以后，宝宝体内的铁质会逐渐消耗殆尽，此时可增加补充剂量，6～12个月的宝宝每日需摄取10毫克的铁，1～3周岁的宝宝每日需摄取12毫克的铁，以后摄取量会逐渐稳定。

补铁

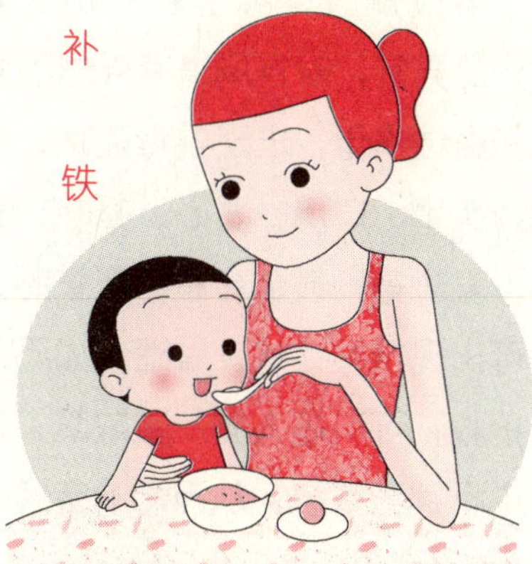

警示信号

铁摄入过多或过少都会引起疾病，可通过警示信号来判断：

缺铁时，会导致缺铁性贫血，患儿出现疲乏无力，面色苍白，皮肤干燥、角化，毛发无光泽，指甲会出现条纹隆起，易骨折；长期贫血的宝宝，还易出现“异食癖”，精神不稳定，易怒、易动、兴奋、烦躁，甚至出现智力障碍。

铁过量时，会使机体代谢失去平衡，影响小肠对锌、铜等其他微量元素的吸收，使机体免疫功能降低，易遭受病菌感染。严重时，可导致宝宝心肌受损、心力衰竭，甚至休克。

食物来源

在生活中，富含铁的食物有动物内脏（肝、心、肾）、蛋黄、瘦肉、虾、海带、紫菜、黑木耳、南瓜子、芝麻、黄豆、绿叶蔬菜等。其中，以紫菜、黑木耳中的铁含量较高，每100克黑木耳中含97.4微克铁。

虽然含铁的食物很丰富，但在补充时也要注意方法，保证铁的吸收率。例如，烹调食物的厨具可改用铁质的，以增加食物中的铁含量；在烹调富含铁质的食物时，可搭配富含维生素C的食物，这样可增加铁的吸收率；宝宝在食用含铁质较高的食物后，不宜食用咖啡、奶类、植物纤维素以及茶等，以免抑制对铁的吸收。

由于铁剂对胃黏膜有刺激，可导致胃肠不适，影响食欲，所以给宝宝添加铁剂，需安排在两餐之间的时间里，不宜在饭前服用。同时要注意补充的量，一定要在医生指导下，严格按照说明书用药，避免过量。

碘——促进大脑发育

碘是人体必需的微量元素，能合成甲状腺激素，维护甲状腺正常的生理机能。人体内80%的碘存在于甲状腺中，甲状腺素是人体正常生长、大脑发育及生理代谢的重要激素，它能促进机体对蛋白质、脂肪、糖类的吸收和利用，调节水、电解质的代谢，对身体的生长发育、智力与骨骼的发育影响都很大。因此，在婴幼儿时期不可缺乏碘，稍有不慎都会对宝宝的未来产生极大的影响。

正常需要量

一般来说，1周岁以内的宝宝每日需摄入40微克的碘，1～3周岁的宝宝每日需摄入50微克的碘，3～6周岁的宝宝每日需摄入85微克的碘。

警示信号

碘摄入过多或过少都会引起疾病，可通过警示信号来判断：

缺碘时，可引起克汀病，表现为智力低下，听力、语言和运动障碍，身材矮小、上半身比例大，有黏液性水肿，皮肤粗糙干燥，面容呆滞，两眼间距宽，鼻梁塌陷，舌头经常伸出口外。4周岁以后的幼儿缺碘，则会引发甲状腺肿大。

碘过量时，可引起甲状腺激素分泌异常，对胃肠道有强烈的刺激和腐蚀作用，出现中毒症状，表现为头晕、口渴、恶心、呕吐、腹泻、发热等，甚至窒息；严重时，还可出现精神症状、昏迷，如不及时抢救，可引起大脑严重缺氧，损害中枢神经系统，从而影响宝宝的智力发育。

食物来源

人体所需碘含量并不多，基

本可从饮水、碘盐、食物中获取。由于人体需碘量极少，除特殊情况外，一般不提倡单独服用碘剂药物，可从食物中摄取足够的碘。在日常生活中，含碘较丰富的食物有海带、紫菜、海鱼、虾等。

非母乳喂养的宝宝可在医生指导下服用碘剂，补碘过程中如出现异常情况应立即停用碘剂，并去医院做详细检查。母乳喂养的宝宝，只要母亲不缺碘，一般宝宝也不会出现缺碘症状。

一般1周岁以内的宝宝配餐中不可添加碘盐，应多从食物中摄取碘。1～6周岁宝宝的配餐中可加入少量碘盐，从小养成淡盐的饮食习惯。

锌——增强食欲，促进智力发育

锌是人体生长发育、生殖遗传、免疫、内分泌等重要生理过程中必不可少的物质。锌可加速宝宝的成长，维持大脑的正常发育，增强机体免疫力，对维生素A的代谢及宝宝的视力发育具有重要作用。

正常需要量

一般0～6个月的宝宝每日摄入锌为1.5毫克。由于母乳中所含的锌利用率较高，因此母乳喂养的宝宝一般不会缺锌；而配方奶喂养的宝宝大都易缺锌，所以，父母应在医生指导下给宝宝服用锌剂。

6～12个月的宝宝每日需摄入锌8毫克，1～3周岁的宝宝每日需摄入锌9毫克。在非特殊情况下，一般不提倡盲目服用补锌剂，若给宝宝服用锌剂应在医生指导下，服用后要注意观察宝宝有无异常状况。

警示信号

锌摄入过多或过少都会引起疾病，可通过警示信号来判断：

缺锌时，宝宝会食欲变差，味觉功能减退，体质较弱，容易患呼吸道感染、口腔溃疡等多种疾病，并且不容易康复。严重时，还可能出现“异食癖”症状。

锌过量时，会抑制宝宝对食物中铁的吸收和利用，引起缺铁性贫血；严重时，会出现中毒症状，多表现为呕吐、头痛、腹泻、抽搐、血脂代谢紊乱，需及时送医院抢救治疗。

食物来源

如果宝宝缺锌不是很严重，最好通过食物补充。锌含量较高的食物较多，有瘦肉、动物肝脏、蛋黄、蘑菇、豆类、酵母、坚果、海带、绿叶蔬菜、水果、粗粮等。其中，动物性食物中，不仅锌含量高，而且吸收率也比植物性食物中的高。例如，每100克猪肝中，含锌5.78毫克，其吸收率为30%~40%；而每100克黄花菜中，含锌3.99毫克，其吸收率只有10%~20%。

烹制粗粮配餐时，注意不要加工太细，尽量少淘洗、打碎。锌主要存在于粗粮食物的胚部谷皮之中，若加工太细易造成大量锌流失。所以在制作时，最好用水泡软，尽量减少营养流失。

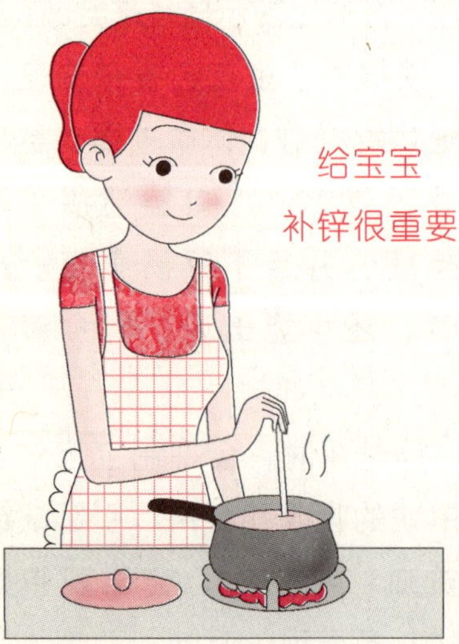

硒——维持心肌的健康活力

硒是维持人体正常功能的重要微量元素。硒可保护、稳定体内细胞膜，有助于保护心血管和心肌健康，还可提高宝宝的视力，是宝宝健康成长的重要营养素。一般来说，母乳中的硒含量基本可以满足宝宝的生长发育，而配方奶中硒的含量仅为母乳中的5%，所以配方奶粉喂养的宝宝容易缺硒。

正常需要量

一般0~6个月的宝宝每日需摄取15毫克的硒，6~12个月的宝宝每日需摄取20毫克的硒，1~3周岁的宝宝每日需摄取20毫克的硒，3~6周岁的宝宝每日需摄取25毫克的硒。

警示信号

硒摄入过多或过少都会引起疾病，可通过警示信号来判断：

缺硒时，会导致免疫功能下降，易患心肌炎和白化病，表现为牙床无色，皮肤、头发无色素沉着，甚至会出现贫血症状。

硒过量时，宝宝体内的维生素B_{12}、铁和叶酸会发生代谢紊乱，出现脱发，指（趾）甲脱落，皮肤苍白；严重时，可出现恶心、呕吐，并伴有乏力、疲劳、易怒以及神经炎症状，甚至诱发心血管疾病。

食物来源

富含硒的食物有小海虾、海蜇皮、鸭蛋黄、鹌鹑蛋、牛肉、茴香、芝麻、花生、黄花菜、赤豆、大杏仁等。其中，以海虾、海蜇皮中的硒含量较高，每100克海虾中，含硒74.43毫克。由于人体对硒的需求量较少，在食用富硒的食物时，需注意食用的量，以满足每日所需为宜，切不可长期食用，避免摄入过量。

对于一些硒摄入过多的宝宝，可以在配餐中多吃一些鱼、蛋、大豆、牛奶等含有蛋白质和维生素较多的食物，这样就可把体内多余的硒排出体外，降低硒的毒性。

专家提示

上述方法只适用于体内硒含量超标不严重的情况，若宝宝硒中毒，则需及时送往医院救治，切不可盲目自行采取措施。

镁——保护骨骼，减少发病概率

镁是人体新陈代谢过程中必不可少的元素，是多种酶的激活剂，它参与体内300多种酶促反应。镁是骨细胞结构和功能的必需矿物质，能维持骨骼的生长和健康。据实验研究表明，每日膳食中适量补充镁，可以提高骨骼中矿物质含量，改善骨骼强度，减少发病概率。此外，镁对智力发育有很好的补益作用，它能维护中枢神经系统功能，抑制神经、肌肉的兴奋性，保障心肌正常收缩。

正常需要量

一般来说，0～6个月的宝宝每日需摄取30毫克的镁，6～12个月的宝宝每日需摄取70毫克的镁，1～3周岁的宝宝每日需摄取

100毫克的镁，4～6周岁的宝宝每日需摄取120毫克的镁。

警示信号

镁摄入过多或过少都会引起宝宝不适症状，可通过警示信号来判断：

镁缺乏时，宝宝会出现肌肉抽搐，如有眼角、面肌或口角的抽动；严重时，宝宝肤色青紫，四肢强直性抽搐，双目凝视，有阵发性屏气，或阵发性呼吸停止，还可能是一侧面肌及肌肉抽动或者交替发生，并伴有出汗、发热等症状。

镁过量时，宝宝会出现恶心、胃肠痉挛并伴有嗜睡、呼吸异常等症状，会引起运动肌障碍；严重时可引起呼吸衰竭。

食物来源

生活中，富含镁的食物有绿色蔬菜、谷类、水果、海带、紫菜、豆类、坚果、芝麻等。通常我们吃的大米、面粉中含镁量较少，所以要注意给宝宝吃一点粗粮，粗粮中以荞麦的镁含量最高，每100克荞麦中含镁258毫克。

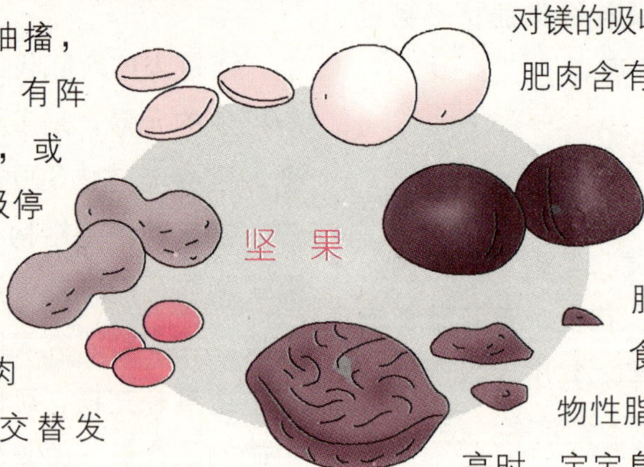

此外，一些食物会阻碍机体对镁的吸收，如肥肉。肥肉含有高蛋白、高脂肪，尽量少给宝宝吃动物性脂肪含量高的食物，因为动物性脂肪摄入量过高时，宝宝身体对镁的吸收量会受到一定影响。

此外，高蛋白饮食可阻碍小肠对镁元素的吸收，导致镁缺乏。因此不要过量食用富含蛋白质的食物，饮食需合理搭配。

第三章

营养重在科学摄取

营养重在均衡补充与良好的吸收，但由于家庭生活习惯的不同，很多父母常以自己的方式为宝宝挑选食物，这样就容易在不经意间疏忽对宝宝营养摄取的考虑。为此，每一位初为人父人母的家长都应该多了解相关知识，不要以自己的想法来养育宝宝。

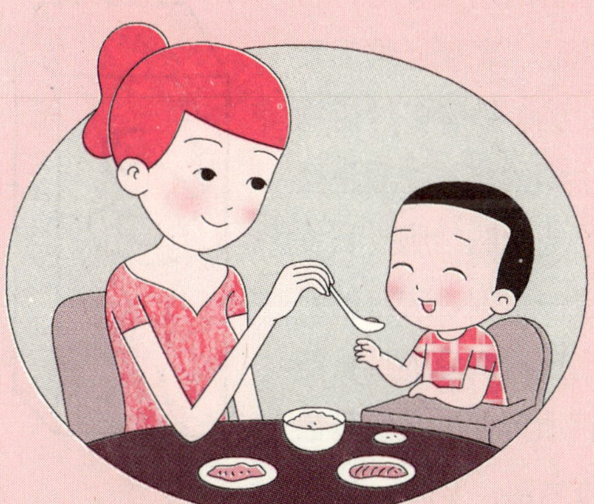

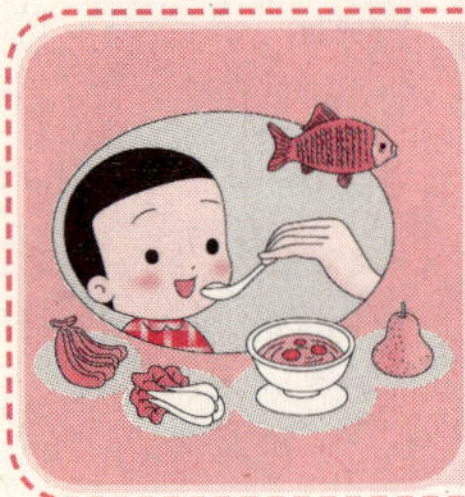

奶类

奶制品是鲜奶以及所有以奶为主要原料制成的产品的总称，是宝宝最好的营养品之一。它的蛋白质含量为3.5%～4%，脂肪含量为3%～4%，糖类含量为4%～6%，并且钙、磷、钾等矿物质的含量也非常丰富。奶类食物中，以蛋白质和钙的含量最高，有助于宝宝的骨骼发育，常给宝宝喂食奶制品还能有效促进宝宝对铁的吸收。

牛奶——提供优质蛋白

牛奶对宝宝来说，是除母乳之外，营养最丰富的奶类食品，它富含蛋白质、脂肪、乳糖、维生素及钙、磷、钾、钠、铁等多种矿物质。其中，最主要的营养物质是蛋白质，它能供给宝宝脑细胞生长发育所需的优质蛋白，促进宝宝的新陈代谢，增强宝宝对病菌的抵抗能力。牛奶中的钙质可促进宝宝牙齿和骨骼的生长发育。

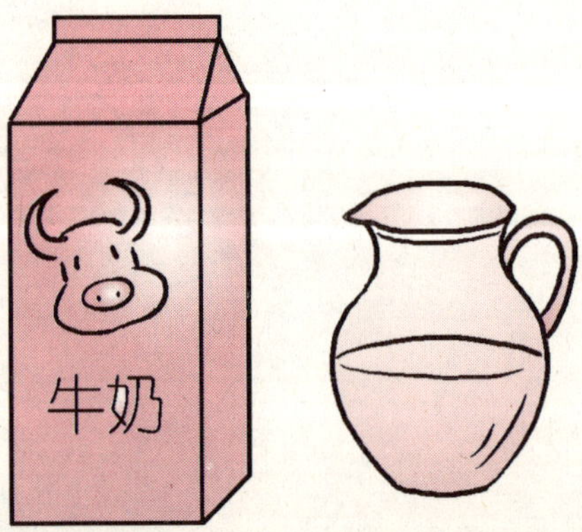

食用宜忌

YES 宜

〔✓〕宝宝添加牛奶可在7～8个月时，宜添加全脂鲜牛奶，最好选择晚上睡前饮用，这样有助于睡眠，也有利于牛奶的消化吸收。

〔✓〕首次喝牛奶的宝宝，父母需在宝宝饮牛奶后注意观察宝宝的大便及身体状况。如出现腹泻，需减少饮用的量，或者改变牛奶的状态再次尝试；如喝热牛奶腹泻，可改喝凉牛奶。若宝宝依然腹泻，则需暂停饮用，继续喝配方奶，等宝宝1周岁以后再添加。

〔✓〕如果是煮过牛奶，不可去除牛奶中的奶皮，因奶皮中富含维生素A，对宝宝的眼睛发育和抵抗致病菌很有益处。

NO 忌

〔✗〕牛奶不宜长时间暴露在灯光或太阳光下，这样容易产生异味，降低维生素B_2与维生素B_6等营养成分含量。

〔✗〕牛奶煮好后要晾至温热时再加糖，如果煮沸后立即加糖，易生成有毒的果糖基赖氨酸，不利于宝宝的身体健康。

营养食谱

牛奶麦片糊

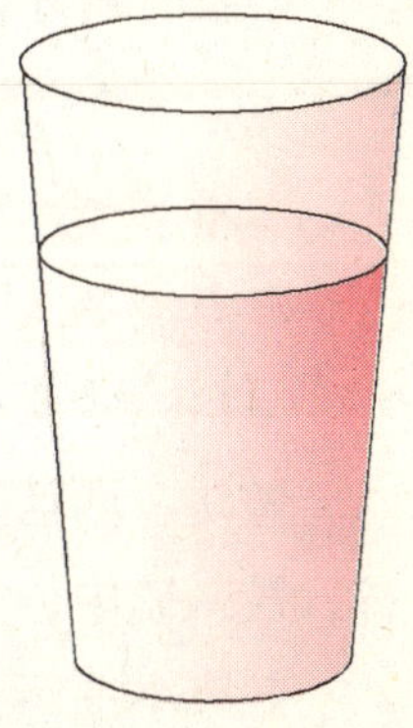

原料：牛奶250毫升，麦片20克。

做法：将约50毫升的水倒入奶锅中，加入麦片，搅匀，加热；锅中水沸时，倒入牛奶，不停搅动，至煮沸1～2分钟后即可，晾至温热后，给宝宝喂食。

健康小提示：适合7个月的宝宝食用；对较小的婴儿，牛奶需稀释，可多加点水。

酸奶——促进钙吸收

酸奶是在鲜牛奶中添加乳酸或乳酸菌、柠檬酸发酵制成的。酸奶的营养成分与鲜牛奶相似，但因添加了对身体有益的乳酸菌，其中的酸度增加，蛋白凝块变细，更容易被人体消化吸收。其中的乳酸杆菌能抑制肠道内的大肠杆菌，比较适合宝宝饮用，还具有防治宝宝腹泻的作用。此外，酸奶中所含的乳酸与钙结合，更能起到促进钙吸收的作用。

食用宜忌

YES 宜

〔✓〕为了能使宝宝更容易消化吸收酸奶中的营养物质，可在1周岁以后给宝宝添加。

〔✓〕酸奶宜在饭后30分钟到2个小时之间饮用，这样更有利于食物的消化和吸收。

NO 忌

〔✗〕酸奶具有一定的酸度，因此宝宝不宜一次食用太多，否则会影响肠道内的正常酸碱平衡。

〔✗〕由于酸奶中的某些菌种及酸性物质对牙齿有一定的损害，因此晚上睡前最好不要喝酸奶。若给宝宝喝，可在喝完后及时刷牙，避免诱发龋齿。

营养食谱

西蓝花酸奶

原料：西蓝花1个，酸奶100毫升，糖适量。

做法：西蓝花洗净，放入锅中加水煮烂，捞出晾至温热后，切碎，放入碗中，加入酸奶与糖，与西蓝花拌匀即可。

健康小提示：适合1周岁以上的宝宝食用，应在饭后2小时食用。

奶酪——有助于肠胃吸收营养

奶酪是牛奶浓缩而成的奶制品。奶酪营养丰富，含有蛋白质、B族维生素、钙和多种有利于人体的微量营养成分。45克奶酪中含有相当于240毫升全脂牛奶的营养，而且天然奶酪中的乳酸菌更有助于宝宝肠胃对营养的吸收，是宝宝极佳的食品之一。

食用宜忌

YES 宜

〔✓〕奶酪营养优，耐饥饿，热量高，最适合作早餐食用。

〔✓〕由于奶酪中含有较多的饱和脂肪，所以最好热着吃，以便宝宝充分消化。

NO 忌

〔✗〕奶酪应置于冰箱冷藏室保存，开封后若未吃完，也应用保鲜膜包好，再放回冰箱内。

〔✗〕奶酪虽是良好的补益品，但它毕竟是浓缩后的营养食品，故不宜吃得太多，1～3周岁的宝宝每天最多吃20～30克，避免营养过剩，导致肥胖。

营养食谱

奶酪土豆泥

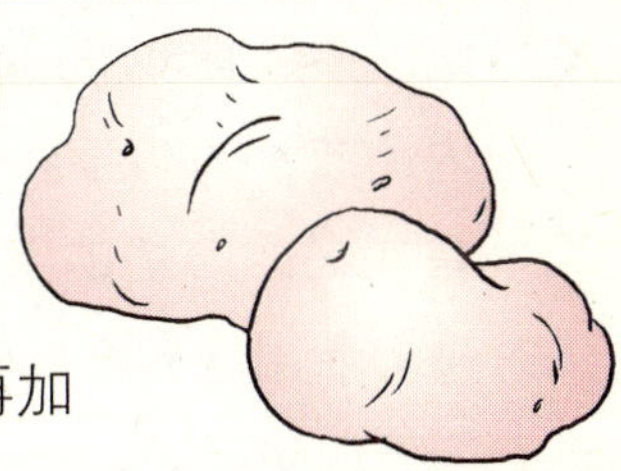

原料：土豆1个，奶酪70克，盐、胡椒粉各适量。

做法：将土豆洗净，放入蒸锅中蒸熟，去皮，捣成泥，加入奶酪拌匀后，再加入盐和胡椒粉拌匀，即可喂食。

健康小提示：适合10个月的宝宝食用，不宜食用过多，否则易引起腹胀。

配方奶粉——提供均衡的营养

婴儿配方奶粉又称“母乳化奶粉”，其中成分与母乳非常接近，比原态牛奶更适宜于喂哺婴儿。针对不同年龄、不同体质的宝宝，配方奶粉可为宝宝提供不同的营养。

食用宜忌

YES 宜

〔✓〕购买配方奶时，最好选择宝宝爱喝，而且营养成分较丰富的品牌奶粉。

〔✓〕首次添加配方奶，可少食多餐，最好选择小包装配方奶粉，可避免浪费。

〔✓〕配方奶可饮用至宝宝入学，即6周岁，这样可为宝宝补充多种营养，为身体打下良好基础。

NO 忌

〔✗〕配制奶粉前，一定要认真阅读奶粉的冲调说明，严格按照注明的比例进行冲调。奶粉过浓会加重宝宝肾脏负担，引起宝宝便秘、消化不良、失水等；过稀则会导致营养不足，影响宝宝的体格发育。

〔✗〕奶温要适宜，一般低于40℃，可将调好的奶液滴几滴在手腕内侧或手背，以不烫手为宜。

〔✗〕首次喝配方奶的宝宝，父母要注意宝宝吃奶后的首次大便，若出现异常，较平时干硬或发绿，说明不适合宝宝，需及时更换。

营养食谱

配方奶

原料：配方奶粉适量。

做法：将配方奶粉加入奶瓶中，加入温水，用力将奶粉摇匀或用奶粉搅拌棒搅匀，直至没有奶块即成。

健康小提示：配方奶适合各年龄阶段的婴幼儿营养，但要注意喂养方式。

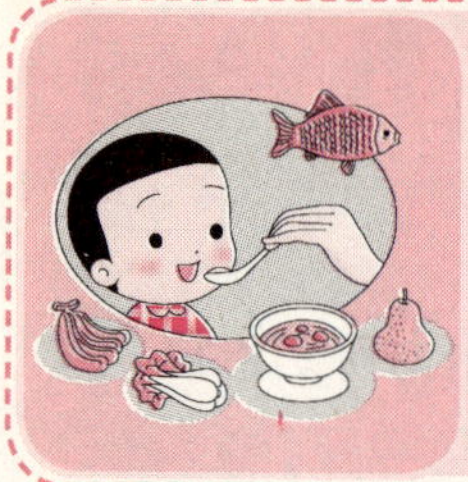

肉蛋类

肉蛋类营养丰富，含有蛋白质、脂肪、膳食纤维，及铁、锌、钙等矿物质，可供给人体需要的绝大多数营养素。其中，以鱼肉、鸡肉最容易消化吸收，牛肉中含有少量膳食纤维，猪瘦肉可预防宝宝贫血。宝宝常吃鸡蛋、鹌鹑蛋能促进大脑发育，增强宝宝的脑力。

鱼肉——健脑益智

鱼肉鲜美且营养丰富，含有球蛋白、白蛋白及含磷的核蛋白，以及宝宝发育必需的各种氨基酸。此外，鱼肉中所含的不饱和脂肪酸和钙、磷、铁、B族维生素等营养成分有助于大脑发育，常吃对健脑益智、明目有非常明显的作用。

食用宜忌

YES 宜

- ✓ 为最大限度地保留鱼肉中的营养，烹调鱼肉适宜用烧、炖、蒸等方法。
- ✓ 宝宝适合吃的鱼有罗非鱼、银鱼、鳕鱼、青鱼、鲶鱼、黄鱼、墨鱼、马面鱼等，这些鱼肉中几乎没有小刺。

忌

〔✗〕在烹调前，鱼肉要处理干净，去除内脏及鱼腹中黑膜，避免宝宝因食用后产生反胃恶心、呕吐等症状。

〔✗〕没有烧透的鱼不能给宝宝食用。未烧熟的鱼或生鱼中残留细菌，易使宝宝患寄生虫病，出现食欲不振、腹痛、肝肿大、黄疸以及水肿等症，严重的还会引起腹水。

营养食谱

冬瓜鱼丸汤

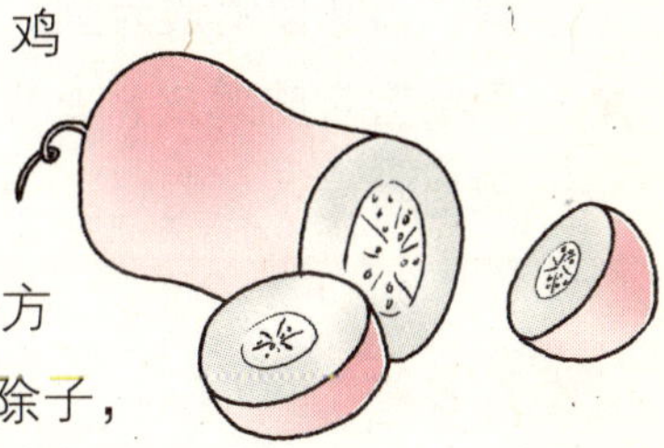

原料：鳕鱼肉50克，冬瓜100克，鸡蛋清、盐、香油各适量。

做法：鳕鱼肉洗净去除鱼刺，剁成鱼泥，加入适量鸡蛋清，朝一个方向搅打，用小勺团成鱼丸；冬瓜去皮除子，洗净，切成薄片。将锅置于火上，加入适量清水，煮沸后，一个个放入团好的鱼丸，煮至八成熟，下入冬瓜片煮熟，加入盐拌匀，淋上香油即可，晾至温热后食用。

健康小提示：适合1周岁以上的宝宝食用；不宜一次吃得太多，避免损伤脾胃。

鸡肉——提高宝宝免疫力

鸡肉鲜嫩且易消化，是宝宝辅食中最早接触的肉类。鸡肉含有蛋白质，不饱和脂肪酸，B族维生素，锌、磷、钾等矿物质，其中蛋白质较为丰富，是猪肉的2.5倍。宝宝常吃，可促进大脑健康发育，增强体力，提高对感冒的免疫力。

食用宜忌

YES 宜

〔✓〕鸡肉营养丰富且不油腻，特别适合营养不良、消化道溃疡、慢性胃炎、病后虚弱的宝宝食用，对调养身体非常有益。

〔✓〕鸡肉宜与土豆、香菇、胡萝卜搭配食用，可丰富食物营养，而且有助于宝宝消化吸收。

〔✓〕宝宝宜吃鸡脯肉，肉质嫩，且热量低，可避免肥胖。

NO 忌

〔✗〕为宝宝烹调鸡肉时，不宜放花椒、大料等香味较浓郁的调料，口味以清淡为宜。

〔✗〕忌给宝宝吃鸡皮，鸡皮不易消化，而且皮质下多脂肪与淋巴血管，不易嚼烂。

营养食谱

鸡肉松米饭

原料：鸡脯肉20克，大米60克，胡萝卜15克，葱末、酱油、白糖、植物油各适量。

做法：鸡脯肉洗净，剁成肉末；胡萝卜洗净，去皮，切成碎末；大米淘洗干净。将炒锅置于火上，倒入植物油，烧至七成热，下葱末炒香，再加入鸡肉末煸炒至变色，加入胡萝卜末翻炒均匀，加酱油、白糖调味，然后将淘好的大米倒入电饭锅中，放入炒好的鸡肉，倒入适量清水蒸成米饭，蒸熟后搅拌调匀即可，晾至温热后食用。

健康小提示：适合1周岁以上的宝宝食用；不宜让宝宝食用过多，吃饭时父母要注意看护。

牛肉——促进智力发育

牛肉肉质较硬，富含蛋白质、脂肪、膳食纤维、B族维生素以及钙、铁、锌等营养物质。其中，含有的人体必需氨基酸的比值与人体蛋白质中的氨基酸的比值几乎完全一致，更有利于宝宝消化吸收。牛肉中还含有一种叫牛磺酸的营养物质，它可促进宝宝的大脑和神经细胞发育，对宝宝脑细胞及智力发育有重要作用。此外，宝宝常吃牛肉还可预防缺铁性贫血，增强免疫力，提高抗病能力。

食用宜忌

YES 宜

〔✓〕牛肉肉质较硬，耐咀嚼，宜在宝宝1周岁后添加。

〔✓〕为了使牛肉容易消化，制作时可先将牛肉切成小块，然后在煲中炖烂，这样比较容易咀嚼。

NO 忌

〔✗〕牛肉属发物，患有湿疹等皮肤病的宝宝不宜食用；而患有肾炎、肝炎的宝宝应慎食，以免加重病情。

〔✗〕牛肉不能与栗子同食，否则易引起滞气、腹胀等不适症状。

营养食谱

牛肉粥

原料：牛里脊肉250克，胡萝卜20克，青菜2棵，米饭1碗，骨汤、盐适量。

做法：牛肉洗净，切成小块，用搅拌机搅打成泥，取出；胡萝卜用碾磨器磨好；青菜洗净，切碎。锅里加适量水，加入骨汤和米饭，煮沸后加入牛肉、胡萝卜、青菜碎，熬煮成稠粥，加盐调味即成，晾至温热给宝宝食用。

健康小提示：适合1周岁以上的宝宝食用；切忌烫食，以避免烫伤口腔黏膜，诱发宝宝口腔炎症。

猪肉——增强宝宝记忆力

猪肉是人们最经常食用的肉类，富含蛋白质、脂肪、B族维生素及锌、铁、钙、磷等营养素，其中所含的锌可增强宝宝的智力和记忆力，促进大脑细胞的生长发育；猪肉中含有的铁易被宝宝吸收，可预防宝宝缺铁性贫血。此外，猪肉经加工后味道鲜美，做成粥、羹、小水饺等，很适合宝宝食用。

食用宜忌

YES 宜

- ✓ 宝宝适宜吃猪瘦肉，烹调时可将肥肉去除，这样更有利于宝宝消化吸收。
- ✓ 宜选购新鲜、经检疫过的猪肉。新鲜猪肉有光泽，呈淡红色，稍湿润，肉汁透明，肉质紧密，富有弹性，还有一种特殊的鲜味，没有酸气和腐臭气。

NO 忌

✗ 不要给宝宝吃过多肥肉，否则容易造成消化不良，影响食欲。

✗ 炒煳或炒焦的猪肉，忌给宝宝食用。由于煳肉中含有致癌物质，若长期食用有害物质会残留体内，影响宝宝的生长发育，而且易致癌。

营养食谱

肉末蛋羹

原料：鸡蛋1个，猪瘦肉25克，葱末、酱油、植物油各适量。

做法：鸡蛋洗净，磕入碗中，打散，加适量清水搅拌均匀，放入蒸锅内，水沸后蒸约8分钟，取出；猪瘦肉洗净，剁成肉末。炒锅置火上烧热，倒入适量植物油，炒香葱末，放入肉末煸熟，淋入适量酱油翻炒均匀，盛在蒸好的蛋羹上即可，晾至温热后食用。

健康小提示：适合1周岁以上的宝宝食用；烹调时要注意火候，避免将肉末炒煳。

虾肉——保持脑力旺盛

虾肉与鱼肉一样松软，易于消化，且富含蛋白质与钙，其中以对虾的营养最为丰富。由于虾肉鲜嫩，且没有骨、刺，因此特别适宜宝宝咀嚼能力不太强时食用，常吃能保持脑力旺盛并提高判断力。

食用宜忌

YES 宜

〔✓〕烹调虾肉应以炖、蒸为宜，尽量多地保留虾肉中的营养成分。

NO 忌

〔✗〕患有过敏性鼻炎、支气管炎、过敏性皮炎等症，且反复发作的宝宝不宜食用虾肉，避免加重病情。

营养食谱

虾肉馄饨

原料：虾仁150克，猪肉馅80克，姜、葱、生抽、料酒、香油、鸡精、盐、馄饨皮、紫菜、香菜各适量。

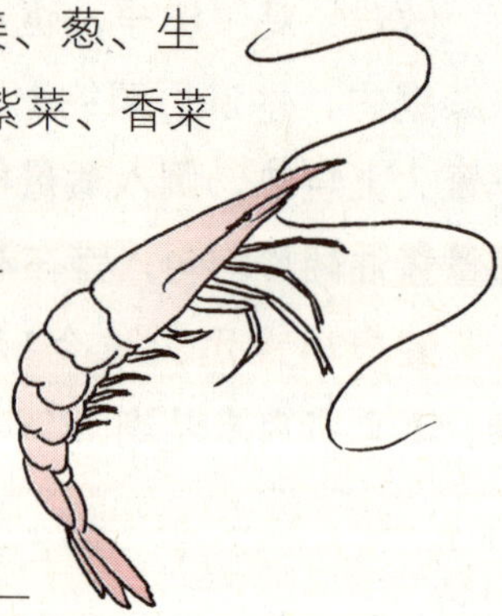

做法：将葱、姜剁碎后与猪肉馅一起搅打至猪肉上劲；虾仁切成大的颗粒（不要剁碎），与猪肉馅和其他调料一起搅打均匀。拿一张馄饨皮，将适量馅料放在上面，对折，可以在边上用手蘸一些水，抹上去帮助皮更好地粘在一起；对折后，将最下端两个角拉回来粘在一起，形成“抄手”的形状，如此多次，馄饨就包好了。将锅中加适量水，煮沸后下馄饨，煮至漂浮，放入紫菜末、香菜末即可，晾至温热后食用。

健康小提示：适合2周岁以上的宝宝食用；食用时，妈妈可先将馄饨弄开，让宝宝食用，最后再喝汤。

鸡蛋——增强机体代谢功能

鸡蛋黄中富含优质蛋白、卵磷脂、二十二碳六烯酸、维生素A、B族维生素、维生素E、维生素D等多种营养物质，宝宝常吃鸡蛋能促进大脑发育，增强脑力。鸡蛋中的蛋白质对肝脏组织损伤有修复作用，可增强机体的代谢功能和免疫功能。

食用宜忌

YES 宜

〔✓〕宝宝能吃全蛋以后，最好既吃蛋白又吃蛋黄，使鸡蛋中的营养得到充分吸收。

〔✓〕蛋黄可从宝宝开始添加辅食时食用，首次可从1/4个蛋黄开始，这样易于宝宝接受。

NO 忌

〔✗〕鸡蛋不宜煮得过老。煮老的鸡蛋中蛋白质易过度凝结，质感较硬，不利于宝宝消化吸收。

〔✗〕蛋清容易引起宝宝过敏，最好在1周岁以后再添加。

〔✗〕发热的宝宝不宜吃鸡蛋，蛋白易产生额外热量，不利于退热。

〔✗〕没煮熟的鸡蛋忌给宝宝食用，否则易导致细菌感染。一般煎蛋要煎3分钟，煮蛋要煮7分钟。

营养食谱

鸡蛋羹

原料：鸡蛋1个，鸡精、香油各适量。

做法：鸡蛋洗净，磕入碗中，打散，加入适量冷水、鸡精，搅拌调匀，上锅，隔水炖煮7～8分钟，取出，淋上香油，稍微搅拌几下，晾至适口后，即可给宝宝喂食。

健康小提示：适合7个月的宝宝食用。鸡蛋不宜一次吃太多，建议每天1个，分次食用。

鹌鹑蛋——促进高级神经发育

鹌鹑蛋营养价值与鸡蛋一样高，含有蛋白质、脑磷脂、卵磷脂、赖氨酸、胱氨酸、维生素A、B族维生素等营养成分，其中卵磷脂含量比鸡蛋高3～4倍，可促进大脑发育，是宝宝益智健脑的最佳食品。宝宝常吃鹌鹑蛋还可强壮筋骨，增强机体免疫力，预防疾病。

食用宜忌

YES 宜

〔✓〕鹌鹑蛋以蒸、煮的烹调方式为宜，有利于宝宝消化吸收。

〔✓〕患有贫血、慢性胃炎及病后体虚的宝宝应常吃些鹌鹑蛋，有助于恢复健康。

NO 忌

〔✗〕皮肤生疮化脓及肾功能不全的宝宝忌食鹌鹑蛋，否则容易加重病情，或使病情反复。

营养食谱

鹌鹑蛋玉米羹

原料：鹌鹑蛋6个，鸡肉80克，玉米粒罐头1/2罐，鸡汤250毫升，糖、盐各适量。

做法：鹌鹑蛋洗净，盛在碟上，上锅蒸熟，浸泡于清水中，待凉后去壳，洗净；鸡肉洗净，剁碎，加入五香粉调拌成糊。将鸡汤、玉米粒、鹌鹑蛋放入煲内，煮沸后，转小火，加入鸡肉搅拌煮熟，加入盐、糖调味即可，晾至温热后食用。

健康小提示：适合1周岁以上的宝宝食用，可常吃，但不可一次吃得太多，以免宝宝胃部不适。

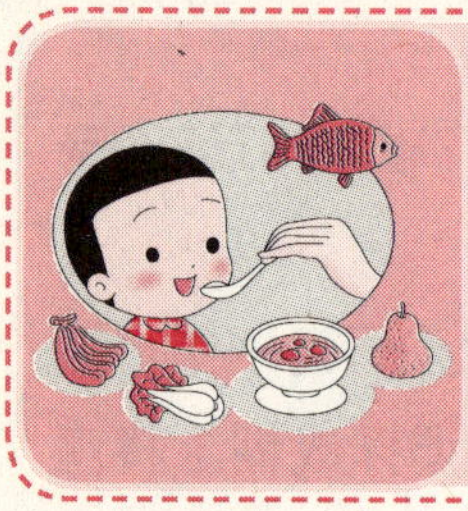

坚果类

坚果类食物不仅可口，而且营养丰富，含有蛋白质、糖类、维生素E、B族维生素、钾、镁、磷、钙、铁、锌、铜等多种营养素。此外，坚果中的脂肪属不饱和脂肪酸，有助于增强宝宝体质、预防疾病，促进其生长发育，对宝宝的健康有益。但宝宝食用坚果类食物，父母一定要加以看护，避免发生哽噎。

板栗——促进宝宝智力发育

板栗含有糖、淀粉、脂肪、维生素及磷，其中以磷的含量较高，食用后可在体内形成卵磷脂和脑磷脂，有助于宝宝智力的发育，对维护宝宝大脑和神经细胞的结构与功能起着十分重要的作用。

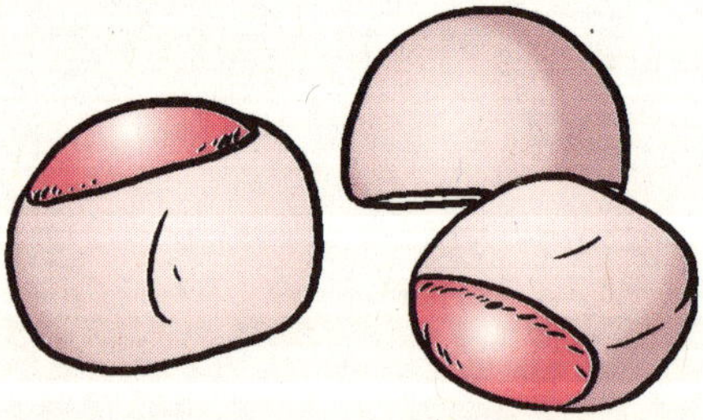

食用宜忌

YES 宜

〔✓〕板栗宜与大米同煮成粥，可增进宝宝食欲，有助于宝宝健脾益胃。

NO 忌

〔✗〕生板栗不宜给宝宝吃，吃后不易消化。

〔✗〕脾胃虚弱、消化不良的宝宝，应尽量少吃板栗，否则容易产生胃脘胀满等不适症状。

营养食谱

板栗赤豆粥

原料：赤豆50克，板栗40克，粳米50克，白糖适量。

做法：赤豆预先浸泡8～10小时，捞出洗净；板栗去皮，洗净；粳米淘洗干净。将上述食料一同倒入全自动豆浆机中，加水至上下水位线之间，接通电源，按下指示键，待指示灯提示煮好后，即可倒出，晾至温热后，加入适量白糖拌匀食用。

健康小提示：适合1周岁的宝宝食用，能增进宝宝食欲，利于消化吸收。

花生——促进脑细胞发育

花生富含脂肪、蛋白质、糖类、矿物质及多种维生素，营养价值高。其中含有的谷氨酸可促进宝宝的脑细胞发育并增强记忆力，维生素E能增强宝宝的脑功能。

食用宜忌

YES 宜

〔✓〕1周岁以前的宝宝食用花生，可将其磨成粉末调成糊状，这样比较容易消化吸收。

〔✓〕给宝宝添加花生宜在7~8个月时，此时宝宝已出牙，有一定咀嚼能力。

〔✓〕首次食用花生，食用后需观察宝宝周身皮肤、大便以及是否出现异常等状况，如出现过敏症状，应停止食用。

NO 忌

〔✗〕未经过加工的花生不宜给宝宝食用，容易使宝宝哽噎。最好将花生煮酥或碾碎后，再给宝宝食用。

〔✗〕忌食霉变的花生，因其中含有大量致癌物质，不利于宝宝肝脏的健康。

营养食谱

牛奶花生粥

原料：大米50克，花生米25克，牛奶250毫升。

做法：大米淘洗干净，花生米洗净。将大米、花生米与牛奶一同倒入全自动豆浆机中，加水至上下水位线之间，接通电源，按下指示键，待豆浆机提示煮好后，倒出，晾至温热后食用。

健康小提示：适合8个月以上的宝宝食用。花生、牛奶与大米做成的粥，经过豆浆机打磨后，食物较细腻，有助于宝宝消化吸收。

核桃——增强记忆力

核桃富含蛋白质、脂肪、亚麻酸、维生素A、B族维生素、维生素E、磷脂以及钙、铁等营养物质。其中，亚麻酸进入人体后会转变成二十二碳六烯酸，可促进宝宝智力的发育，增强记忆力，有助于大脑发育；磷脂对宝宝脑神经也有较好的保健作用；富含的维生素有助于宝宝视力发育，增强记忆力。常给宝宝吃一些核桃，可起到益智健脑的作用。

食用宜忌

YES 宜

〔✓〕食用时，可将核桃仁碾成粉末，放入粥或牛奶中，可营养互补，也有助于宝宝消化吸收。

NO 忌

〔✗〕核桃不宜一次给宝宝食用过多，因其含有较多脂肪，吃多了会影响消化，易导致腹泻。

〔✗〕尽量不要购买白净漂亮的核桃，这样的核桃很可能经过化学加工，内含有害物质，不利于宝宝健康。

营养食谱

核桃粥

原料：大米40克，核桃仁20克，糖适量。

做法：大米淘洗干净；核桃仁洗净。将大米、核桃仁一同倒入全自动豆浆机中，加水至上下水位线之间，接通电源，按下指示键，待豆浆机提示煮好后，倒出，晾至温热后喂食。也可加糖调味。

健康小提示：适合9个月以上的宝宝食用。切忌喂食过快，需让宝宝细嚼慢咽，以免呛食。

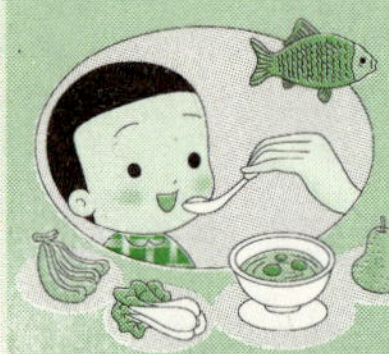

水果类

水果中含有膳食纤维、矿物质、维生素C和胡萝卜素，且带有甜味，宝宝比较喜爱。但由于水果不能给宝宝提供充足全面的营养素。因此，在食用水果的同时，还需搭配蔬菜、肉类和谷物类食物，这样才能保证宝宝营养均衡。

苹果——维持体内酸碱平衡

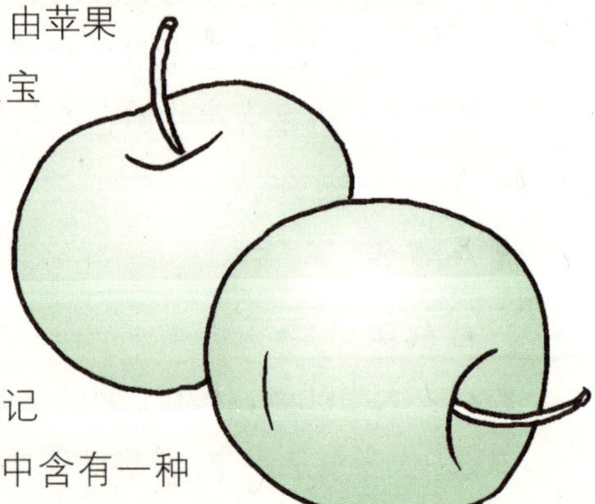

苹果口味香甜，营养丰富，由苹果制成的汁、泥、片、块都是宝宝最爱吃的辅助食物之一。苹果中富含果糖、维生素、果酸、锌、磷、铁等营养物质。苹果内富含锌，锌对智力发育起着重要作用，常吃苹果可以增强记忆力，提高智力。此外，苹果中含有一种氯，这种物质是胃酸的主要成分，可维持人体内酸碱平衡，激活唾液中的淀粉酶，有助于增进宝宝食欲，促进食物消化。

食用宜忌

YES 宜

✓ 宝宝4个月时，可以喝一些苹果汁，到6个月时就可以吃苹果泥了。喂时需加水稀释，有助于食物消化吸收，也可起到补水的作用。

✓ 每天最多给宝宝吃1个苹果，可分次食用。

NO 忌

✗ 饭后不要马上给宝宝吃苹果，易导致消化不良，产生胀气。

✗ 切开的苹果放置时间过长，易氧化变黑，滋生细菌，宜现吃现切。

营养食谱

苹果汁

原料：苹果1个。

做法：苹果洗净，去除皮和核，切成丁，将苹果丁放入榨汁机中榨成汁，滤出后，加温水稀释后，即可给宝宝食用。

健康小提示：适合4个月以上的宝宝食用，可分次食用，不可过量食用。否则，易产生过多胃酸，引起胃部不适。

水蜜桃——有助于预防宝宝便秘

桃子果肉细腻，香甜多汁，营养丰富，含有葡萄糖、果糖、蔗糖、胡萝卜素及多种矿物质，其中铁的含量最高。此外，桃子富含果胶，经常食用可以预防宝宝便秘，在给宝宝添加辅食时，如果季节合适，可作为首选水果。

食用宜忌

YES 宜

- ✓ 宝宝宜吃熟透的软桃，利于消化吸收。
- ✓ 4个月以上的宝宝可以喝桃汁，6个月以上的宝宝可以吃桃泥，10个月以上的宝宝，父母可以将桃切成块给宝宝食用。

NO 忌

- ✗ 忌给宝宝吃未成熟的桃，或烂桃，以免引起腹胀、腹泻。
- ✗ 食用水蜜桃时，最好将表皮茸毛去除，以免刺激宝宝咽喉，诱发宝宝皮肤过敏。
- ✗ 桃子每天宜吃1个，不要一次食用太多，否则易导致上火。

营养食谱

蜜桃汁

原料：水蜜桃1个。

做法：桃子洗净，去除皮和核，切成丁，将蜜桃丁放入榨汁机中榨成汁，滤出后，加温水稀释后，即可给宝宝食用。

健康小提示：适合6个月以上的宝宝食用，桃子表面的茸毛可用盐搓洗干净，不要用清洁剂冲洗，以免危害宝宝的健康。

西瓜——祛暑利尿，帮助消化

西瓜是夏季消暑的首选水果，富含大量水分，及蔗糖、果糖、葡萄糖、维生素A、B族维生素、维生素C及钙、磷、铁等营养物质。西瓜中94%都是水分，可以帮助排除体内多余的水分，促进新陈代谢，具有祛暑利尿、帮助消化、消除水肿的功效，特别适合宝宝夏季炎热时食用。

食用宜忌

YES 宜

〔✓〕一般4个月以上的宝宝就可以饮用西瓜汁了，每天最多饮用100毫升为宜。

〔✓〕尽量选择熟透、新鲜的西瓜，吃时一定要去除瓜子，避免宝宝消化不良。

〔✓〕西瓜性凉，吃多了容易腹泻。开始吃宜少量，视宝宝的适应情况逐渐添加，因此总的来说还是要少吃。

NO 忌

〔✗〕冰镇西瓜不宜给宝宝吃，过冷的食物易损伤宝宝脾胃，导致消化不良。

〔✗〕宝宝生病期间不宜食用西瓜，以免加重病情。

营养食谱

西瓜汁

原料：西瓜500克。

做法：将西瓜瓤去子，放入榨汁机中榨成汁，滤出后，给宝宝饮用。

健康小提示：适合4个月以上的宝宝饮用，一次不宜给宝宝饮用太多，可分为2～3次饮用。

橘子——降低白血病发病率

橘子含有大量维生素C、β-胡萝卜素、葡萄糖等营养物质，其中的抗氧化元素维生素C、叶酸、膳食纤维以及矿物质对健康都非常有益，宝宝常吃橘子，可降低白血病的发病概率。

食用宜忌

YES 宜

〔✓〕月龄较小的宝宝吃橘子，可制作成橘子汁饮用，有利于宝宝消化吸收。

〔✓〕橘子宜选择饭后2小时食用，可避免损伤宝宝脾胃。

〔✓〕橘子每天最多吃3个，可满足宝宝一天所需的维生素C，多食不利于健康。

NO 忌

〔✗〕橘子易上火，宝宝食后若有上火症状，应停吃1～2周。

〔✗〕橘子不宜与牛奶同食，牛奶中的蛋白质易与橘子中的果酸、维生素C发生反应，凝固成块，影响消化吸收，还会引起腹胀、腹痛、腹泻等症状。吃橘子的前后1小时内不宜喝牛奶。

〔✗〕橘子不宜与萝卜同食。萝卜在人体内产生抗甲状腺硫氰酸与橘子中类黄酮物质发生反应，会引起甲状腺肿大，所以吃萝卜后2小时，才可以吃橘子。

营养食谱

橘子汁

原料：橘子1个，温开水适量。

做法：将橘子洗净，切成两半；取一半橘子，切面朝下，套在旋转式榨汁器上，一边旋转一边向下挤压，橘子汁即流入榨汁器下面的容器中；取出橘子汁，加适量温开水勾兑，即可给宝宝饮用。

健康小提示：适合4个月以上的宝宝饮用，饭后2小时食用，不宜与正餐同时喂食。

猕猴桃——补充钙质，助消化

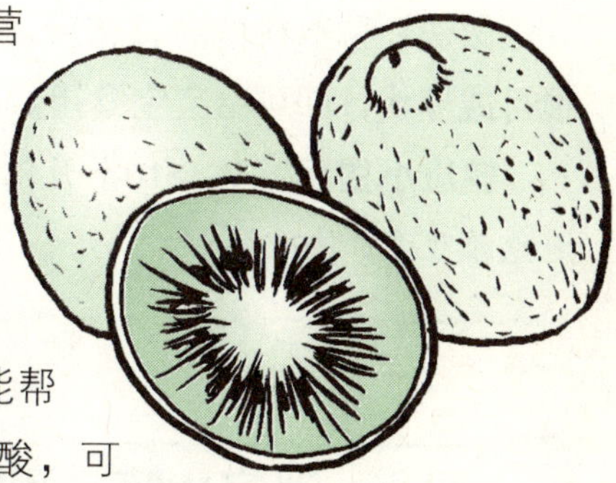

猕猴桃被称为“果中之王”，营养极为丰富，其中含有维生素C、糖类、蛋白质等多种有机物和人体必需的多种矿物质。猕猴桃中的钙对于发育旺盛的宝宝补充钙质有很好的作用；而含有的蛋白水解酶，能帮助消化吸收；富含的膳食纤维和果酸，可促进肠道蠕动，帮助排便，对宝宝健康十分有益。

食用宜忌

YES 宜

✓ 给宝宝每日最多吃1个猕猴桃，餐前餐后都可食用，但作用不同，餐前食用可补充身体所需营养成分，而餐后食用则可帮助消化，帮助排泄。

✓ 首次给宝宝添加猕猴桃时，应切片或少量榨汁，食用后应注意观察，避免发生过敏。

NO 忌

✗ 猕猴桃不宜空腹食用，以免引起宝宝腹痛、腹泻。

✗ 猕猴桃性寒，故脾胃虚寒的宝宝应慎食，经常性腹泻和尿频者不宜食用。

营养食谱

猕猴桃糊

原料：猕猴桃1个。

做法：猕猴桃洗净，去皮，去除中间较硬部分，压碎，用调羹搅打成糊状，即可给宝宝食用。

健康小提示：适合10个月以上的宝宝食用。不宜加热猕猴桃，避免维生素C被破坏。

梨——消痰止咳，润肺清心

梨，果实鲜美，肉脆多汁，富含果糖、蛋白质、脂肪及维生素A、B族维生素、维生素C、维生素D、维生素E等营养成分。梨可助宝宝消化，有润肺清心、消痰止咳、退热、解疮毒的功效，还有利尿、润便的作用。

食用宜忌

YES 宜

- ✓ 宝宝吃梨每日最多1个，避免一次吃太多，否则易引起腹胀，损伤宝宝脾胃。
- ✓ 吃梨宜在秋冬时节，可润肺止咳、滋阴清热，有利于防止宝宝口干鼻燥、外感咳嗽等症状。
- ✓ 宝宝咳嗽期间，食用熬煮的梨汁，可润肺止咳，缓解宝宝病情。

NO 忌

- ✗ 吃梨后，忌给宝宝饮用大量开水，以免拉肚子。

营养食谱

梨奶羹

原料：梨1个，牛奶250毫升，米粉10克，白糖适量。

做法：梨去除皮和核，切成小块，加适量清水煮软，加入白糖调味，再兑入牛奶，加入米粉，混合调匀即成，晾至温热后给宝宝喂食。

健康小提示：适合6个月以上的宝宝食用，可分2～3次食用，忌一次吃完，避免宝宝胃部不适。

菠萝——促进食欲，助消化

菠萝的营养成分较丰富，药用价值也较高。菠萝中含有维生素C、果糖、葡萄糖、氨基酸、有机酸、脂肪、膳食纤维、钙、磷、铁、胡萝卜素等营养物质，可促进食欲，助消化。

食用宜忌

YES 宜

- ✓ 菠萝宜在宝宝1周岁时食用。
- ✓ 菠萝易引起过敏，首次添加时，要注意观察宝宝的反应，若出现过敏症状，需停止食用，等宝宝再大些再食用。
- ✓ 食用菠萝时，需先用淡盐水浸泡片刻，宜在饭后食用，可促进消化。

NO 忌

- ✗ 菠萝忌一次食用过多，否则，会刺激宝宝的口腔黏膜，降低味觉，有时还会出现皮肤瘙痒症状，每天最多食用100克左右。
- ✗ 宝宝忌食未熟透的菠萝，以免诱发皮疹。

营养食谱

菠萝炒饭

原料：去皮菠萝70克，洋葱、玉米粒各50克，香肠2根，鸡蛋1个，米饭1碗，盐、植物油各适量。

做法：菠萝用淡盐水浸泡10分钟捞起，切成小丁；洋葱去皮洗净，切成小粒；香肠切小块，玉米粒洗干净沥干水分；鸡蛋磕入碗中加一点水打散；将炒锅置于火上，倒入植物油，烧至八成热，倒入蛋液，煎炒打散，加入洋葱、香肠、玉米粒一同煸炒爆香，倒进米饭，翻炒均匀，加入菠萝粒，放盐，再稍稍翻炒几下，关火，焖1～2分钟，即可给宝宝食用。

健康小提示：适合2周岁以上宝宝的食用，食用时，父母要注意看护，同时提醒宝宝细嚼慢咽，充分锻炼宝宝的咀嚼能力。

香蕉——有助于宝宝夜间睡眠

香蕉中的营养非常丰富，含有蛋白质、脂肪、糖类、粗纤维、钙、磷、铁以及胡萝卜素、烟酸、维生素C、维生素E及多种营养成分。香蕉味甘性寒，常吃可清热润肠，促进肠胃蠕动，可帮助宝宝养成按时排便的生活习惯。香蕉中所含的维生素A能促进宝宝视力发育，增强对疾病的抵抗力。此外，香蕉还具有益智功效，它可预防神经疲劳，有助于宝宝夜间睡眠。

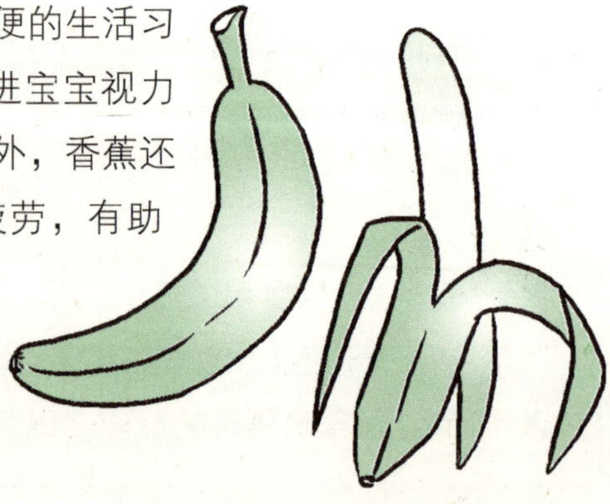

食用宜忌

YES 宜

✓ 首次添加香蕉宜在宝宝6个月时，添加的量应控制在1/3根，添加后要注意观察宝宝的身体及排便状况，如无异常可添加。

✓ 最好将香蕉压成泥后，再给宝宝食用，有助于宝宝消化吸收。香蕉宜隔几天吃一次，与其他水果交替食用，这样有利于宝宝对营养的吸收。

NO 忌

✗ 香蕉在低温下容易腐败，不可放入冰箱冷藏保存。

✗ 空腹时不要吃太多香蕉，易损伤宝宝脾胃，产生不适感。

✗ 患有急慢性肾炎、肾功能不全的宝宝，不适合多吃。

营养食谱

香蕉泥

原料：香蕉1根。

做法：先把香蕉剥开，用勺背压成泥，即可给宝宝食用。

健康小提示：适合6个月以上的宝宝食用，香蕉较甜不宜再加入糖，1周岁以内宝宝，尽量给其吃原味食品。

草莓——促进宝宝大脑发育

草莓中含有糖、蛋白质、有机酸、果胶，还含有钙、磷、铁、胡萝卜素、维生素B_1、维生素B_2等多种矿物质和维生素。其中，维生素C含量较高，比苹果、西瓜、葡萄高出近10倍，常吃有助于健脑益智，能促进宝宝的大脑发育。

食用宜忌

YES 宜

〔✓〕宝宝从6个月时添加草莓泥，食用的量宜控制在40～70克之间。

〔✓〕吃草莓前，最好用清水浸泡10分钟，以去除表面残余农药，洗草莓宜用流动水清洗。

NO 忌

〔✗〕忌吃未洗、霉烂的草莓，否则，易导致宝宝恶心、呕吐、腹泻。

〔✗〕为保留其营养成分，草莓不宜加热烹调，以免损失大量维生素C。

营养食谱

草莓泥

原料：草莓5个，白糖适量。

做法：草莓洗净，放入淡盐水中浸泡20分钟，捞出沥干，捣烂成泥，加入白糖拌匀即成。

健康小提示：适合6个月以上的宝宝食用。

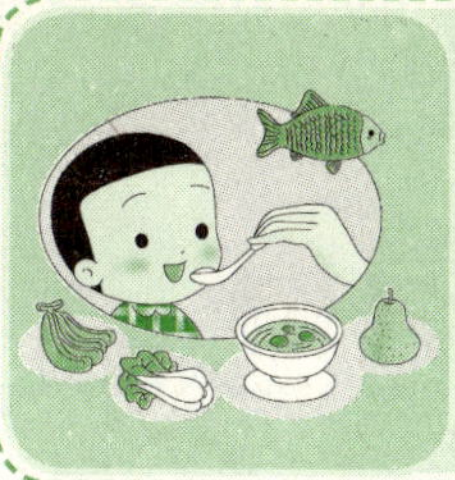

蔬菜类

蔬菜中含有维生素、膳食纤维、钙、磷、钾、铁等营养素，其中的膳食纤维可以促进宝宝肠蠕动，有利于帮助宝宝把体内的有害物质及时排出。为避免宝宝偏食、挑食，在1周岁内尽量让宝宝多尝一些原味的新鲜蔬菜，多认识蔬菜的种类，烹调时尽量少放盐。

黄瓜——清热解毒之“良药”

黄瓜是宝宝餐桌上的常见蔬菜，它营养丰富，含有蛋白质、脂肪、糖类、多种维生素、膳食纤维以及钙、磷、铁、钾、钠、镁等营养素。黄瓜能促进肠道蠕动，加速废物排泄，改善人体新陈代谢，具有清热解毒、除热利水的功效。当宝宝上火、便秘时，适当吃一些黄瓜，即可缓解宝宝不适感。

食用宜忌

YES 宜

- ✓ 黄瓜可在宝宝4个月时添加，刚开始时可制作成黄瓜汁，这样较利于宝宝消化吸收。
- ✓ 首次添加黄瓜汁，宜少量，可从10毫升开始，喂后看有无过敏反应，若一切正常，即可给宝宝添加。

NO 忌

〔✗〕由于宝宝脾胃功能较弱，不宜生吃黄瓜。

〔✗〕宝宝腹泻期间，不宜给宝宝吃黄瓜，否则易加重病情。

营养食谱

黄瓜鸡蛋羹

原料：鸡蛋一个、嫩黄瓜一小块、盐微量，凉开水40毫升左右、香油2滴。

做法：将鸡蛋用筷子充分打散，加入凉开水、盐再次用筷子充分打匀，黄瓜切成很细的丝倒入蛋液中拌匀。碗里注入2滴香油，倒入拌好的蛋液黄瓜。用盘子将蛋液盖好，盖上锅盖，大火烧沸转小火蒸10～15分钟即可。晾至温热后给宝宝食用。

健康小提示：适合7个月以上宝宝食用。蛋液和水的最佳比例是1：1，过软或过硬都会失去蛋羹原有的味道。

冬瓜——清火利尿防肥胖

冬瓜绝大部分是水分，营养素含量相对较低，但冬瓜有清火利尿的功效，特别适宜宝宝夏季食用，有利于避暑。此外，冬瓜不含脂肪，因此肥胖的宝宝更可多食用。

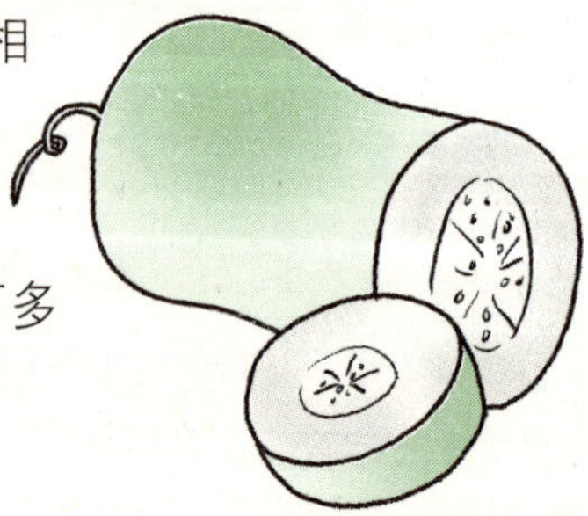

食用宜忌

YES 宜

〔✓〕冬瓜可在宝宝6个月时添加。

〔✓〕冬瓜肉质较软，炖煮后，利于宝宝消化，一般不会产生过敏症状。

〔✓〕由于冬瓜中营养成分较少，宜与肉类辅食搭配，增加配餐的营养。

NO 忌

〔✗〕体质虚弱的宝宝不宜多吃冬瓜，以免导致营养不良。

〔✗〕冬瓜水分多，如果买回来不马上烹调，不要先去皮处理，可用保鲜膜包裹或放入塑料袋中，再放入冰箱，这样可避免营养流失。

营养食谱

冬瓜丸子汤

原料：猪瘦肉100克，冬瓜200克，葱末、香油、盐、鸡精、胡椒粉各适量。

做法：冬瓜去皮、子，洗净，切成小块；猪瘦肉洗净，剁成泥状，加入葱末、盐、胡椒粉、鸡精，搅拌均匀；将锅置于火上，加适量水，等水沸后改小火，用小勺子辅助，将肉末做成小丸子，小心放入锅内。丸子全做好后，除去浮沫，下入冬瓜熬煮15分钟，加盐、鸡精、香油调味即可，晾至温热后给宝宝食用。

健康小提示：适合2周岁以上的宝宝食用，食用时，父母需注意看护，避免宝宝将汤打翻。

菠菜——有助于润滑肠道

菠菜含有胡萝卜素、叶酸、叶黄素、钙、铁、维生素B_1、维生素B_2、维生素C等营养素。其中，维生素B_1、维生素B_2的含量较高，超过大部分的蔬菜，所含的胡萝卜素可经人体吸收转化，形成保护宝宝上皮组织和眼睛的重要营养。此外，菠菜含有的皂角苷和膳食纤维，能刺激宝宝胃肠蠕动，有助于润滑肠道，防治宝宝便秘。

食用宜忌

YES 宜

[✓] 菠菜可在宝宝6个月时开始添加。

[✓] 菠菜中富含草酸，会抑制身体对钙的吸收，因此食用前可用沸水焯一下，然后再添加入宝宝配餐中。

[✓] 菠菜易导致腹泻，因此宜少吃，不可每天食用，一次食用的量控制20～50克之间。

NO 忌

[✗] 患有肾炎的宝宝忌食菠菜。

[✗] 脾虚便溏的宝宝不宜吃菠菜，易加重病情。

营养食谱

菠菜肉羹

原料：菠菜3棵，猪瘦肉25克，鸡蛋清、水淀粉、盐、香油各适量。

做法：菠菜择洗干净，放入沸水中焯一下，捞出，沥干水分，切成碎末；猪瘦肉洗净，剁成碎末，加入鸡蛋清和水淀粉，搅拌均匀；将锅置于火上，倒入适量清水烧沸，放入肉末煮熟，下入菠菜末搅拌均匀，加适量盐调味，用剩余水淀粉勾芡，淋上香油，调匀即可。

健康小提示：适合10个月以上的宝宝食用。

南瓜——促进脑激素分泌

南瓜易消化，且营养较全面。南瓜含有矿物质、胡萝卜素、维生素B_1、维生素B_2、维生素C等营养素，其中所含的β-胡萝卜素，可由人体吸收后转化为维生素A，能促进视力的发育；所含的维生素E，能促进脑下垂体激素的分泌。

食用宜忌

YES 宜

〔✓〕南瓜宜在宝宝6个月时食用，以1～2勺为宜，添加后要注意观察，如无异常，再可添加，若宝宝出现皮肤过敏症状，需停止食用，等宝宝再大一些，再尝试添加食用。

NO 忌

〔✗〕南瓜含有色素，不宜一次食用过多，否则，易产生色素沉淀，导致暂时性皮肤发黄，但只要停止食用，就可自然恢复。

营养食谱

南瓜粥

原料：大米40克，燕麦片、玉米片各20克，南瓜100克，冰糖适量。

做法：大米淘洗干净；南瓜去除子、皮，洗净，切成小粒；将大米、南瓜、燕麦片、玉米片一同倒入电饭锅中，加适量水，接通电源熬煮，至粥黏稠时，加入冰糖，待糖溶化后，搅拌调匀，晾至温热即可食用。

健康小提示：适合10个月以上的宝宝食用，由于南瓜具有降糖作用，所以烹制时需加适量糖，以免宝宝出现血糖下降，影响宝宝生长发育。

番茄——调整胃肠功能

番茄中水分含量较高，并含有蛋白质、脂肪、膳食纤维、糖类及胡萝卜素、维生素、多种矿物质，常吃可为宝宝提供充足营养。此外，番茄中的苹果酸和柠檬酸能调整胃肠功能，增加食欲，防治消化不良。

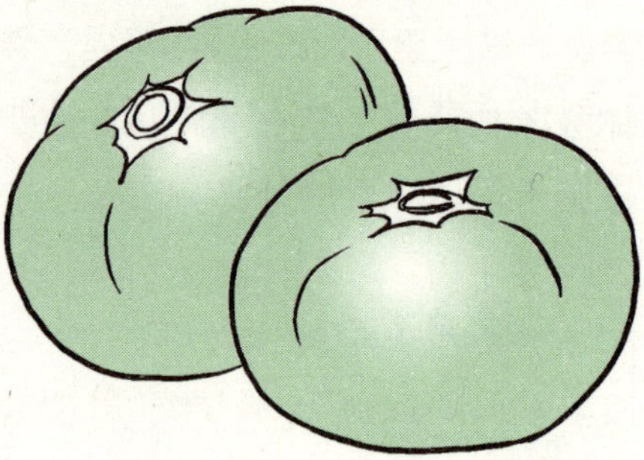

食用宜忌

YES 宜

- 〔✓〕番茄可在宝宝6个月时添加，首次宜给宝宝喂食番茄汁，食用后若无异常反应，可继续添加，若出现腹泻或皮肤过敏，应立即停止，等宝宝再大些，再次尝试添加。
- 〔✓〕番茄皮较难消化，烹制前宜去除。
- 〔✓〕对于寒性体质或胃肠虚弱的宝宝，可选择食用加热后的番茄或番茄汁。

NO 忌

- 〔✗〕空腹不宜食用番茄，因为番茄中含有较多的胶质、果质、柿胶酚等成分，易与胃酸结合生成块状结石，导致宝宝胃部胀痛。
- 〔✗〕不宜食用未成熟的番茄，否则，易引起腹泻或食物中毒。

营养食谱

番茄蛋羹

原料：番茄、鸡蛋、姜末、植物油、鸡精、盐、香油、白胡椒粉各适量。

做法：将番茄洗净，去蒂和皮，切成薄片；鸡蛋磕入碗内，打散；锅置于火上，倒入植物油，下番茄和姜末翻炒几下后，倒入适量清水，煮沸转小火慢炖10分钟，加入白胡椒粉、鸡精、盐拌匀，再缓慢倒入鸡蛋液，用汤匙或筷子顺时针搅拌一圈即可熄火，最后淋上香油，晾至温热后给宝宝食用。

健康小提示：适合1周岁以后的宝宝食用，可搭配主食，如面包、馒头等一同食用，营养更全面。

胡萝卜——保护宝宝视力

胡萝卜含有蛋白质、脂肪、糖类、钙、磷、铁、维生素B_2、维生素C等多种营养成分，其中β-胡萝卜素含量较高，可保护宝宝的视力，促进生长发育，增强机体免疫力。

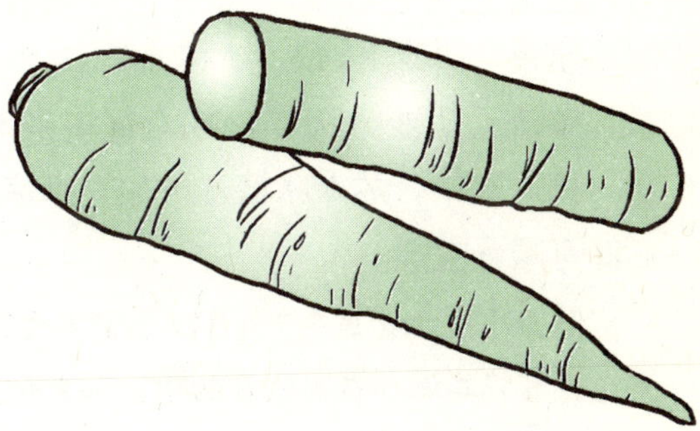

食用宜忌

YES 宜

(✓) 给宝宝添加胡萝卜应选择宝宝已适宜吃辅食后，一般在7个月以后，这样宝宝较容易接受。

(✓) 生胡萝卜较硬，不适合宝宝食用，宜将其煮熟碾碎、捣烂、炒熟后食用。

(✓) 较大的宝宝宜吃油炒的胡萝卜，有利于胡萝卜素的吸收，同时也可锻炼咀嚼能力。

NO 忌

(✗) 胡萝卜中含有色素，不宜过量食用，以免色素沉淀，使皮肤产生变化。

(✗) 胡萝卜忌与其他萝卜同吃。

营养食谱

胡萝卜蜜羹

原料：胡萝卜1根，冰糖适量。

做法：胡萝卜洗净，放入锅中煮熟，然后放入榨汁机打成糊状，倒入碗中，放入冰糖，再加一点凉开水，搅拌调匀，晾至温热后即可喂食宝宝。

健康小提示：适合7个月以上宝宝食用，胡萝卜有涩味，若宝宝不爱吃，可将其添加在其他食物中，如米粉、燕麦等，再给宝宝食用。

土豆——润肠通便，帮助消化

土豆又称马铃薯、山药蛋等，其营养丰富，富含糖类、蛋白质、脂肪、果胶、维生素、膳食纤维及矿物质，其中蛋白质含量高且质量好，含有的B族维生素及膳食纤维能刺激胃肠道消化液的分泌，不但能润肠通便，还能帮助消化，特别适合宝宝食用，世界许多国家还常把土豆作为主食。

由于土豆具有营养价值高及易消化的特点，故婴儿从6个月起就可以吃土豆泥了。土豆泥制作方法简便，把土豆削皮、煮熟，压成泥状即可。应注意的是，土豆破损腐烂或发芽了就不能吃。因为土豆中含有一种微量的有毒物质——龙葵素，它在腐烂、发芽时便会增多，吃后会造成中毒。龙葵素多位于青皮及发芽部分，因此，煮土豆前要先削皮，对发青或有小芽的部位，更要多削皮，深挖去芽根周围部分及腐烂部分，以保证婴幼儿食用安全。

食用宜忌

YES 宜

✓ 土豆营养价值高、易消化，可从6个月起开始给宝宝喂土豆泥，每次2～3匙的量即可。

NO 忌

✗ 忌食未成熟的土豆，避免食物中毒。

✗ 忌食霉烂的土豆，否则易引起腹泻、呕吐等中毒症状。

营养食谱

营养土豆泥

原料：土豆1个，奶酪50克，植物黄油10克，鲜奶200毫升。

做法：先将土豆蒸熟，去皮捣烂，加入鲜奶搅拌，要一边加一边搅拌，再加入植物黄油和奶酪继续搅拌均匀，最后放入微波炉中加热2～3分钟即可。

健康小提示：适合6个月以后的宝宝食用，由于土豆会胀腹，所以吃完后不宜立即饮用太多的水。

茄子——防病，促进伤口愈合

茄子口感柔软，易消化，营养丰富，含有蛋白质、钙、磷、铁及维生素A、B族维生素、维生素C、维生素E等营养物质。茄子具有散淤消肿、止疼祛寒、疏风通络的功效，常食茄子，可降低胆固醇含量，预防黄疸、肝脏肿大、动脉硬化等疾病。由于茄子中富含维生素P,经常给宝宝吃一点茄子，可防止微血管破裂出血，使血小板保持正常功能，并有预防坏血病以及促进伤口愈合的功效。茄子的紫皮中富含维生素E，常吃可提高宝宝免疫力，预防疾病。

食用宜忌

YES 宜

〔✓〕烹调后的茄子柔软细嫩，易于咀嚼，宝宝可从10个月起开始添加。

〔✓〕茄子性凉，适合夏季食用，有助于清热解暑，预防宝宝生痱子。

〔✓〕茄子宜选择紫皮茄，烹调前应去除茄锈，将切好的茄块放入淡盐水中浸泡，去除黑水，再用清水略洗即可，烹调应采用蒸、煮方法，减少营养流失。

NO 忌

〔✗〕消化不良、容易腹泻的宝宝，忌多食茄子。

〔✗〕放置过久的茄子，皮质会变厚，肉会变紧，营养价值也会降低，不宜食用。

营养食谱

蒸茄子

原料：茄子1根，生抽、豆瓣酱、植物油、葱末各适量。

做法：茄子洗净，切条，摆盘，上锅蒸熟；将生抽、豆瓣酱放入小碗中，加清水调匀，备用；锅中加植物油，油热后放入葱末爆香，倒入调好的酱汁，熬煮片刻，淋入蒸熟的茄子中，拌匀即成。

健康小提示：适合1周岁以上的宝宝食用，需搭配主食食用。

莲藕——健脾养胃，防治贫血

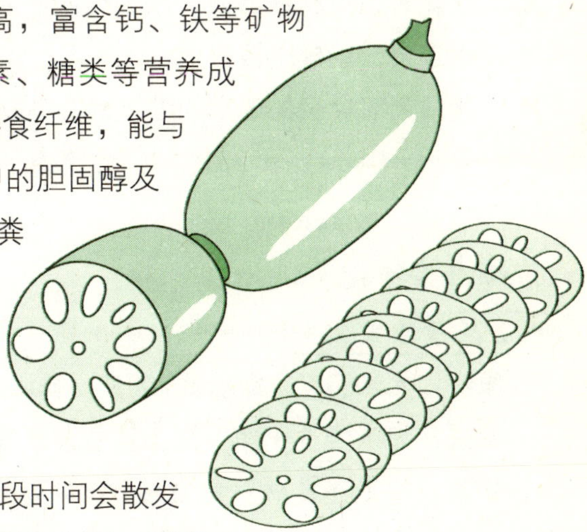

莲藕的营养价值很高，富含钙、铁等矿物质及植物蛋白质、维生素、糖类等营养成分。其含有的黏蛋白和膳食纤维，能与人体内的胆酸盐、食物中的胆固醇及甘油三酯结合，使其从粪便中排出，从而减少人体对脂类的吸收。莲藕含铁量较高，对缺铁性贫血有辅助治疗的作用。此外，切开的莲藕放置一段时间会散发出鞣质，这种物质具有健脾止泻、增强食欲、促进消化的作用。宝宝常吃莲藕，可生津止渴、健脾养胃，促进消化，预防缺铁性贫血以及肥胖等疾病。

食用宜忌

YES 宜

〔✓〕莲藕可从4个月起给宝宝添加，此时宝宝消化系统较弱，可以将藕片晒干，打碎成粉，调成藕粉食用，每次约40克即可。

〔✓〕莲藕切开后应立即浸泡水，与空气接触会发生酶促作用，变成褐色。淋上几滴醋可防止酶促作用的发生，同时可去涩。

〔✓〕莲藕的吃法较多，可炒、拌、煲汤、做米糊，都适合宝宝食用。一般9个月以内的宝宝适合吃莲藕糊、莲藕汤，1周岁以上的宝宝可以将藕炒着吃，2周岁以上的宝宝可以将藕焯熟后凉拌着吃。

NO 忌

〔✗〕莲藕性凉，脾胃功能较差的宝宝不宜多吃。

〔✗〕煮藕时忌用纯铁器皿，以免纯铁器皿引起食物发黑，可用沙锅或煲，这样比较安全。

〔✗〕莲藕久煮会丧失丰富的维生素C，应尽量减少熬煮时间。

营养食谱

山药莲藕米糊

原料：大米50克，嫩莲藕100克，鲜山药50克，白糖适量。

做法：大米淘洗干净；鲜山药去皮洗净，切片；嫩莲藕去皮洗净，切片；将上述食材一同放入全自动豆浆机中，加水至上下水位线之间，接通电源，按下指示键，待豆浆机提示煮好，即可倒出，加入白糖调味，晾至温热后给宝宝喂食。

健康小提示：适合6个月以上的宝宝食用，可分次喂养。

蘑菇——提高身体免疫力

蘑菇具有健脾开胃、理气化痰的功效，其中含有蛋白质、脂肪、B族维生素、维生素D及多种微量元素等营养物质。蘑菇中含硒较多，有助于神经系统和大脑的发育。此外，蘑菇还可增强T淋巴细胞功能，提高身体的抗病能力，宝宝常吃一些蘑菇，可减少疾病的感染。

食用宜忌

YES 宜

〔✓〕蘑菇宜一周吃一次，烹调前最好先用开水焯过，去除毒素，以清炒或清炖的烹调方式较适宜，这样可以保持其原有的鲜味。

〔✓〕体质虚弱或大病初愈的宝宝宜多吃蘑菇，可恢复身体免疫力，避免疾病复发。

NO 忌

〔✗〕购买时宜选择未沾水的新鲜完整的蘑菇，不要购买较碎、湿水的蘑菇，这种蘑菇不新鲜。

〔✗〕忌给宝宝吃野生蘑菇或生吃蘑菇，以免中毒。

营养食谱

香菇粳米粥

原料：香菇5朵，粳米粥、生抽各适量。

做法：香菇洗净，切碎。锅内加油稍热后放入香菇快速翻炒。放一点生抽，炒至熟烂。将大米粥倒入锅中，拌匀即可。

健康小提示：本品适合6个月以上的宝宝。

紫菜——帮助补碘，增强记忆力

紫菜富含B族维生素、维生素A、维生素C、维生素E及钙、铁、碘、镁、胆碱、牛磺酸等营养素，具有清热利湿、补肾养心的功效。紫菜的含碘量较高，是缺碘宝宝最好的补碘食品。常给宝宝吃一些紫菜，能促进宝宝智力发育，增强记忆力。

食用宜忌

YES 宜

- ✓ 紫菜不易咀嚼，最好等宝宝1周岁后再添加，每次添加量以3~5克为宜。
- ✓ 紫菜宜做成汤或粥，这样较利于宝宝消化吸收，较大的宝宝可食用紫菜做的寿司。

NO 忌

- ✗ 胃肠消化功能不好或患有腹痛、溏泄的宝宝忌食紫菜，否则易加重病情。

营养食谱

紫菜蛋汤

原料：紫菜3克，鸡蛋1个，虾皮2克，盐、香油各适量。

做法：鸡蛋洗净，磕入碗中打散；紫菜撕成小片；将锅置于火上，加入适量清水，煮沸，淋入鸡蛋液搅成蛋花，起花后放入紫菜、虾皮煮3~5分钟，加盐调味，淋入几滴香油即可。晾至温热后给宝宝食用。

健康小提示：适合2周岁以上的宝宝食用，紫菜不易咀嚼，父母可将其撕碎后，再烹制菜肴。

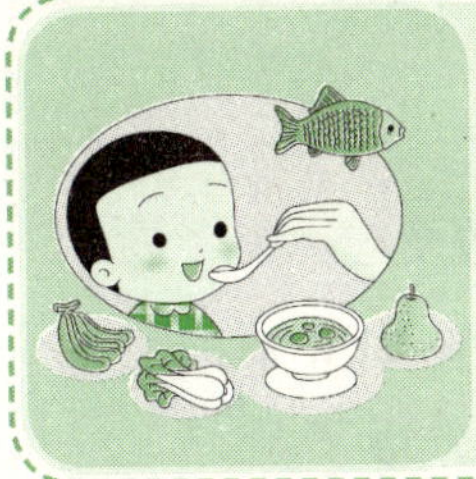

五谷类

五谷杂粮是我们传统膳食中的主食类食物。它含有糖类、蛋白质、膳食纤维以及维生素等营养素，主要供给人体热量。由于大米、面粉中的营养素常在加工中流失，因此，父母应经常给宝宝食用一些粗粮，如玉米、荞麦、小米等，来补充宝宝缺乏的营养。

大米——促进脂肪吸收

大米营养丰富，含有糖类、维生素B_1、维生素B_2、膳食纤维及钙、磷、铁、锌等营养物质。米粥具有补脾、和胃、清肺功效，宝宝常吃能刺激胃液的分泌，有助于消化，并对脂肪的吸收有促进作用，亦能促使奶粉中的酪蛋白形成疏松而又柔软的小凝块，使之容易消化吸收。

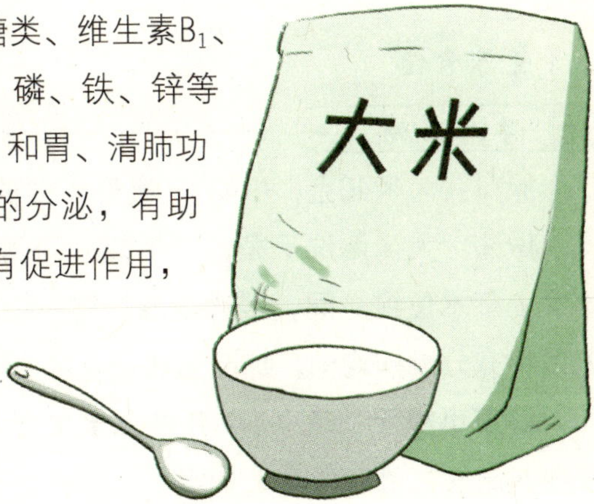

食用宜忌

YES 宜

〔✓〕可从宝宝添加辅食起食用，一般不会出现过敏反应。为了易于宝宝吸收，4~6个月的宝宝宜吃大米糊，7~10个月的宝宝宜吃大米粥，1周岁以后宝宝就可以吃大米软饭了。

〔✓〕为了增添食物中的营养，食用大米粥或软饭时，应搭配新鲜蔬菜、肉类一同烹调。

NO 忌

〔✗〕不宜在大米粥中加碱，否则，会破坏大米中的B族维生素，影响宝宝对营养的吸收。

〔✗〕蒸熟的大米饭不宜再做成泡饭，易使大米流失所含的维生素B_1。

〔✗〕不宜长期食用精细加工大米，否则，易导致营养摄取不均衡，可调整食用一些糙米。

营养食谱

牛奶米糊

原料：大米40克，牛奶250毫升，白糖适量。

做法：大米淘洗干净，与牛奶一同倒入全自动豆浆机中，加入水至上下水位线之间，接通电源，按下指示键，待豆浆机提示，加入白糖充分搅拌均匀，晾至温热后，喂食宝宝。

健康小提示：适合4个月以上宝宝食用，烹调时若感觉单一也可加入燕麦，使其营养更丰富。

黄豆——提高宝宝思维能力

黄豆富含优质蛋白、卵磷脂、膳食纤维、大豆皂素、不饱和脂肪酸及多种矿物质，其中，卵磷脂能在人体内释放乙酰胆碱，它是脑神经细胞间传递信息的桥梁，对增强宝宝智力、提高记忆力大有益处。黄豆中富含的优质蛋白能够直接帮助大脑从容应对复杂的智力活动，提高大脑的记忆能力与思维能力。

食用宜忌

YES 宜

〔✓〕黄豆较不易消化，可将黄豆制成豆制品给宝宝食用。一般宝宝从4个月起可添加少量豆浆，每次可饮用40毫升；7个月起可添加嫩豆腐，每次20克为宜；2周岁以后可以给宝宝吃一些煮熟的黄豆粒，每次以10~30克为宜。

NO 忌

〔✗〕脾胃虚弱、营养不良的宝宝应少食豆制品，否则，易引起消化不良、腹胀等不适感。

〔✗〕黄豆不宜与猪肝、猪血、虾皮、蕨菜同食，易引起胃脘不适，或导致疾病。

〔✗〕煮黄豆时，忌加碱，否则，会产生毒素。

营养食谱

胡萝卜豆浆

原料：黄豆60克，胡萝卜1根，白糖适量。

做法：黄豆用清水浸泡6～10小时，捞出洗净；胡萝卜洗净，去除根蒂，切成细丝；将泡好的黄豆和胡萝卜丝一同倒入全自动豆浆机中，加清水至上下水位线之间，接通电源，按下指示键，煮至豆浆机提示豆浆煮好，滤出豆浆，加入白糖调匀，晾至温热后即可给宝宝喂食。

健康小提示：适合6个月以上的宝宝食用。豆浆营养丰富，味道诱人，但豆浆中膳食纤维较多，瘦弱、脾虚的宝宝不宜多食。

玉米——防治宝宝便秘

玉米富含蛋白质、膳食纤维、亚油酸、脂肪、叶黄素、多种维生素和矿物质。其含有的谷氨酸能促进宝宝脑细胞代谢，刺激大脑细胞生长发育，增强宝宝脑力。玉米中的脂肪酸主要为不饱和脂肪酸。玉米中的纤维素含量很高，是大米的10倍，大量的纤维素能刺激胃肠蠕动，对防治宝宝便秘、肠炎、直肠癌具有重要的作用。

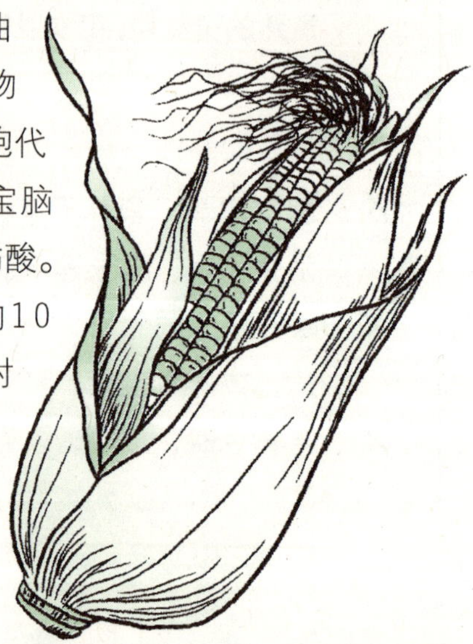

食用宜忌

YES 宜

〔✓〕玉米不易咀嚼，可将其碾碎或捣磨成粉给宝宝食用。一般宝宝可从6个月起开始添加玉米糊，9个月可以吃玉米碎粥或玉米面馒头，1周岁以后就可以吃玉米粒烹调的菜肴了。

〔✓〕玉米宜搭配豆类食用，两者营养成分可形成互补，平衡宝宝营养。

NO 忌

〔✗〕玉米中带有甜味，因此在食用时，不要给宝宝加糖，尽量让宝宝吃到原味食物。

营养食谱

玉米豆浆

原料：玉米粒70克，黄豆50克，冰糖适量。

做法：用清水浸泡黄豆8～10小时，捞出洗净；玉米粒洗净；将玉米粒与黄豆一同倒入全自动豆浆机中，加水至上下水位线之间，接通电源，按下指示键，待豆浆机提示煮好后，加入冰糖搅拌，待冰糖溶化后，用过滤网滤出豆浆，晾至温热后给宝宝喂食。

健康小提示：适合6个月以上宝宝食用。玉米豆浆味美香甜，可缓解宝宝便秘。

小米——健脑补脑助消化

小米营养价值高，含有蛋白质、糖类、维生素及钙、铁、碘、锌等营养素。其含有的色氨酸能促使大脑神经细胞分泌使人欲睡的物质，可帮助宝宝安然入睡，使宝宝的大脑得到充分的休息。小米还含有其他粗粮中没有的胡萝卜素和B族维生素，有利于加强儿童的消化功能，且易于消化吸收。此外，小米还具可健脑补脑，经常食用对宝宝的智力发育非常有益。

食用宜忌

YES 宜

- ✓ 宝宝从3个月起就可以添加小米了，开始可食小米粥上那层粥油，若宝宝身体无出现异常反应，可随着宝宝月龄的增加，逐渐调整小米粥的浓度。
- ✓ 小米宜与豆类、肉类搭配食用，可增加食物营养，且助于吸收其中富含的赖氨酸，增强宝宝免疫力。

NO 忌

- ✗ 患有胃肠病的宝宝不宜食用小米粥，否则，易引起反酸。

营养食谱

小米黄豆粥

原料：小米100克，黄豆50克，白糖10克。

做法：小米、黄豆分别磨碎；用清水将小米浸泡，至全部沉淀于盆底，沥去水，用开水调匀；黄豆过筛去渣；将锅置于火上，加入适量清水，煮沸，放入黄豆碎，熬煮10分钟，再加入小米，以小火慢煮，至米烂豆熟熄火，加入白糖调味，搅拌均匀，晾至温热后即可喂食宝宝。

健康小提示：适合10个月以上的宝宝食用；尽量让宝宝慢慢咀嚼，有助于锻炼宝宝咀嚼能力，且利于消化吸收。

第三章

0～3个月
宝宝同步营养方案

宝宝健康成长是父母们梦寐以求的事，所以最好从孩子出生后的第一天起，就根据宝宝的生长情况，制定适合的营养方案。

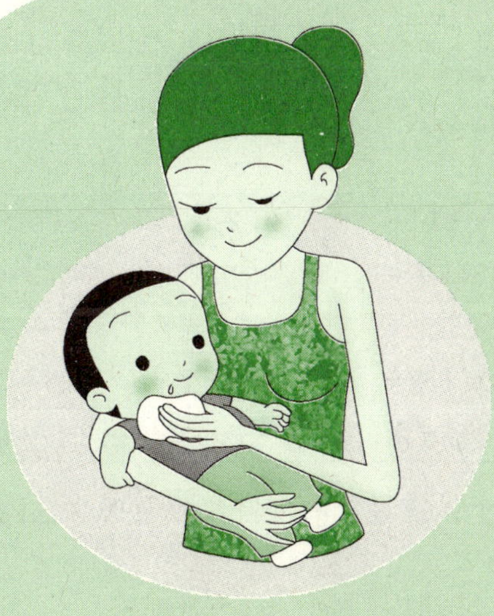

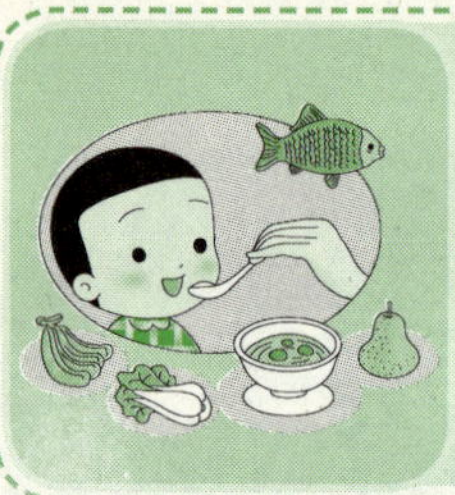

本阶段宝宝生长发育状况

新生的宝宝生长力旺盛，身高、体重、头围、胸围都会逐日增加，此时父母要每周给宝宝测量发育指标，以从宝宝的各项指标判断宝宝是否在健康成长。

男宝宝的发育指标

	初生时	满月	2个月	3个月
身长	46.8～53.6厘米	51.9～61.1厘米	55.4～64.8厘米	57.8～67.4厘米
体重	2.5～4.0千克	3.7～6.1千克	4.6～7.3千克	5.2～8.3千克
头围	31.8～36.3厘米	35.4～40.2厘米	36.9～42.2厘米	38.4～43.2厘米
胸围	29.3～35.3厘米	33.3～40.3厘米	36.2～43.4厘米	37.4～45.1厘米

女宝宝的发育指标

	初生时	满月	2月	3月
身长	46.4～52.8厘米	51.2～60.9厘米	54.2～63.4厘米	56.8～65.3厘米
体重	2.4～3.8千克	3.5～5.7千克	4.2～6.8千克	4.9～7.8千克
头围	30.9～36.1厘米	34.7～39.5厘米	36.5～41.1厘米	37.5～42.5厘米
胸围	29.4～35.0厘米	32.5～39.8厘米	35.5～42.4厘米	36.6～42.8厘米

注：对于体重过低的宝宝，应及时去医院检查，以免猝发意外。

本阶段宝宝的能力状况

0~3个月的宝宝几乎没有多少能力，经常是吃饱了就睡，所以妈妈可在喂完奶之后，逗引宝宝运动、发声，多用亲和的面部表情对着宝宝说话，让宝宝逐渐熟悉周围的环境。

运动方面

宝宝的发育很快，满月后，宝宝的睡眠时间相对会有所减少，此时他会在俯卧时下巴可以短时间离开床；2个月时，宝宝就可以用小脚踢东西，还会随意转头，玩自己的小手。此时，宝宝的手经常呈握拳状，当妈妈用手指或拨浪鼓等玩具触碰他的手掌时，他会紧握住拳；等宝宝满3个月时，宝宝可以无意识地抓握一会儿东西，有时能上下点头。

语言方面

0~3个月的宝宝，常会发出快乐的笑声，当看见妈妈和爸爸脸的时候，眼光会随着爸爸妈妈移动，或专注地凝视你。有时宝宝还会发出各种声音来表达感情和需要，当你跟他说话时，他的嘴巴会一张一合地发出“咿呀”声，此时爸爸妈妈一定要用咯咯声和咕噜声等相应声音回应宝宝，避免宝宝哭泣。

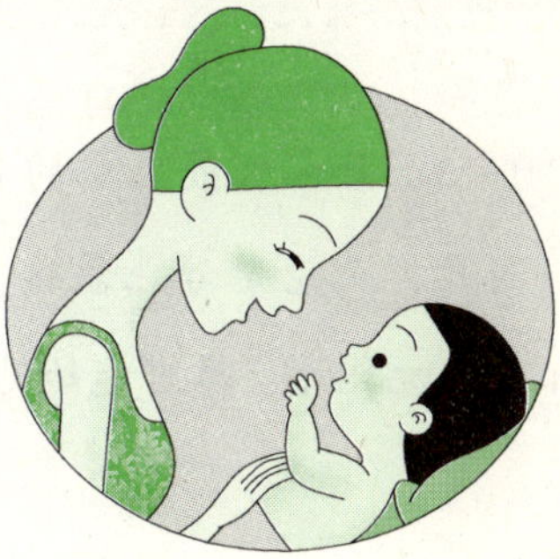

认知方面

一般0~3个月的宝宝还没有很强的注意能力，很容易被打断，但能认得妈妈和爸爸的脸，当给宝宝换尿布的时，宝宝会注视着父母的一举一动。

社会适应行为及自理能力

0~3个月的宝宝完全没有自理能力，但他认得身边最亲近的人，会用哭声寻求父母家人的帮助，当你把他抱起时候，他会用小手抓紧抱着自己的人，使自己有安全感。

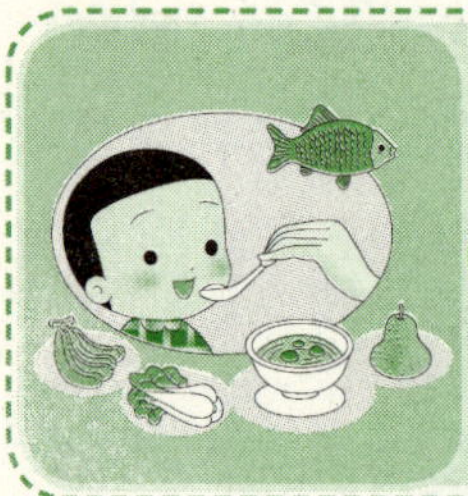

0～3个月宝宝的喂养指南

0～3个月宝宝最主要的食物就是乳汁，大部分营养都从乳汁中摄取。因此，无论是母乳喂养，还是人工喂养，都要讲究方法，让宝宝更容易吸吮乳汁，尽可能地为宝宝增加营养。

0～3个月宝宝的营养需求量

0～3个月的宝宝每日所需的热量为418.4～502.1焦（100～120卡），一般人工喂养可根据每日喂的牛奶量或配方奶量来计算热量，以保证摄取均衡营养，避免营养不良或营养过剩；母乳喂养的宝宝不能通过乳量计算每日所摄入热量，可以在宝宝需要奶时，就给宝宝喂。

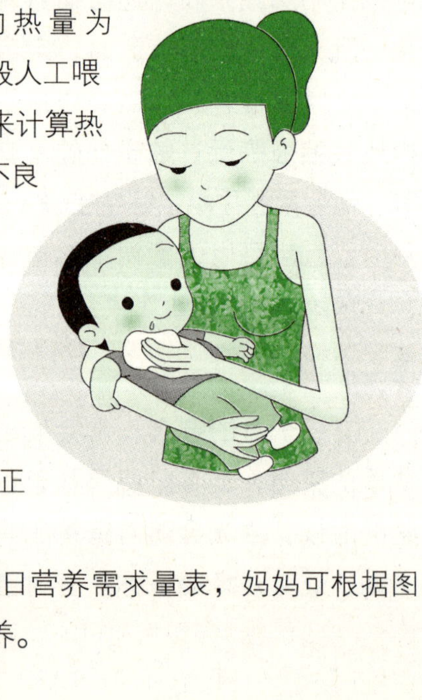

此外，新生早产儿应特殊对待，可在医生指导下按需喂养，并添加额外营养素，使早产宝宝尽快达到正常新生儿体重。

下面是0～3个月正常新生宝宝每日营养需求量表，妈妈可根据图表，按实际情况为宝宝补充所需的营养。

0~3个月宝宝每日营养需求量表

营养素	需求量
蛋白质	1.5~3克/千克体重
脂肪	占总能量的40%~50%
烟酸	5毫克
叶酸	25微克
维生素A	375国际单位
维生素B_1	0.1毫克
维生素B_2	0.4毫克
维生素B_6	0.5毫克
维生素B_{12}	0.3微克
维生素C	20~35毫克
维生素D	300~400国际单位
维生素E	3毫克
钙	400毫克
铁	0.3毫克
锌	3毫克
硒	15微克
镁	40毫克
磷	150毫克
碘	40微克

母乳是宝宝最理想的食物

母乳是宝宝最理想的食物，无论从营养素的含量，还是营养结构来看，都非常符合宝宝身体所需，是宝宝出生后最好的食物。

母乳中富含蛋白质、脂肪、糖类及多种维生素和微量元素。

母乳中的蛋白质含量较高，每1.2毫升母乳中含有100毫克蛋白质。这些蛋白质又分为乳清蛋白、免疫球蛋白、氨基酸等成分，其功效各有不同。乳清蛋白在蛋白质中含量较多，其分子量小，容易被婴儿消化吸收，转化为供宝宝生长所需的重要能源。母乳中还含有一种叫牛磺酸的必需氨基酸，它对宝宝大脑发育、全身神经系统发育，以及视力发育都起着非常重要的作用。免疫球蛋白多存在于母乳的初乳中，初乳是母亲分娩后7天之内的乳汁，其色黄白质黏稠，较易粘黏在宝宝肠道壁上。免疫球蛋白通过宝宝的肠黏膜吸收进入血液，为宝宝建立免疫机制，当病菌侵入时，发挥其防御作用。

母乳除富含蛋白质外，还富含适合宝宝吸收的脂肪，其脂肪颗粒较小，十分细腻。脂肪中含有的必需脂肪酸、胆固醇成分，参与大脑、神经系统等发育。其中，母乳脂肪酸是脑、眼和血管等组织器官健康生长所不可缺少的物质，而含有的胆固醇能转化成一种酶，这种酶对保持人体内胆固醇的正常水平起着重要作用，还能促进人体代谢，对宝宝成长有利。

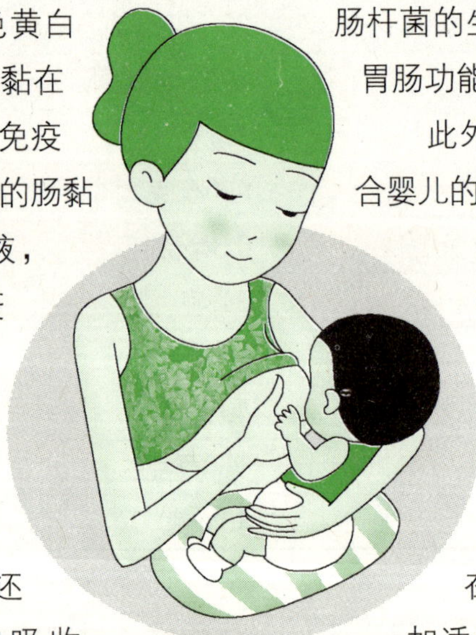

坚持母乳喂养

母乳中的糖类以乙型乳糖为主，这种乳糖较牛奶中乳糖颗粒小，易分解，很适合宝宝消化吸收，还可以促进婴儿肠道中的正常菌群——双歧杆菌——的生长。双歧杆菌可以抑制致病的大肠杆菌的生长，对维持宝宝的胃肠功能有很重要的作用。

此外，母乳中还含有适合婴儿的维生素与微量元素。与牛奶相比，母乳中的铁含量约70%能被婴儿吸收，而牛奶中的铁吸收仅为10%～30%，故人工喂养的宝宝需在喂乳期间，同时添加适量铁剂，而且在4个月时必须添加辅食，避免患缺铁性贫血。

母乳中除铁含量较高外，锌含量也较高。初乳中的锌含量是正常人血清的2～4倍，成熟的母乳中锌含量更高，而且较易被宝宝消化吸收，促进生长发育。通常除早产儿外，0~6个月以内的宝宝不必另外补锌。

虽然，母乳中钙含量不如牛奶多，但钙磷比例十分恰当，母乳中的钙能被婴儿较好地吸收利用，而且含有磷不会增加肾脏负担。牛奶就做不到这一点，所以用牛奶人工喂养的宝宝除了添加铁剂外，还需添加钙含量，避免宝宝缺钙。

除微量元素外，母乳还富含多种维生素，如维生素A、维生素E、维生素D、维生素K及B族维生素等。因此，一般母乳喂养期间，几乎不用考虑维生素缺乏的问题。

综上所述，宝宝在刚出生的时候，母乳喂养是新手妈妈的最佳选择。

0~28天按需哺乳与注意事项

宝宝0~28天时，常会出现这样的状况：呜哇，呜哇，宝宝哭了，是不是饿了，刚喂完没多久呀！难道是宝宝没吃饱？其实，并不是宝宝没有吃饱，而且新生儿的胃容量小，但消化乳类能力很强，而且吃奶时间不规律，所以即使吃完奶没多久，宝宝也会因饥饿而啼哭。

面对这种状况，新手妈妈们可以实行按需哺乳，也就是每当婴儿哭啼、妈妈自觉乳房胀满或认为应当给宝宝喂奶的时候就开始喂哺，哪怕距上次哺乳才1小时也要喂。尤其对于刚出生没几天的宝宝，更需要这样，避免宝宝热能不足，影响正常的生长发育。

通常这种哺乳方式要坚持至宝宝满月后，然后经过有规律按时哺喂，逐渐适应形成习惯，就可以停止了。在宝宝吃奶还没有什么规律之前，一定要按需喂养，以保证宝宝的营养需要。

做到按需喂养并不是难事，但如何知道宝宝每次吃多少奶，却成了一个难题。据国内外许多儿科专家研究发现，婴儿对母乳需求的量并不好掌握，也没有一个具体的量化标准。专家指出，在食量上，只有由母亲自己掌握喂养的次数和量，这是最科学的喂养方法。

通常妈妈对宝宝的了解是最

为深刻，所以在按需喂养时，应注意以下几点：

❶在宝宝啼哭时，不要总认为一定是饿了。可先检查一下宝宝身体有没有不舒服，尿布是否湿了，皮肤上是否有红疹，肚子是否疼痛，鼻子是否通气，这些状况都会引起宝宝啼哭。所以，妈妈要根据实际情况给宝宝喂奶。

❷当发现宝宝不到半小时就开始要奶吃时，妈妈应注意喂奶时，一次是不是没有吃够量，自己分泌的乳汁是否不足，如果是宝宝一次没吃饱，妈妈应注意喂奶的姿势，以便宝宝能吸吮到足够奶量。如果妈妈乳汁分泌不足，妈妈可先让宝宝吸空一侧奶，再吸另一侧奶，或给宝宝添加配方奶，补充宝宝不足部分。

❸对于一些闭着眼边吃边睡的宝宝，妈妈要特别注意。如果平时都正常吃奶，突然宝宝闭着眼吃奶，而且食量减小，妈妈要考虑宝宝是否生病了，要及时去医院就诊；如果宝宝一直都是这样吃奶，那说明孩子性格比较安静，妈妈要在吃奶时，及时唤醒宝宝。

总之，在0～28天里，妈妈要注意让宝宝多吸吮乳房，并且注意观察宝宝的一举一动，这样不但能使宝宝逐渐习惯哺喂的方式，妈妈也会很快学习到按需哺乳的方法，了解宝宝的习惯和喜好。

专家提示

在宝宝未出生时，妈妈就要为宝宝选择适合的奶瓶和奶嘴，要知道这些奶具宝宝一出生就会用到。

选购奶瓶时，应挑选瓶身透明度好，没有太多图案和色彩的奶瓶，而且注意挑选没有异味、硬度比较高、耐清洗的。通常0～3个月的宝宝适宜用玻璃奶瓶，4个月以后的宝宝可以选用环保材质的塑料奶瓶。奶瓶应每6个月就更换一次，保证宝宝安全使用奶瓶。

选购奶嘴，关键在于宝宝喜好与奶嘴洞的大小两方面。奶嘴的材质分为橡胶与硅胶两种，橡胶奶嘴呈黄色，其柔软度、弹性、质感更接近母亲的乳头，但其带有橡胶味；硅胶奶嘴呈白色，无橡胶味，可反复消毒，不易变质，但容易被咬裂，需经常更换。

奶嘴洞的大小，父母可根据宝宝的月龄挑选，一般较小的宝宝适宜用圆形小孔状的奶嘴，较大的宝宝可使用十字孔、Y字孔状的奶嘴。

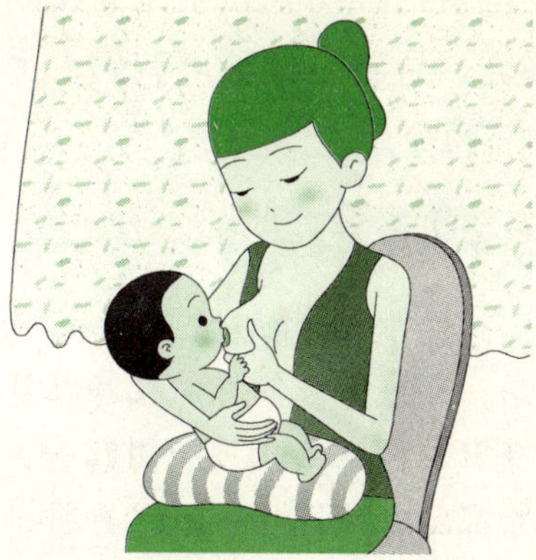

母乳喂养的注意事项

哺乳需讲究方法，否则会养成宝宝不好的习惯，也会给妈妈的乳房带来隐患。新手妈妈们要特别注意以下几点：

喂奶时要手托乳房

喂奶时，妈妈的一只手需要托住乳房，以帮助宝宝含住乳头。如果乳房不太大，可以采用四指放在乳房下方贴着胸壁，仅用食指托住乳房底部的姿势；如果妈妈的乳房较大，可用四指在下呈托住姿势，拇指在上轻压乳房，帮助宝宝含接乳头。

专家提示

托乳房时，注意手指不要呈剪刀式向胸壁方向压迫乳房，这样可能挤压输乳管造成乳汁流出不畅，而且托乳房的手也不要太靠近乳头，以免妨碍宝宝的吸吮。

两侧乳房要轮流喂

喂奶时，两侧乳房要轮流喂，如果这一次先喂的是左侧乳房，那么下次就应该先喂右侧乳房，以便使每一侧乳房都有机会被完全吸空，保证每侧乳房都能不断产生乳汁。特别注意的是，即使两边乳房奶量不一样多，也要坚持这样哺乳，避免因长期不哺乳，导致一侧乳房有奶，另一侧不再分泌乳汁。

专家提示

对于两侧奶量不均的妈妈，可先将一侧充溢乳房乳汁挤出，让宝宝吃另一侧乳房，等宝宝吸吮不出奶后，再将挤出的乳汁喂给宝宝，这样既能让宝宝吃饱，也可慢慢缓解这一症状。

妈妈要让宝宝含好乳头

很多妈妈在给宝宝喂奶时，常会感到钻心般的疼痛，这是因为宝宝没有正确地含住乳头，吸吮过程中挤压皮肉所致。因此，在哺乳时，妈妈一定要注意方法。

喂奶时，可让宝宝的下颏触到乳房，使其张大口，并让其下唇向外翻，使宝宝的嘴含入妈妈乳晕的大部分（乳头周围深色皮肤区），使宝宝口上方露出的乳晕部分要比下方多。这样的含接方法能拉长妈妈的乳头，更容易被宝宝的舌头裹住。同时，被包裹住的贮存乳汁的乳房会在宝宝牙床和舌头的挤压下流出乳汁，从而让宝宝吃到奶水。

专家提示

当妈妈乳房过度胀满时，奶水流出会较多，而且乳头较硬，易导致宝宝呛奶或含不住乳头。此时，妈妈可以先将乳房中的乳汁挤掉一些，使乳晕区变得柔软有伸缩性，便于宝宝吸吮。若奶水下得较多，妈妈可用食指和中指将乳晕夹住，使奶水缓慢流出，便于吸吮。

要注意宝宝吃奶的姿势

宝宝在吃奶时，头和身体要呈一条直线，颈部不要扭曲，宝宝的身体要贴紧妈妈，同时下颏贴着乳房。宝宝面向乳头时，鼻子要对着乳头，有利于宝宝主动寻找。通常常见的哺乳姿势有两种：侧卧与坐位。

侧卧哺乳：先将宝宝放入床的一侧，妈妈侧卧方的手臂放在枕下做支撑，然后面向宝宝侧卧，用手扶住宝宝的颈背部，支持并保持宝宝的身体面向妈妈，以乳头触及宝宝嘴唇，让宝宝主动靠过来吸吮。

坐位哺乳：妈妈喂奶前要先洗净双手，然后坐好，将宝宝放在自己的腿上，倾斜抱在怀里，一手托乳房，使乳头触碰宝宝的上嘴唇，将乳头送入宝宝口中，用很亲切的目光，自然地看着宝宝，示意让宝宝安心地吃。

专家提示

无论采用何种姿势哺乳，妈妈都要轻松自然，让宝宝感受到安全，这样宝宝才会乖乖地在妈妈怀里吃奶。喂完奶后，要竖抱起宝宝，让其趴在妈妈的肩上，妈妈用手轻拍宝宝背部，让宝宝把吃奶时吸进的空气通过打嗝排出，防止宝宝溢奶。

夜间给宝宝喂奶注意安全

0~3个月的宝宝夜间也需要喂奶是很正常的，通常月龄越小的宝宝，哺喂次数越多。如果在夜间哺乳，妈妈要特别注意宝宝安全，可采取坐式，这样妈妈不至于疏忽睡着，而使乳房堵住宝宝的鼻孔，造成窒息或呛奶。妈妈坐着，宝宝可以正常呼吸，待宝宝吃完奶后，妈妈再睡，这样比较安全。

专家提示

夜间喂奶时，把灯光调暗一些，亮光可能会使宝宝闭上眼睛，妈妈可坐着与宝宝说话，减少睡意，使自己不至于太困，避免意外发生。若发生宝宝闭气等意外，父母要赶紧拨打120，进行急救，以免错过救治时机。

人工喂养方法及注意事项

人工喂养是指当母乳不足或妈妈患有某种疾病，或宝宝乳糖过敏等，不能用母乳进行喂养而必须用其他食品完全进行喂养。

通常妈妈患有下列疾病时，不宜进行母乳喂养。

❶患有结核病、肝炎、艾滋病等传染性疾病时，要与宝宝进行隔离，以免疾病传播。

❷患有重症心脏病、慢性肾炎时，如果坚持母乳喂养，会加重病情，危及生命。

❸患有癫痫、糖尿病、甲亢等疾病而用药或病情不稳定期间，母乳喂养会影响宝宝成长。

❹患有乳腺炎或正在服用药物期间，药物随乳汁进入宝宝体内，导致突发意外。

有些宝宝不适应母乳，也不宜采用母乳喂养，如以下情况：

❶患有乳糖不耐受综合征，食用乳汁后易产生腹泻、消化不良等症状。

❷患有病理性母乳性黄疸，食用母乳后会出现黄疸症状，停止48小时后，自行恢复。此病可尝试喂母乳，但若出现症状必须停止，且需隔2~3天后再次尝试，至不出现症状后，方可母乳喂养。

❸患有苯丙酮尿症，食用母乳后易出现代谢异常，应减少或避免母乳喂养。

虽说母乳是宝宝最理想的食物，但在妈妈或宝宝出现以上情况时，必须采用人工喂养。人工喂养首先要注意营养全面，常用食品有：牛奶、羊奶、全脂奶粉、母乳化婴儿奶粉、蒸发奶、非乳类代乳粉等，其中以牛奶与母乳化婴儿奶粉最常用。6个月以内的宝宝每日必须保证给予其足够的奶汁，即使添加辅食，也要注意每天补充奶汁。

通常饮奶量要适合宝宝年龄，且首次不宜加全奶，尤其是牛奶。例如，3个月大的婴儿，体重约5千克，每日每千克体重需摄取80毫升的奶量。由于奶中兑水，还需添加5%~8%的食用白糖。

有一个量化的标准，妈妈可在喂养前加以计算，其计算方法如下：

每日需奶量： 80 × 5 = 400毫升（可分5~6 次服）

每日需加糖量： 400×5%=20克（约1汤匙）

每日需水量： 150×5 = 750毫升

奶液外应补水量： 750—400=350毫升（可在2次哺乳期间分服）

综上所述，人工喂养3个月大的宝宝，每天需进食400毫升的奶量，且奶中需加糖1汤匙。此外，还要在餐后适时饮用白开水，约需350毫升，避免宝宝脱水。

由于人工喂养的宝宝营养方面并不完全充足，而且宝宝的免疫能力较差，因此，在喂养期间还应注意以下几点：

❶由于宝宝体质较弱，抵御病菌的能力很差，所以要特别

注意卫生。宝宝的奶具要注意消毒，如奶瓶、奶锅、汤碗、小勺等，均应单独使用，并每用一次，都要高温消毒一次，若发现餐具变形、裂痕，应及时更换。

❷ 对食量较小且易饿的宝宝，妈妈可多准备几瓶奶，放入冰箱冷藏。宝宝饿时，迅速加热后，晾至手背温度，即可给宝宝喂食。不可喂过烫或过冷的奶汁，避免烫伤宝宝口腔黏膜，或引起腹泻。

❸ 人工喂养宝宝的姿势，与母乳喂养的姿势基本相同。宝宝可斜坐在妈妈怀中，妈妈扶好奶瓶，慢慢喂哺。从开始到结束，都要使奶液充满奶头和瓶颈，避免空气进入。喂完奶，可以将宝宝抱起来，轻拍背部，排出空气，避免溢奶。

❹ 放置超过2小时或宝宝吸剩下的奶汁，应扔掉处理，奶汁变质，对健康不利。

❺ 除了要给宝宝喂牛奶外，还要添加钙片和鱼肝油，宝宝3个月后，还要注意添加补铁剂，预防缺铁性贫血，同时加喂鲜橙汁，补充维生素。

❻ 对于一直不适宜母乳喂养宝宝，父母应极早给宝宝添加适合的辅食，如大米糊、水果汁、菜泥等食物。

专家提示

第一次给宝宝喂牛奶时，不能直接给全奶，尤其是用牛奶哺喂宝宝时，要按1∶1的比例兑水进行稀释后再喂养。食用后，要注意观察宝宝的第一次大便，若为正常黄色软便，可给宝宝正常添加全奶；若是绿色或墨绿色稀便，则要停止并更换其他乳类食物，直至宝宝适应，大便正常，方可安全喂养。

混合喂养方法

由于现代生活节奏快，精神压力大，工作任务重，生育年龄偏大，很多上班族的新妈妈都会出现乳汁分泌不足或上班期间没有时间哺喂宝宝的情况，这样就没有足够的母乳来满足宝宝的需求。面对这样的状况，混合喂养是新手妈妈们最好的选择。

混合喂养法

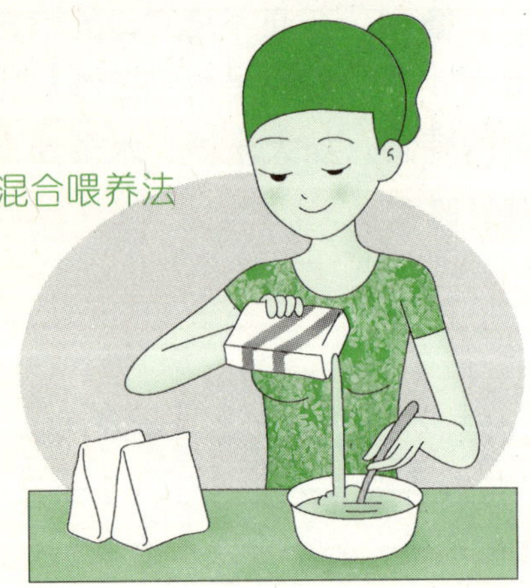

混合喂养是指母乳分泌不足或因工作原因白天不能哺乳，需加用其他乳制品或代乳品的一种喂养方法。一般混合喂养的方法有两种：

补授法： 每次先喂哺母乳，让宝宝将乳房吸空，然后再喂配方奶。由于喂哺次数不变，而且每次都将乳房吸空，因此采用此法常常可使母乳的分泌量逐渐增加。

代授法： 一顿全部用母乳哺喂，另一顿则完全用配方奶粉，也就是将母乳和配方奶交替哺喂。

两种方法均可根据具体情况选用，以补授法效果较好，但一天中母乳喂养应不少于3次，否则母乳就会迅速减退，导致停止分泌乳汁。

专家提示

当用配方奶哺喂宝宝时，妈妈也应将母乳挤出或吸空，以保证乳汁不断地分泌。吸出的母乳应放在清洁的容器中冷藏，储存时间不宜超过8小时，加热后的母乳不可重复冷藏。

早产儿的喂养方法

早产儿的喂养存在需求量大，而消化吸收能力弱，容易发生吞咽困难或消化不良等矛盾，喂养比正常足月宝宝要复杂和困难。那么，早产儿该如何喂养呢?

首先，在有母乳的情况下，应尽可能选择母乳喂养。母乳喂养较其他喂养明显提高早产儿的存活率。较大的早产儿可直接吸吮母乳喂养，而较小的宝宝可将母乳挤出，用奶瓶慢慢喂给宝宝。

其次，喂养方法要根据宝宝的成熟度和吸吮能力具体对待。不能吸吮奶瓶的宝宝，可用小勺一点点地喂养；吞咽能力差的宝宝，可用滴管滴喂；若宝宝不会吞咽，则要在医护人员的指导下喂养，通常采用鼻饲插胃管或肠道管的方式，或静脉注射来补充营养。

此外，喂养早产儿要注意喂奶的时间与次数。一般早产儿的开奶时间要晚于正常足月儿，可在出生后先试着喂糖水3~5毫升，以后每次喂奶2~5毫升，直至达到早产儿每日的正常营养所需。喂奶的次数可坚持按需喂养的原则。随着早产儿一天天地长大，其身体逐渐成熟，喂养方法就与正常足月儿一样了。

专家提示

对于早产儿的喂养要尽量遵医嘱，直至宝宝生长指标达到正常足月儿时，才可按照其方法喂养。

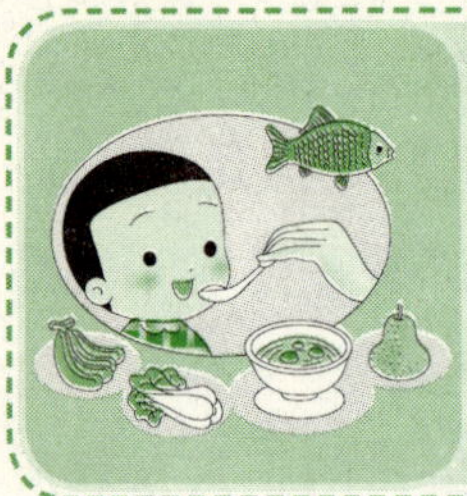

0～3个月宝宝营养配餐

0～3个月的宝宝基本以乳汁为食物，除此之外，还可为宝宝添加适合其月龄段的其他食物。

1个月营养食谱参照

婴儿配方奶

原料：婴儿配方奶粉1匙。

做法：将奶粉放入奶瓶中；将70毫升开水倒入量杯中，晾至与手的温度相当时，冲入奶瓶中，加盖，用力摇动奶瓶直至奶粉完全溶解。喂前，将奶液滴在手腕上，测试温度，适口后喂给宝宝。

健康小提示：冲调奶粉的水温不宜过高，否则，易破坏奶粉中含有的活性益生菌。

鱼肝油

原料：鱼肝油1粒。

做法：取出1粒鱼肝油，用剪刀将胶囊头剪开，缓缓挤到宝宝嘴里即可。

健康小提示：使用剪刀后，要注意收好，以免扎伤宝宝，胶囊的口不宜剪得太大。

白开水

原料：白开水40毫升。

做法：将白开水倒入量杯中，晾至温热（可用手背测试），再倒入奶瓶中，给宝宝喂食。

健康小提示：白开水一次不宜饮用过多，否则，会加重宝宝肾脏负担，若宝宝不爱喝，可在其中添加少许白糖，味道要很淡。

葡萄糖水

原料：葡萄糖粉。

做法：将适量葡萄糖粉放入杯中，以与手背同温度的温水冲调，冲好后再倒入奶瓶中，一次不宜太多，5～7毫升为宜。

健康小提示：不能食用母乳的宝宝容易缺水，所以适量给宝宝补充葡萄糖水，既可补充能量，也可避免宝宝脱水。

一日营养餐

上午	6:00	母乳或配方奶10～30毫升
	9:00	葡萄糖水20毫升
	12:00	鱼肝油1粒
下午	15:00	母乳或配方奶80毫升
	18:00	葡萄糖水20毫升
晚上	21:00	母乳或配方奶10～30毫升
	24:00	葡萄糖水20毫升
清晨	3:00	母乳或配方奶10～30毫升

另：母乳喂养的宝宝可以不喂水，但喂食配方奶的宝宝，需在1小时后喂少量白开水。

2个月营养食谱参照

牛奶蜜糖饮

原料：袋装纯牛奶50毫升，白糖20克（约1汤匙）。

做法：先将牛奶倒入量杯中，再加入等量的水勾兑稀释，一同倒入奶锅中，煮沸片刻，晾至温热后，加入白糖调味，倒入宝宝专用奶瓶中，以每次6毫升的量喂食给宝宝。

健康小提示：稀释过的奶制品不易产生乳糖反应，可适量给乳糖过敏的宝宝喂食。

甜豆浆饮

原料：自制黄豆豆浆40毫升，白糖10克（约1茶匙）。

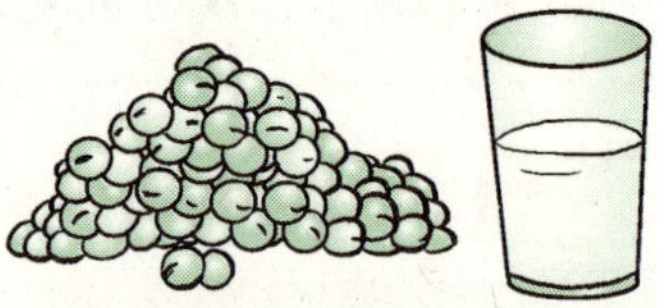

做法：使用全自动豆浆机将豆浆磨好，用过滤网滤出，加入适量白糖调味，倒入奶瓶中，晾至温热给宝宝喂食。

健康小提示：连续给宝宝喂食豆浆，易出现消化不良症状，每天只能喂1次。

一日营养餐

上　午	6:00	母乳或配方奶60毫升
	9:00	牛奶蜜糖饮40毫升
	12:00	鱼肝油1粒，白开水40毫升
下　午	15:00	母乳或配方奶60毫升
	18:00	甜豆浆饮40毫升
晚　上	21:00	牛奶蜜糖饮40毫升
	24:00	母乳或配方奶60毫升
清　晨	3:00	母乳或配方奶60毫升

另：白天两次配方奶之间添加白开水40毫升。

3个月营养食谱参照

稀米汤

原料：大米20克。

做法：大米淘洗干净，放入沙锅中，煮沸后，以小火慢煮30分钟，至米汤黏稠即可。晾至温热后，取米汤清液20～30毫升，用小勺试喂。

健康小提示：大米汤具有补脾、和胃、清肺的功效，可补充宝宝身体所需的糖类、矿物质及少量维生素、膳食纤维，且不易导致过敏。人工喂养的宝宝可在3个月时添加，母乳喂养的宝宝可在4个月时试喂。

营养米粉

原料：婴儿专用米粉、奶粉各1匙。

做法：将米粉和奶粉一同放入宝宝专用碗中，以温开水冲调成稀糊状，晾至温热后，用小勺喂食宝宝。

健康小提示：大多数婴儿专用米粉中都含有钙、磷、铁等矿物质和维生素，能为宝宝补充热量，为了避免蛋白质缺乏，建议添加奶粉一起冲调，以利于宝宝消化吸收。

一日营养餐

上　午	6:00	母乳或配方奶80毫升
	9:00	稀米汤50毫升
	12:00	营养米粉15克
下　午	15:00	母乳或配方奶80毫升，添加鱼肝油1粒
	18:00	酸奶30克
晚　上	21:00	营养米粉15克
	24:00	母乳或配方奶80毫升
清　晨	3:00	母乳或配方奶80毫升

另：喂完营养米粉半小时后，需喂适量白开水。

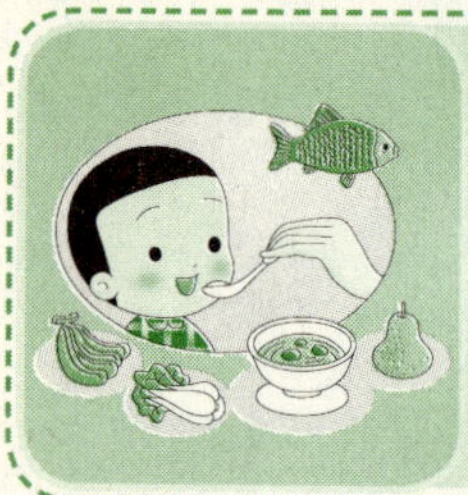

宝宝的饮食难题

很多爸爸妈妈在宝宝出生后不久，都产生宝宝饮食方面的困扰，下面我们就来帮助爸爸妈妈解决这些难题。

哺乳时，宝宝睡着了怎么办

情景再现：“我的女儿吃奶总是慢悠悠的，而且经常吃着吃着就睡着了，可是我刚把奶头抽出来，她就眼也不睁地使劲往我怀里钻，小嘴还不停地找，找到奶头吃上一阵子，然后又睡着了。真不知道该拿她怎么办？”

专家在线：这其实也是正常现象，每个宝宝吃奶的方式各有不同，你的宝宝可能比较嗜睡，所以只有在醒的时候才会不停地找奶吃。为了避免宝宝吃不饱，建议在宝宝吃着奶睡着时，试用以下方法唤醒宝宝：

❶一边喂奶，一边轻轻抚弄宝宝的耳朵、小手、小脚，或用画圈圈的方式按摩宝宝的头部，让宝宝保持清醒。

❷当宝宝放慢吸吮速度时，换另一侧乳房喂他，换侧之间摆弄他的尿布，让他醒过来继续吃。

❸轻轻在宝宝耳边说话，尽量保持眼神逗引宝宝。

❹抱着宝宝坐直或站直，减少宝宝的睡意。

尽量让宝宝醒着把奶吃饱，然后再让宝宝安稳睡觉。若是夜间，尤其是后半夜，就不要叫醒宝宝了，避免影响宝宝睡眠。

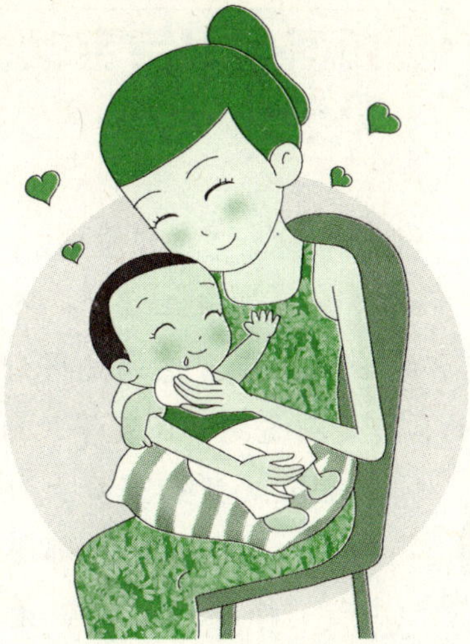

怎么判断宝宝饥饱

情景再现：“我家宝宝出生才40多天，总是感觉他吃不饱，虽说我奶水不太够，但我觉得这孩子也太能吃了，不知道出生40天的宝宝正常饭量是多少？两个小时喂一次，可以吗？宝宝自己知道饥饱吗？”

专家在线：大多数宝宝是知道饥饱的，你不用太担心会饿着宝宝。一般刚满月的宝宝就可以开始定时喂养了，给宝宝养成良好进食习惯，配方奶每隔4小时一喂，每次约60毫升；母乳每隔3小时一喂，量与配方奶相当。当然，也可根据下面几种方法判断宝宝是否饿了或吃饱了。

第一种方法：通过宝宝的体重增加情况来判断。

如果宝宝吃奶时，精神好，情绪愉快，体重逐日增加，说明宝宝吃得饱，吸收也好；如果宝宝在一周内体重增加缓慢，而且食欲不振，每次只吃两口就用舌头顶出乳头或奶嘴，说明宝宝并没有吃饱，而且不排除患有某种疾病的可能，父母需及时带宝宝去医院就诊查明原因。

第二种方法：通过宝宝的表现来判断。

宝宝饿和饱时，其表现是大不相同的。饿时，有时会哭闹，用小手、小嘴到处找寻，有时闭着眼也会找，找到后会猛吸起来。此时，宝宝会长时间不离开乳房。

当吃到一定程度时，宝宝有时会对着妈妈笑，或是玩耍似的只是含着乳头，妈妈把乳头拔出后，再次给他时，他会用舌头往外抵或者下嘴唇翻出来紧闭嘴唇，这表明宝宝吃饱了。宝宝吃过奶后能安静地睡觉，直到下次吃奶前才有些哭闹。

第三种方法：通过宝宝的大便情况来判断。

宝宝吃饱后，会安稳地睡觉，大便呈黄色软膏状，这说明宝宝每天都吃得很好。奶水不足时，宝宝的大便会出现秘结、稀薄、色绿，或者排便次数增多、排出量少等现象。这说明宝宝可能没有吃饱，妈妈要注意调整。

第四种方法：通过宝宝的睡眠时间来判断。

通常吃饱的宝宝睡眠时间会在2~3个小时，如果宝宝吃奶时很费劲儿，吸吮不久便睡着了，睡不到1~2小时又醒来哭闹，或有时猛吸奶，这都说明宝宝睡前并没有吃饱，睡眠很不安稳。

专家提示

不要用喂奶的方法，来制止非饥饿性的哭闹，这样很容易打乱宝宝的正常进食时间，不利于食物的消化吸收，易产生脾胃疾病。

如何应对宝宝吐奶

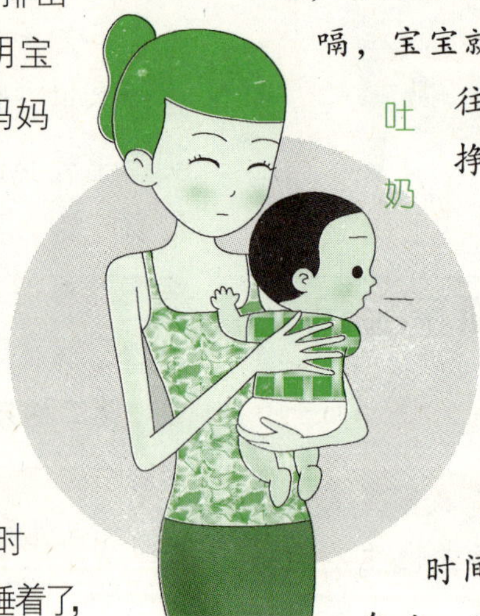

情景再现：“我家宝宝2个月了，平时吃奶都很正常。一个星期前的一天，宝宝吃奶吃得好好的，可是刚吃完，还没等开始打嗝，宝宝就开始大口大口地往外吐奶，那小脸挣得红彤彤，看得直让人心疼，宝宝当时也被吓坏了，吐完就哭。本来以为是偶然，可没想到接下来的一周时间里，几乎每天都会吐一次，而且吐的量很大，时间也差不多，都是在下午6点那会儿，而且有时刚吃了几口就开始吐。这到底怎么回事？我家宝宝以前从没有这样啊！”

专家在线：宝宝吐奶现象比较常见，多由于宝宝吃奶时胃呈水平位，且容量小，连接食管处的贲门较宽，不容易关闭，而且连接小肠处的幽门较紧，因此宝宝吃奶时如果吸入较多空气，奶液就容易倒流入口腔，引起吐奶。

虽然这种事很多妈妈都知道，但看到自家宝宝吐奶，还是紧张得不知所措。其实，只要注意哺乳方法，吐奶是完全可以避免的。下列办法可以减轻吐奶：

❶ 喂奶时，要在安静的环境中，保持平静缓慢喂养速度。

❷ 喂奶时，应避免突然中断，避开有声响或亮光的刺激，或存在其他容易分神的事物。

❸ 喂奶后，可将宝宝竖立抱起，采取直立姿势，让宝宝趴在妈妈肩上打嗝排气，不要让宝宝剧烈活动。

❹ 使用配方奶喂宝宝时，奶嘴的孔要合适，过大或过小，都容易引起宝宝吐奶。

❺ 不要等宝宝饿急了再喂奶，宝宝哭泣时会吸入大量空气，再吃奶容易导致吐奶。

❻ 若宝宝吃完奶后睡觉，妈妈要让宝宝枕个小枕头，将头部比肚子稍高，避免奶液倒流回口腔。

专家提示

一般若宝宝所吐的奶呈豆腐渣状，则属奶与胃酸的混合物，此为正常现象。若宝宝呕吐频繁，且吐出呈黄绿色、咖啡色液体，无小便，或大便呈深红色的血便，并伴有发热、腹泻，或每间隔10～30分钟就大哭一次等症状，说明宝宝生病了，需马上送医院就诊治疗。

牛奶里需添加其他东西吗

情景再现：“我家宝宝3个月，一直是人工喂养，这段时间配方奶宝宝不是太爱喝，所以我想给宝宝换牛奶，不知道牛奶里是否需添加其他东西，如果需要，该如何添加呢？”

专家在线：当然要添加。宝宝的牛奶里需要添加水，尤其是首次给宝宝添加牛奶时，也可加少许糖，除此之外，其他食品不可加入牛奶中。

首次添加牛奶时，需将牛奶

和水，按照1：1的比例勾兑稀释，这样可使牛奶的凝乳块变小，有利于宝宝的消化吸收，稀释后的奶需要加一定量的糖，量要控制在每100毫升中加5~8克，以蔗糖为佳。

专家提示

牛奶不可加红糖。红糖中含有苹果酸和草酸，可使牛奶蛋白沉淀，而且变性的蛋白质可使宝宝腹胀、消化失调。牛奶不可与药物同服，否则，易产生化学反应，使牛奶中成分变性，降低药效，甚至危害宝宝健康。

食量不达标怎么办

情景再现：“我家宝宝3个月了，不知道是食量小，还是配方奶不合宝宝的口味，宝宝总是达不到书上介绍吃的量，比如，3个月每餐奶要80毫升，可每次她喝到50毫升就开始不好好吃了，上周还去过医院检查，医生说没有什么问题，但我还是担心宝宝长期这样会营养不良，这该怎么办？”

专家在线：其实，这样的宝宝父母们不必太较真。每个孩子都有个体差异，特别是人工喂养的宝宝。一般来说，只要宝宝各方面都处于比较好的状态，无异常情况，那么宝宝吃多少不必硬性按照书中介绍的。只要根据实际情况均衡喂养即可。

宝宝已经3个月了，建议尝试少量添加汁水类的辅食，如米汤、小米粥羹、大米糊等，每次1~2口。给宝宝增添一点味道，这样可起到增强食欲的功效，调动宝宝进食的兴趣，或者尝试为宝宝更换配方奶，寻找宝宝爱喝的配方奶，喂养时间要加以调整，可采用少量多餐的方法，保证宝宝能摄取到充足的能量。

为什么宝宝不吸奶

情景再现：“我的宝宝2个月了，一直吸母乳都很好，可是就在昨天晚上，宝宝突然不吸奶了，刚把乳头放进嘴里时，宝宝猛吸两口，然后就开始哭。反复几次，都是这样，检查了一下，宝宝好像牙龈有点红，这怎么办，需要去医院吗？”

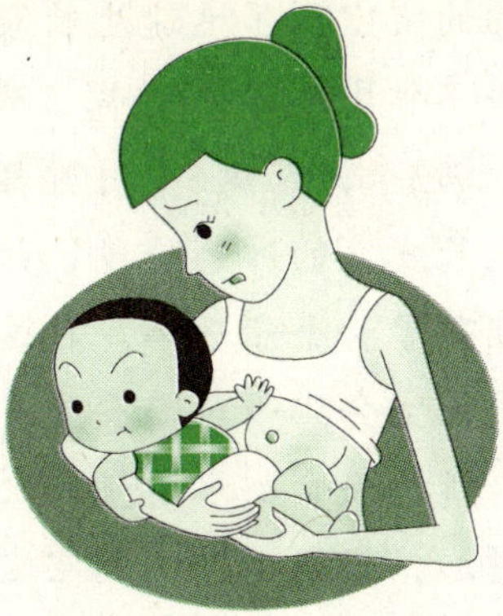

专家在线：从你描述的状况看，你的宝宝应该是患了口腔炎症，吸吮会引起口腔疼痛，以至于宝宝猛吸几口奶就大哭起来。那种口腔疼痛很多大人都难以忍受，何况才2个月的宝宝，想想都会让父母心疼。在这种情况下，父母要停止让宝宝吸食食物，可以采用小勺一口口喂的方式，给宝宝喂奶、喂水，并及时带宝宝去医院检查，配合医生用药治疗。在治疗期间，要注意多给宝宝饮凉开水，因为太热的食物和水，也会引起宝宝疼痛。

其实，宝宝不吸奶有很多原因，除口腔炎症外，还有以下几种情况：

❶ 新生儿因鼻塞改用嘴巴呼吸，如果此时吸奶会影响呼吸，所以拒奶不吸。

❷ 早产等未成熟婴儿吸吮能力较弱，往往口含奶头，但很少吸奶。

❸ 兔唇、唇腭裂的生理缺陷婴儿或患病婴儿往往因含不住奶头或漏气吸不进而不肯吸奶。

❹ 人工哺乳或混合喂养时，奶水温度过高，奶瓶上的奶头质地过硬，或吸孔太小，吸吮费力。

❺ 母亲乳头过度胀满，乳头过短，宝宝吸食费力，因长久吸食不到，或喷奶而哭泣，不愿吸奶。

当父母发现宝宝不吸奶或不吃东西时，一定要先找到原因，在不明原因时，千万不可强行给宝宝喂食，一定要去医院就诊后，遵医嘱配合治疗。

专家提示

母乳充足、乳头过短的妈妈，可尝试用吸奶器将母乳吸出，倒入奶瓶中，让宝宝吸食，不要太难为宝宝，使宝宝产生厌烦情绪。

母乳不足，要加配方奶吗

情景再现：“我儿子刚满3个月，原来一直是纯母乳喂养，可是这一周宝宝吃奶的次数增加了许多，没两小时宝宝就哭着要奶吃，老公感觉是不是因为我的奶水不足，所以宝宝才会这样，建议添加配方奶。起初，我感觉应该不是，说再喂几天看看，而且自己多吃一些炖补的汤汁，以便能使奶水充足。但宝宝依旧如此，我这才有点心慌，不知是不是我奶水不够了，需要添加配方奶吗？”

专家在线：听了你的叙述，最大的可能不是你奶水不足，而是你的宝宝到了迅速生长期。一般0～6个月的宝宝在1周、3周、6周、满3个月及满6个月时都会面临生长发育的冲刺阶段，就像青春期孩子长个子一样。在这个时期，宝宝会比平时需要更多的营养，所以吸食奶水的量和次数就会增加，妈妈也会感到宝宝突然很能吃，似乎自己的奶水不足。这个时候，只要妈妈坚持勤喂几天，一旦乳汁分泌量达到宝宝的要求，他的吸吮自然会降低频繁程度。

不要过于担心自己母乳不足，宝宝频繁地吸食，能帮助妈妈分泌更多的乳汁，只要妈妈每天多进食有营养的汤汁，坚持几天，不用急于添加配方奶。

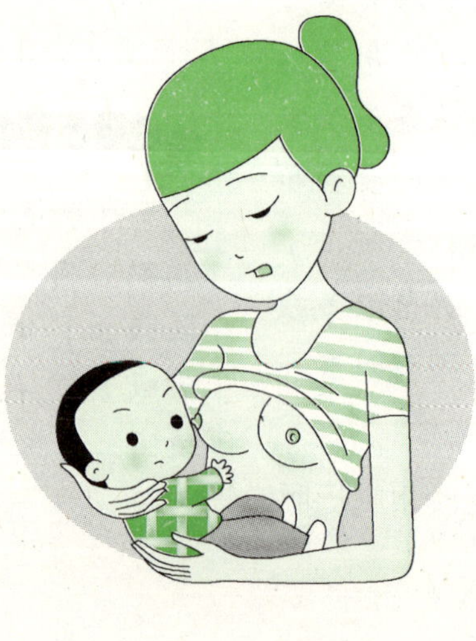

第四章

4～6个月

宝宝同步营养方案

3个月的时间让宝宝又长大了许多，此时宝宝生长发育更加迅速了，为了给宝宝更多营养素，父母该为宝宝准备适合宝宝成长的营养辅食了。

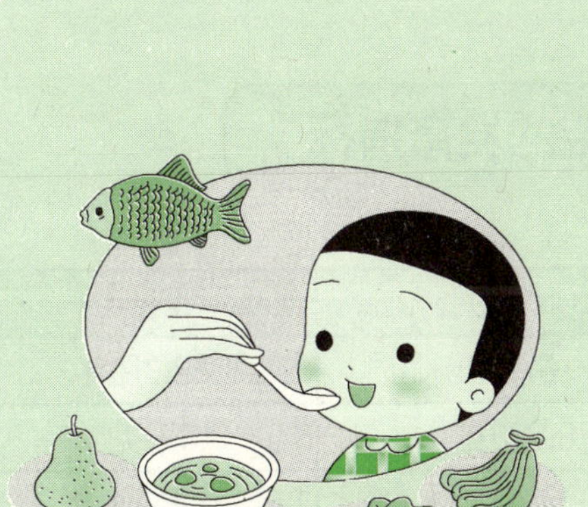

本阶段宝宝生长发育状况

3个月的宝宝体型开始变大，4～6个月宝宝的生长速度与前3个月基本一致，父母仍旧需要每月测定宝宝的发育指标，以确保宝宝能正常生长。

男宝宝的发育指标

	4个月	5个月	6个月
身长	59.7～69.2厘米	61.5～70.3厘米	62.9～73.5厘米
体重	6.8～8.9千克	7.3～9.4千克	8.1～10.1千克
头围	39.4～44.1厘米	40.5～45.1厘米	41.5～48.3厘米
胸围	38.5～46.2厘米	39.1～46.5厘米	40.1～47.3厘米

女宝宝的发育指标

	4个月	5个月	6个月
身长	58.5～67.6厘米	60.5～68.3厘米	62.0～71.9厘米
体重	5.3～8.3千克	5.5～8.6千克	6.1～9.8千克
头围	38.5～43.2厘米	39.2～44.1厘米	40.2～45.3厘米
胸围	37.2～44.5厘米	37.9～45.2厘米	38.7～46.5厘米

本阶段宝宝的能力发展

经过前3个月的适应，宝宝已渐渐熟悉了自己的生活环境，从4个月开始宝宝的动作开始丰富，更乐意面对父母的脸“咿呀”对话，此时父母要给宝宝更多的指导，让宝宝具有更多的能力。

运动方面

4～6个月的宝宝，动作要比前3个月熟练得多。当父母扶着宝宝时，他会用双腿支撑身体；俯卧时，头可以来回转动，而且会用双肘和双前臂能向前伸直，试图将胸部抬起。5个月的宝宝在仰卧时，会举起伸直的双腿，也可自由翻身，翻身时会将双手从身下抽出。等到了6个月，若父母扶起宝宝，宝宝可靠着软垫坐卧，当被扶起站立时，宝宝喜欢收腿，做跳跃状。

此时，宝宝的手部的精细活动也有所发展。4个月的宝宝会在父母鼓励下，用一只手或双手抓取距自己不远处的小玩具；到了6个月，只要给宝宝一张纸，他会用双手抓住纸的两边，并将纸扯破。

语言方面

4～6个月的宝宝表情非常丰富，虽然还不会说话，但能分辨不同的声音，非常爱笑，爱用“咿呀”的声音与父母对话。

认知方面

4～6个月的宝宝会区别熟人和陌生人。当见到陌生人时，会表情严肃；而熟人或亲人呼唤宝宝名字时，他会转头或四处寻找呼唤的人。

社会适应行为及自理能力

此时，宝宝虽然还没有自理能力，但适应能力会比较强。4个月的宝宝乐于与家人或来家里做客的人玩耍，当看见同龄的宝宝时，宝宝会有上前拉手的表现；宝宝5个月时，会用不同的表情表达自己的情绪，比如皱眉表示烦恼会生气，撅嘴表示拒绝；当妈妈给宝宝洗脸或擦鼻涕时，如果他不愿意，会将妈妈的手推开。当宝宝看到奶瓶、饼干、水等食物时，会两眼盯着看，表现出高兴或要吃的样子。

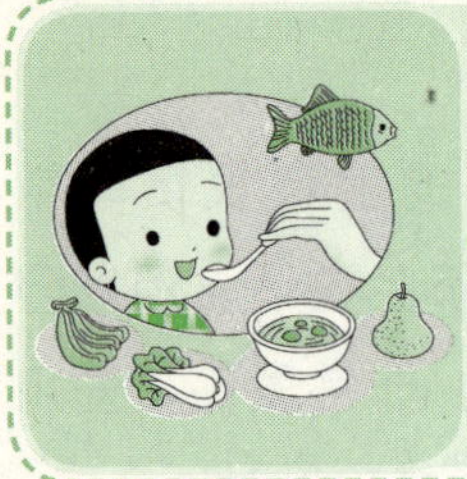

4～6个月宝宝的喂养指南

宝宝长到4～6个月时，虽然依旧吃奶，但对乳汁以外的食物开始感兴趣了。在家人围坐在一起吃饭时，宝宝总会探头观看，有时嘴唇会动、流口水，还会伸着小手到处乱抓，这时父母就可以考虑给宝宝准备添加一点辅食了。

当然，此时也是添加辅食的黄金时期，不仅有助于宝宝味觉的发育，而且还有助于促进宝宝对食物、食用餐具感兴趣，并慢慢适应接受它们。宝宝添加辅食后，容易发胖，所以父母要特别注意加大宝宝运动量，避免肥胖。

4～6个月宝宝的营养需求量

此阶段宝宝对营养的需求仍然没有大的变化，每日需要的热量为每千克460.2焦（110卡）。添加辅食后，父母要特别注意宝宝的平衡营养，避免营养过剩或不足。下面是4～6个月每日营养需求量图表，妈妈可根据表和宝宝实际情况为宝宝添加充足而均衡的营养。

4～6个月宝宝每日营养需求量表

营养素	需求量
蛋白质	1.5～3克/千克体重
脂　肪	占总能量的40%～50%
烟　酸	5毫克
叶　酸	25微克
维生素A	375国际单位
维生素B_1	0.1毫克
维生素B_2	0.4毫克
维生素B_6	0.5毫克
维生素B_{12}	0.3微克
维生素C	20～35毫克
维生素D	300～400国际单位
维生素E	3毫克
钙	400毫克
铁	0.3毫克
锌	3毫克
硒	15微克
镁	40毫克
磷	150毫克
碘	40微克

添加辅食的好处

在大多数育儿书中都会提到“4个月时，就该给宝宝添加辅食了”，就算宝宝非常不愿意也要逐步给宝宝添加。这是为什么？添加辅食对宝宝有什么好处？

宝宝出生后的第一年是一生中生长发育最快的时期，身体和大脑迅速发育，对营养物质的需求比成人更高、更全面。母乳和配方奶只能供给宝宝6个月的营养需求，而6个月以后的营养就需要辅食来补充，这样宝宝才能得到足够的营养。因此，为了让宝宝能在6个月时顺利吃好辅食，父母们应从4个月时开始添加，逐渐让宝宝适应辅食的口味。事实证明，辅食对宝宝是非常有好处的。

可以供给宝宝更丰富的营养

给宝宝添加的辅食包括谷物、蔬菜、水果、蛋黄等，这些食物中都富含宝宝所需的营养。宝宝每天除了从母乳与配方奶中摄取营养外，还可通过这些食物摄取营养，以达到生长发育需要的量。

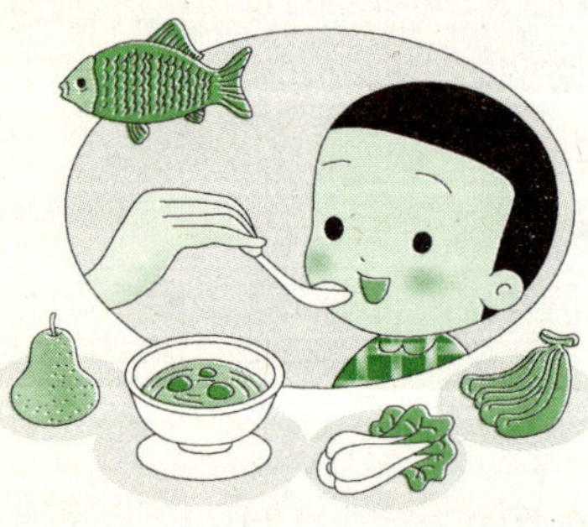

能强化宝宝的消化功能

添加辅食可增加宝宝唾液及其他消化液的分泌量，增强消化酶的活性，促进牙齿的发育，训练宝宝的咀嚼、吞咽能力，使食物容易被人体消化利用。

所含营养可促进宝宝的智力发育

很多健脑益智的食物，通过咀嚼，可促进宝宝知觉的发育，从而促进宝宝智力的开发。

有助于宝宝开口说话

宝宝吃不同硬度、不同形状和大小的食物，可以训练舌头、牙齿间的配合，促进口腔功能发育，从而使宝宝产生想发声的欲望，这对宝宝未来说话很有帮助。

可使宝宝养成良好的饮食习惯

6个月时，是宝宝味觉的敏感期，及时添加辅食，可以让宝宝接触多种质地、口味的食物，对日后避免偏食、挑食非常有帮助。因此，从开始添加辅食起，父母就该给宝宝吃一些清淡、原味的食物，这对宝宝一生健康都非常有好处。

添加辅食的原则

给宝宝添加辅食不能随随便便，要讲究方法，遵循原则。如操之过急，很有可能造成消化功能的紊乱，引起腹泻、呕吐，反而会延缓宝宝添加辅食的进程。

添加辅食需抓住敏感期

宝宝的咀嚼、吞咽敏感期从4个月左右开始，7~8月时为最佳时期。对于母乳充足的宝宝，只要宝宝乐意接受且没有不良反应，即可在4~6个月期间循序渐进添加辅食。而对于人工喂养宝宝，添加辅食最好选在4个月时，由于配方奶粉的营养有些欠缺，所以，孩子4个月时必须尝试给宝宝添加辅食，这样可以为宝宝以后良好的进食习惯打下基础。

专家提示

无论是母乳喂养还是人工喂养的宝宝，添加辅食一定要选择宝宝身体状况良好、消化功能正常时，如果宝宝身体不舒服或生病时不要添加新食物。

添加辅食需从少到多

添加辅食时，一定要从少到多，逐渐增加，第一天从喂食一匙开始，再慢慢增加分量。增加的食物种类要一样一样地进行，等宝宝习惯一样食物后再添加另一样，不能在短时间内给宝宝加太多新鲜的食物。

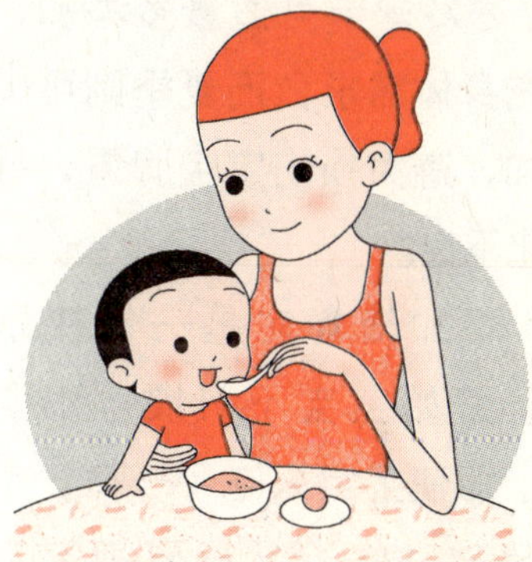

添加辅食需从稀到稠

给宝宝吃的食物应遵循从流质逐渐过渡到半流质，再到固体食物的原则，逐渐增加稠度。

添加辅食需从细到粗

如从青菜汁到菜泥再到碎菜，以逐渐适应宝宝的吞咽和咀嚼能力。制作的要诀只有一个，就是让食物容易吞咽、呈细滑的浓汤状。

添加辅食不要影响母乳喂养

在这个阶段，母乳或配方奶粉仍是宝宝的主食，而此时的辅食只能作为一种补充食品让宝宝练习着吃。如果为了让宝宝吃上更多的辅食而减少母乳或配方奶的量，那是不可取的。

添加辅食应考虑季节的变化

寒冷季节可适量多添加，以补充身体需求，而夏季则可少量添加，避免损伤宝宝脾胃，导致消化不良。

添加辅食应是一件快乐的事，开始宝宝不习惯，不要勉强，即使宝宝只吃了一口，也是值得鼓励的，父母要把宝宝抱起来抚慰一番，并进行表扬，慢慢地，宝宝会对吃饭越来越有兴趣的。

本阶段宝宝辅食推荐

此时大多数宝宝还未长牙，咀嚼能力差，添加的辅食一定要少而烂，以适合宝宝的消化能力。建议妈妈先从添加米粉开始，之后可陆续添加一些果汁、蔬菜，以增加食物中的膳食纤维含量。果汁必须采用天然的水果加水，以1：1的比例稀释调制。蔬菜则可熬煮成菜汤。果汁或菜汤都一定要从少量开始，再慢慢增加分量。

一般适合宝宝吃的辅食有以下几种：

新鲜水果、蔬菜汤汁

4个月的宝宝，特别喜欢吃酸甜口味的水果汁，父母可将新鲜水果、蔬菜，如苹果、胡萝卜、鲜橙、番茄、梨等，榨成汁给宝宝饮用。

糊、泥类食物

5个月以后，宝宝就可以吃泥糊类食物了。父母可将蔬菜、水果碾压、捣烂成泥状给宝宝食用，也可将谷物如大米、玉米碾碎成粉末，冲调成糊状给宝宝食用。

粥、蛋羹类的食物

这类辅食多在宝宝适宜泥糊类食物后开始食用。开始时粥的浓度较稀，这样利于宝宝消化，可搭配牛奶、红枣等食物，增加粥中的营养；蛋羹多用蛋黄制作，这样易于宝宝消化吸收，宝宝也较爱吃。

专家提示

无论是什么辅食，父母都应尽量用小勺喂，使宝宝更早适宜新餐具，这对以后宝宝自己吃饭也有帮助。

快速制作宝宝辅食的方法

面对宝宝辅食，有些新父母很是烦恼，宝宝吃得少，做得时候很难把握，做多了会留下剩饭，做少了又会煳锅，而且做起来费时又费力，有没有一种既简单又快速的制作方法呢?

想要快速给宝宝制作辅食，首先要准备工具，如菜板、削皮刀、菜刀、擦菜板、研磨器、豆浆机、微波炉、榨汁机、保鲜袋、小蒸锅等。

其次，挑选好要给宝宝做辅食的食物。抽空闲将食物做简单处理，然后放入冰箱里冷藏或冷冻。例如，将下列食材简单处理。

❶将大米放多一些，吃剩的用保鲜袋包裹好，放入冰箱中。

❷将胡萝卜洗净，切块，蒸熟，用保鲜膜捏成泥，然后放入保鲜盒中，每次用时，用干净的小勺挖一点，然后再次密封放入冰箱中。

❸将大米、玉米、小米磨碎成粉，放入干燥的保鲜袋中保存，无需冷冻，置于阴凉处即可。

❹肉类辅食可洗净，剁成肉泥，分成多份，一份一份地分开装入保鲜袋，置于冰箱冷冻，需要时可将肉泥转放入冰箱冷藏室融化开，即可。

专家提示

解冻的食物需在冰箱冷藏室内，不可放在室内，避免滋生细菌感染。冷藏的食物不要准备得太多，够宝宝3~5天食用即可。

最后，制作时，按照正确的方法，就可以快速给宝宝制作出辅食。下面介绍几种方法:

微波炉5分钟速制法

微波炉制作食物非常易熟，是快速制作辅食的用具之一。以米糊为例，把一勺饭和50~100毫升的水放进搅拌机搅碎，然后放进微波炉加热1～2分钟，取出晾至温热，即成宝宝的辅食。

豆浆机20分钟速制法

豆浆机是现在最时尚最健康小家电产品，它可在短时间里制作出营养美味的食物。通常需要20分钟。以八宝米糊为例，可在晚上睡前将大米、赤豆、花生、桂圆、银耳、莲子、蚕豆、绿豆、薏米等食材分别处理干净，用清水分别浸泡一夜，早晨用清水洗净食材，一同倒入豆浆机中，加入清水，20分钟后即可做出美味浓香的八宝米糊。

专家提示

吃不完的米糊可盛入保鲜盒中，放入冰箱冷藏，等宝宝饿时，用干净的小勺取出部分，加热即可食用。剩余部分则继续冷藏，食物冷藏时间应控制在2～3天，避免食物变质。

水果泥汁速制法

水果很多宝宝都爱吃，制作起来也比较方便。

对于汁水较丰富的水果，如西瓜、橘子、葡萄、梨、桃、石榴等可用挤压器，挤压果肉滤出汁水，再兑一些温水，即可给宝宝饮用。

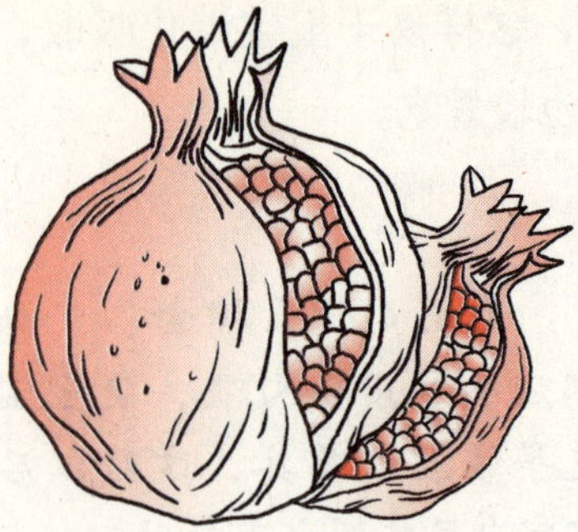

对于汁水较少的水果，如苹果、香蕉等，可将其取出部分皮，用小勺将果肉刮成泥状，给宝宝喂食，宝宝吃不完的部分，父母可食用，这样既简单也可避免浪费。

制作辅食的注意事项

辅食关系着宝宝的营养和健康，为此，在给宝宝准备辅食时，一定要注意以下几点：

清洁

制作辅食所用的案板、锅铲、碗勺等用具应当用婴儿专用清洁剂充分漂洗干净，用沸水或消毒柜消毒后再使用。为了避免交叉感染，最好能为宝宝单独准备一套烹饪用具。

选择优质的原料

制作辅食的原料需仔细挑选新鲜、绿色、没有化学物污染的食物。

单独制作

宝宝的辅食要求细烂、绵柔、清爽、易消化，应单独制作，不要与成人食品混在一起制作。

用合适的烹饪方法

制作宝宝辅食时，应避免长时间蒸煮、油炸、烧烤，以减少营养素的流失，应根据宝宝的咀嚼和吞咽能力及时调整食物的质地，食物的调味也要根据宝宝的需要来调整，不能以成人的喜好来决定。

现做现吃

隔顿食物的味道和营养都会大打折扣，且容易被细菌污染，因此不要让宝宝吃上顿剩下的食物。为了方便起见，可以将生的原料（如肉泥、碎菜），用保鲜膜分次包装后放入冰箱保存，但保存时间不宜超过3天

此外，值得注意的是，制作宝宝的食物，不要添加味精，应遵循少糖少盐的原则。味精会使宝宝血中的锌转变为谷氨酸锌随尿液排出，造成宝宝缺锌，影响生长发育，并产生智力减退和厌食等不良后果。

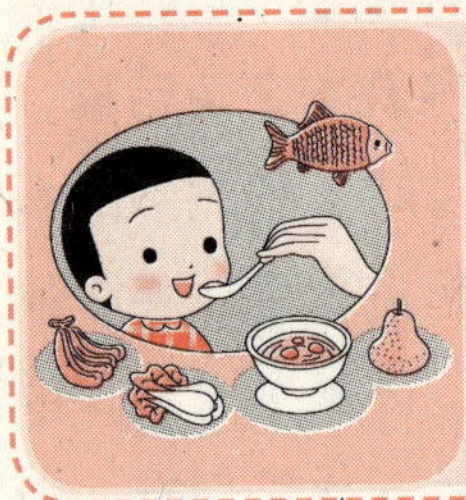

4～6个月宝宝营养配餐

4～6个月是宝宝添加辅食的最佳时期，父母要针对宝宝的发育状况，给宝宝添加适合的辅食。由于此时宝宝的吞咽能力发育不全，辅食多以汤汁为主，可少量添加稀烂粥、稀米糊等食物。

4个月营养食谱参照

疙瘩汤

原料：面粉60克，鸡蛋1个，番茄1/2个，植物油、盐、姜末各适量。

做法：将面粉放入碗中，加适量冷水将其搅拌成糊状；鸡蛋洗净，磕入碗中，打散；番茄洗净，去除根蒂，剁碎，盛入碗中；将锅置于火上，倒入植物油，烧至七成热，放入番茄和姜末炝锅，翻炒几下，加入适量清水，煮沸，用筷子将面糊旋转拨入锅中，迅速搅拌，至面糊沸腾，淋入鸡蛋液，起花时，撒入少许盐调味即成，晾至温热后喂食宝宝。

健康小提示：适合4个月的宝宝食用。疙瘩汤中原料丰富，蔬菜、鸡蛋和面营养均衡，且味道鲜美，易于消化吸收，极适合刚添加辅食的宝宝食用。

小米稀粥

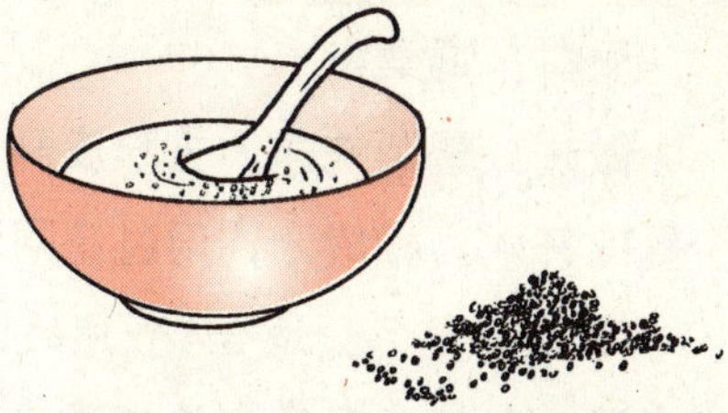

原料：小米30克。

做法：小米淘洗干净，放入电饭锅中，加适量清水，熬煮至米熟烂即成，晾至温热后，用小勺喂食宝宝。熬煮时，可多加些水，汤汁稍多一些。

健康小提示：适合4个月的宝宝食用，小米易于宝宝消化，且营养丰富，具有安神作用，有助于宝宝睡眠。

牛奶粥

原料：大米30克，牛奶50毫升。

做法：大米淘洗干净，放入锅中，煮至半熟，去除米汤，加入牛奶，小火熬成粥，加少许白糖搅拌，充分溶解后即成，晾至温热后喂食宝宝。

健康小提示：适合4个月的宝宝食用，将牛奶溶解于大米中，可避免宝宝出现乳糖过敏，使宝宝摄取充分的营养，增强身体免疫力。

奶香玉米汁

原料：玉米粒60克，牛奶100毫升。

做法：玉米粒洗净，与牛奶一同倒入全自动豆浆机中，加水至上下水位线之间，接通电源，按下指示键，待豆浆机提示煮好，倒入碗中，晾至温热后喂食宝宝。

健康小提示：适合4个月的宝宝食用。玉米中富含蛋白质、维生素、糖类及胡萝卜素，且口味香甜，宝宝爱吃。

雪梨汁

原料：雪梨1个。

做法：雪梨洗净，去除皮和核，切成小块，放入榨汁机中，加少量凉开水，榨成汁，用过滤网滤出，即可给宝宝喂食。

健康小提示：适合4个月的宝宝食用，雪梨可生津止渴，缓解宝宝因添加辅食而产生的口渴症状。

草莓奶

原料：草莓250克，温牛奶150毫升，白糖适量。

做法：草莓洗净，去除根蒂，倒进榨汁机中榨汁，兑入牛奶和水，加入少许白糖调匀，即可给宝宝喂食。

健康小提示：适合4个月的宝宝食用，草莓中富含维生素、矿物质及果糖、果胶，有利于宝宝胃肠蠕动，促进消化吸收。

一日营养餐

上午	6:00	母乳或配方奶80～100毫升
	9:00	奶香玉米汁50毫升
	12:00	疙瘩汤80毫升
下午	15:00	母乳或配方奶80～100毫升，并添加鱼肝油1粒
	18:00	小米粥30克
晚上	21:00	营养米粉糊30克
	24:00	草莓奶60毫升
清晨	3:00	母乳或配方奶80～100毫升

另：每两顿饭食之间，给宝宝喂少量白开水，避免宝宝口渴。

5个月营养食谱参照

饼干粥

原料：热牛奶、婴儿专用饼干各适量。

做法：将饼干放入宝宝碗中，倒入牛奶浸泡，至饼干软后，搅拌成糊状，喂食给宝宝。

健康小提示：适合5个月的宝宝食用，饼干是宝宝的最爱，用牛奶浸泡后，易于消化吸收，且会降低乳糖过敏发生。

鲜藕梨汁

原料：新鲜莲藕150克，雪梨1个，冰糖适量。

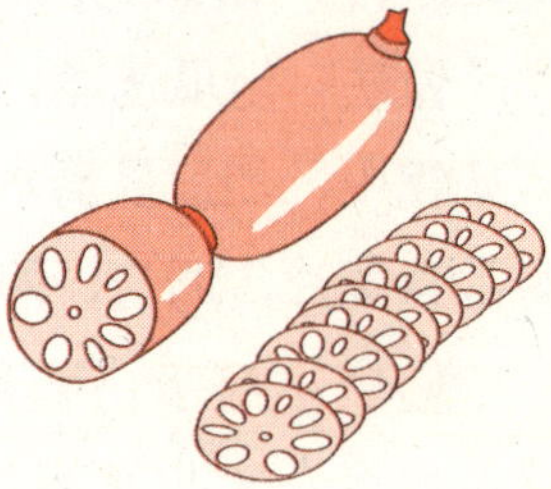

做法：莲藕去皮、洗净，切丁；雪梨洗净，去除皮和核，切成小块；将莲藕和雪梨一同倒入榨汁机中压榨，成汁后，加入少许冰糖搅拌调匀，即可喂食给宝宝。

健康小提示：适合5个月的宝宝食用，雪梨可生津润肺，莲藕可滋润血管，搭配食用可清火润燥，特别适合秋季给宝宝喂食。

水果藕粉

原料：苹果1个，藕粉30克。

做法：苹果洗净，去皮和核，切成小块，用搅拌机打碎；藕粉倒入锅中，用冷水冲开，调匀后置于火上加热，以小火熬煮，缓缓搅动至透明状，放入苹果泥调匀即成。晾至温热后喂食宝宝。

健康小提示：适合5个月的宝宝食用，藕粉中富含蛋白质，搭配水果中的维生素C，可为宝宝补充每日所需营养，且易于消化吸收，适合宝宝食用。

蛋黄粥

原料：熟鸡蛋黄1个，大米50克。

做法：大米淘洗干净，放入电饭锅中，加水稍多一些，熬煮成稀粥，加入蛋黄捣碎调匀，再煮片刻即成。晾至温热后给宝宝喂食。

健康小提示：适合5个月的宝宝食用，喂食时，可以舀取稀一点的粥，不要给宝宝吃米。蛋黄是宝宝摄取营养的最好食物，常食可预防宝宝患夜盲症。

燕麦南瓜泥

原料：南瓜70克，燕麦片50克。

做法：南瓜洗净，去除皮和子，切块，上笼蒸熟；将燕麦片放入奶锅中，加适量清水煮熟；用勺背将蒸熟的南瓜压成泥，兑入煮好的燕麦片，调匀，即可喂食宝宝。

健康小提示：适合5个月的宝宝食用，南瓜中富含多种维生素，配合燕麦中可溶性纤维，有利于宝宝胃肠消化，增强身体免疫力。

赤豆粥

原料：赤豆50克，粳米60克，冰糖适量。

做法：赤豆预先用水浸泡6～8小时，捞出洗净；粳米淘洗干净，用水浸泡30分钟；将泡好的赤豆和粳米一同倒入全自动豆浆中，加水至上下水位线之间，接通电源，按下指示键，待豆浆机提示煮好，用过滤网滤出，加入冰糖搅拌至溶解，晾至温热后即可喂食宝宝。

健康小提示：适合5个月的宝宝食用，赤豆可解毒利湿，适合宝宝夏季湿热时食用。

青菜糊

原料：青菜2株，米粉100克，高汤适量。

做法：青菜择洗干净，放入水中焯软，切碎；将米粉放入锅中，加少量水冲调，再加入高汤，熬煮20分钟，放入青菜碎，调匀，再煮片刻即成。晾至温热后给宝宝喂食。

健康小提示：适合5个月的宝宝食用，米粉加青菜既可平衡宝宝营养，又利于宝宝吸收，适合宝宝添加辅食期间食用。

一日营养餐

上午	6:00	母乳或配方奶100毫升
	9:00	水果藕粉40克
	12:00	蛋黄粥或青菜糊30克，并添加鱼肝油1粒
下午	15:00	母乳或配方奶100毫升
	18:00	赤豆粥40克
晚上	21:00	饼干粥30克
	24:00	母乳或配方奶100毫升
清晨	3:00	母乳或配方奶100毫升

另：每两顿饭食之间，给宝宝喂少量白开水，避免宝宝口渴。

6个月营养食谱参照

豆腐羹

原料：豆腐200克，白粥1小碗，青菜2株，盐、香油、生抽各适量。

做法：豆腐洗净；青菜洗净，焯熟，切碎；将白粥放入奶锅中，加适量水煮沸，转小火，放入豆腐，用勺背压碎，再放入青菜碎调匀，熬煮片刻，放入盐、生抽拌匀，淋上少许香油即成。晾至温热后喂食宝宝。

健康小提示：适合6个月的宝宝食用，经过加工的蔬菜易于消化吸收，可以给宝宝添加，但喂食时，一定要慢，让宝宝咀嚼后，再喂第二口。

冬瓜汤

原料：冬瓜100克，猪骨高汤200毫升，姜末、盐各适量。

做法：冬瓜洗净，去皮和子，切成薄片，放入锅中，加入高汤，再加入适量水，大火煮沸，转小火慢炖，加入姜末，熬煮至冬瓜透亮、汤汁泛白，加入盐调味即成。晾至温热后喂食宝宝。

健康小提示：适合6个月的宝宝食用，喂食时，妈妈需将冬瓜捣碎一些，小口喂给宝宝，这样易于吞咽。

鸡蓉汤

原料：鸡脯肉80克，鸡汤250毫升，香菜碎、盐各适量。

做法：鸡脯肉洗净，剁碎，成鸡肉蓉，放入碗中，调入盐拌匀；将鸡汤倒入锅中，煮沸，将调匀的鸡蓉慢慢倒入锅中，用勺搅开，待煮沸后，加入香菜碎调匀即成。晾至温热后喂食宝宝。

健康小提示：适合6个月的宝宝食用。肉类不易咀嚼，制作时需精细，若宝宝不爱吃，就给宝宝先喂食肉汤，等宝宝慢慢适应后再喂食。

鱼肉糊

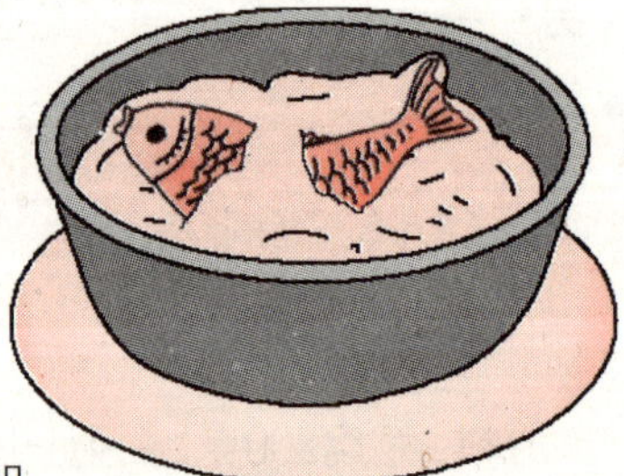

原料：鳕鱼肉50克，盐、淀粉、鱼汤各适量。

做法：将鳕鱼肉洗净，去除鱼刺、鱼皮，剁成肉泥；将鱼汤倒入锅中煮沸，下鱼肉泥，搅拌至肉熟，再放入淀粉勾芡，加入盐调味即成。晾至温热后给宝宝喂食。

健康小提示：适合6个月的宝宝食用，鱼肉鲜嫩，且易咀嚼、消化，是宝宝食用肉类最初的食物。

苹果泥

原料：苹果1个。

做法：苹果洗净，用开水略烫杀菌，用勺将苹果肉刮出泥状，喂食给宝宝即可。

健康小提示：适合6个月的宝宝食用，苹果富含多种营养成分，其中果酸、纤维素有助于防止宝宝便秘。

红薯泥

原料：红薯60克。

做法：红薯洗净，去皮，切碎捣烂，放入锅中，加入适量水，煮沸后，转小火熬煮15分钟，边煮边用小勺压一压红薯，成泥状后，晾至温热后给宝宝喂食。

健康小提示：适合6个月的宝宝食用，红薯富含膳食纤维及维生素，可预防宝宝坏血病，保护宝宝皮肤黏膜。

草莓酱

原料：草莓6枚，白糖少量。

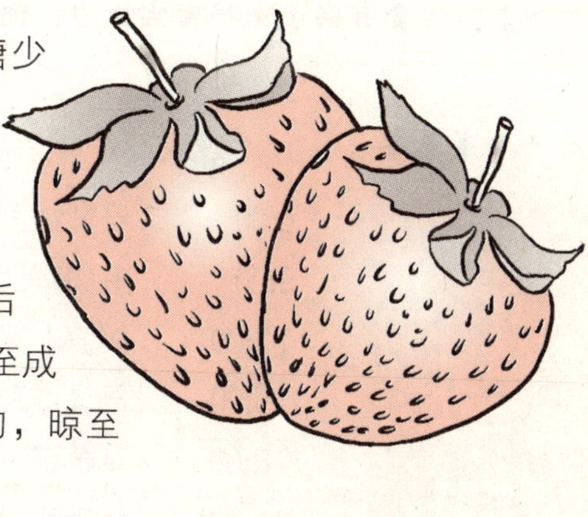

做法：草莓洗净，去除根蒂，切丁，放入奶锅中，加水，以小火慢炖，片刻后再加水，边煮边用勺背压，至成糊状后，停火加入白糖调匀，晾至温热后给宝宝喂食。

健康小提示：适合6个月的宝宝食用，草莓富含多种营养素，其中所含的果胶有助于保护宝宝的胃黏膜，增加胃肠蠕动，利于消化吸收。

奶酪蛋黄泥

原料：鸡蛋黄1个，奶酪50克。

做法：将蛋黄放入碗中，用勺背压成泥，再加入奶酪，加少量开水，混合调匀，适口后给宝宝喂食。

健康小提示：适合6个月的宝宝食用，蛋黄是宝宝最好的食物，搭配奶酪，口味更佳，且易咀嚼、消化。

胡萝卜泥

原料：胡萝卜1/2个，香油、盐各适量。

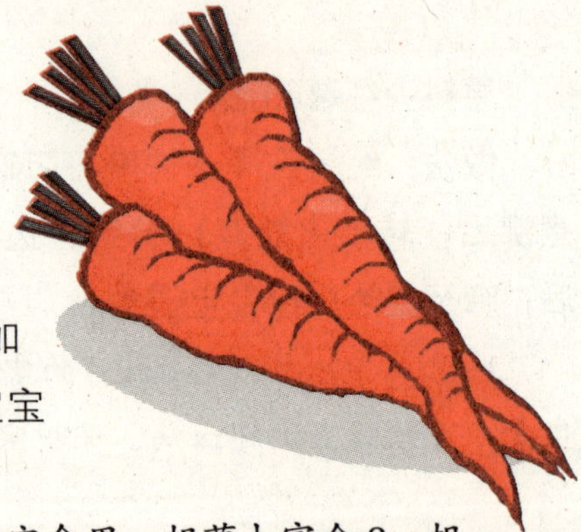

做法：胡萝卜洗净，去皮，切成小块，放入奶锅中，加适量水，炖煮20分钟，取出捣成泥，加盐调味，淋上香油，适口后给宝宝喂食。

健康小提示：适合6个月的宝宝食用。胡萝卜富含β-胡萝卜素，常食有助于保护宝宝视力，促进宝宝生长发育。

一日营养餐

上午	6:00	母乳或配方奶100毫升
	9:00	鱼肉糊50克
	12:00	胡萝卜泥50克，并添加鱼肝油1粒
下午	15:00	母乳或配方奶100毫升
	18:00	草莓酱30克
晚上	21:00	奶酪蛋黄泥30克
	24:00	母乳或配方奶100毫升
清晨	3:00	母乳或配方奶100毫升

另：每两顿饭食之间，给宝宝喂少量白开水，避免宝宝口渴。

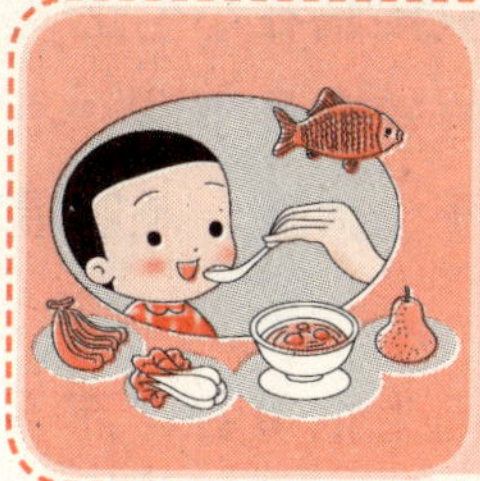

宝宝的饮食难题

宝宝从吸吮进食到吃辅食需要一个过程。在添加辅食时，父母会遇到这样或那样的各种问题。此时父母不必太过于担心、烦恼，可以通过看书、上网等多种方式寻求帮助，此外爸爸妈妈一定要有耐心，等宝宝适应了，就会喜笑颜开。

宝宝不吃辅食怎么办

情景再现：“我家宝宝4个月了，给她吃辅食，她总是把嘴闭得紧紧的，有时头会扭向一边，刚把小勺放进嘴里，她就用舌头顶出来，怎么都不爱吃，我该怎么办？着急呀！体检时，体重都轻了许多！”

专家在线：宝宝不吃辅食是普遍存在的现象，也许你的宝宝还没有到该吃辅食的时候。一般从出生至4个月后，如果宝宝开始对食物感兴趣，看见食物嘴角会流出很多口水，看着家人吃饭，小嘴儿也会跟着蠕动等现象，这说明该给宝宝添加辅食了。刚开始添加辅食时，宝宝会很自然地顶出舌头，似乎要把食物吐出去，这不是不吃辅食，而是宝宝还没有学会怎么吞咽，妈妈要有耐心，可以用小勺将食物送入宝宝口腔后部，轻压宝宝舌头，待宝宝吞下后，再取出。但不要把小勺送入过深，以免引起宝宝作呕，从而产生排斥辅食和小勺情绪。当然，如果宝宝不愿意吃，也不要饿着宝宝，可以先给奶吃。开始时，每天添加一次，随后再逐月增加。

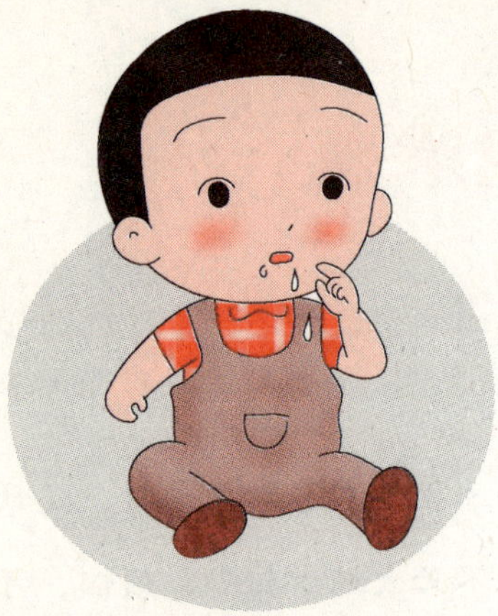

宝宝吃辅食总噎着怎么办

情景再现：“我家宝宝4个多月了，吃米粉糊总被噎着，出现作呕的动作，有时喂水也会被噎着，这是怎么回事？我该怎么办？”

专家在线：此阶段宝宝吃辅食总噎着是很常见的一种现象，大多是不适应、吞咽能力差造成的，等宝宝习惯后，自然会减少，妈妈们不必过于紧张。

为了防止宝宝被噎着，妈妈应按时、按顺序添加辅食，从半流质到糊状，再到半固体，再到固体食物，让宝宝有一个适应、学习的过程。喂辅食时，一次不要太多，食物只要粘在小勺上一点点即可，这样较容易下咽，不要给宝宝喂太干、太硬、难咀嚼的食物。

千万不要因为怕噎着，而不给宝宝辅食吃，这样只会对宝宝不利。宝宝会因吃辅食晚，而丧失了学习咀嚼、吞咽的机会，等到了两三岁，还在吃粉碎食物，食物稍微粗糙一点就会噎着，甚至把前面吃的东西都吐出来。此外，还会造成营养不良，使宝宝瘦弱，而且对以后断奶也不利。

宝宝厌奶怎么办

情景再现：“我家宝宝一直都喝奶粉，这几天突然就不喝了，刚开始哄哄还喝一点，但这几天他一看到奶就哭，怎么哄都不行，每天只吃两餐辅食，宝宝还小，不吃奶怎么行，因为我没有多少母乳，所以也没办法给他喂，这该怎么办？”

专家在线：听了你的叙述，也很为你着急。不过不要太担心，宝宝厌奶是正常的生理反应。一般可分为生理性厌奶和病理性厌奶。大多数宝宝属于生理性厌奶，加以调整，过一段时间可自愈。父母可根据宝宝实际情况加以调整，让宝宝恢复吃奶。方法如下：

❶ 如果宝宝吃辅食而不喝奶，妈妈可将奶混入辅食中，做成水果奶汁，给宝宝食用。

❷ 如果宝宝是因为食物没消化而厌奶，妈妈可减少辅食的量，等宝宝稍饿时再给宝宝喂奶。

❸ 尝试给宝宝换一个奶瓶，让宝宝使用，增加宝宝的新鲜感。

❹ 选择安静的环境喂奶，避免宝宝受到干扰，分心而不愿吃奶。

❺ 改变喂食方式，妈妈可随性给宝宝少量多餐，等宝宝想吃的时候再吃。

专家提示

一般宝宝生理性厌奶只有几天，不会太久的。长时间厌奶，就要考虑宝宝是否消化系统出了问题，如果还调理不好，就要考虑是否缺乏微量元素，可去医院做详细检查，配合医生及时治疗。

如何给食物过敏的宝宝添加辅食

情景再现：“我家宝宝前阵子吃了几天豆腐，结果身上起了好多红疹，后来去医院检查说是食物过敏，接下来的几天一直吃配方奶，什么辅食也没加，这才好了。可我又担心这样宝宝会营养不良，我家宝宝还能不能吃辅食啊？我该怎么办？”

专家在线：当然要继续吃辅食，要不你的宝宝真的会出现营养不良。宝宝发生吃辅食过敏，是由于此时宝宝的肠道功能还未发育完善，肠道的屏障功能还不成熟，食物中的某些过敏原可以通过肠壁直接进入体内，触发一系列的不良反应。通常宝宝食物过敏的高发期在1周岁以内，特别是刚开始添加辅食的几个月。

为了避免再次发生食物过敏，父母在添加辅食时应注意以下几点：

❶ 对已添加的辅食进行排查，对引起过敏的食物需停吃一个星期，然后再次添加，如果仍是一样，则须停吃6个月以上，或

等宝宝1周岁以后再添加，以减少过敏的发生。

❷喂母乳的妈妈要尽量不吃引起宝宝过敏的食物，避免宝宝食用乳汁后，再次引起过敏。

❸应避免给宝宝吃菠菜、茄子、山芋、荞麦等，易致过敏的组胺类食物。

❹对已有食物过敏家族史的宝宝，应等宝宝满6个月以后再开始添加辅食，要注意添加辅食的顺序。可先从谷类开始添加，然后再给薯类，继而是蔬菜类食物，1周岁后再添加鸡蛋。

❺若在宝宝添加辅食期间，再次发生过敏，应立即停用该种食物。待症状消失后，再从原量或更小量开始试喂。

❻宝宝过敏期间，不要增加新的辅食，这样不利于病情的康复。

此外，妈妈可做一个食物小记录，这样可以对宝宝吃过的食物清楚把握，避免宝宝再次食物过敏。

专家提示

食物过敏除上述提到皮肤红疹外，还可出现气喘、皮肤红肿、屁股痛、湿疹等症状。

宝宝吃辅食后，该如何喂水

情景再现：“我家宝宝5个半月了，吃辅食吃得很好，而且每天吃母乳，听婆婆说，宝宝吃辅食就要喂水，但一些育儿书上不是说吃母乳就不用喂水吗？我到底该不该给宝宝喂？喂多少才合适呢？”

专家在线：当然需要。通常，宝宝吃辅食后是要喂一些水的，但从你的叙述看，你的宝宝不需要喂太多水，因为吃母乳也能给宝宝补充一些水分。

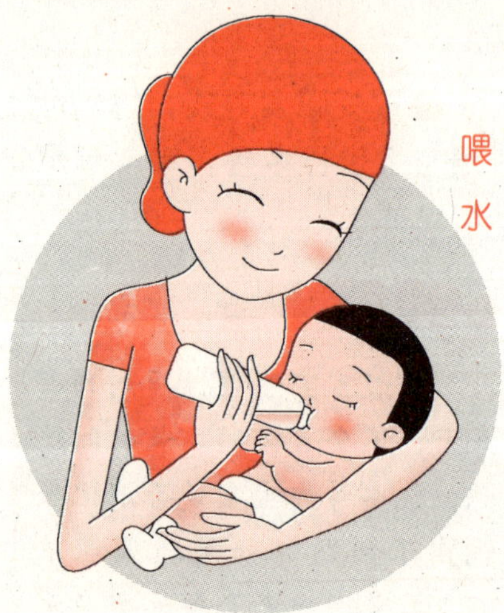

吃辅食后，宝宝应按年龄、体重和实际情况来补充水分。一

般每千克体重需水量：0～1周岁为100～120毫升，1～2周岁为120～150毫升，2～3周岁为110～140毫升。由于我们国家各地气候有所不同，父母也可根据气候不同给宝宝喂水。如夏季炎热应多饮水，冬季寒冷少量饮水。给宝宝喂水的时间，应在两餐辅食之间，不可在餐前或餐后大量喂水，这样不利于食物的消化吸收，而且会影响下一餐。

每次给宝宝喂水时，要本着“勤喂、少喂”的原则，不要硬性给宝宝规定喝水量，即使宝宝缺水严重也不要一次喂得太多，水温要适中不要太热，以免损伤宝宝的口腔黏膜。

假如宝宝不喝白开水，妈妈可给宝宝吃一些汁多的水果，如西瓜、橘子、梨等，或喂果汁来补充水分；也可在每顿饭中添加一份少盐可口的汤，不仅能补充水分，而且营养丰富。

倘若宝宝拒绝喝水，可以换一种形式或换一个时间再喂，或用漂亮的纸杯或讲故事等方式逗引宝宝喝水，不要过分强迫，使宝宝对喝水产生反感。

为什么不宜长期用豆奶喂养宝宝

情景再现：“自从出了‘垃圾奶粉’事件，我就给宝宝换了好几种奶粉，可换来换去，真的不知道到底什么奶粉才是安全的，昨天我听同事说她家宝宝已经开始喝豆奶了，今天从书上看到宝宝不能常喝豆浆，那么豆奶可以长期喂吗？”

专家在线：不可以。豆奶是以豆类为主要原料制成的，与豆浆成分相似，含有蛋白质、维生素B_1、维生素B_2、钙、镁等营养物质。虽然市场上出售的豆奶品种多，营养丰富，且价格适宜，食用方便，但豆奶含铝较高，宝宝长期饮豆浆或豆奶，会造成体内铝含量增高，影响宝宝的大脑发育。有实验证明，喝豆奶长大的宝宝，成年后患甲状腺或生殖系统疾病的风险系数极高。

因此，豆奶只能作为补充食品，特别是4个月以内的宝宝最好选择喝母乳，人工喂养的宝宝则以牛奶、羊奶等新鲜奶源为食物，也可选择安全的品牌奶粉作为宝宝的食物，等宝宝添加辅食后，可尽量吃辅食，以保证宝宝对营养的需求。

为什么6个月以前的宝宝不宜喂蛋清

情景再现：“我的宝宝6个月了，吃蛋黄吃的很好，有时看见蛋清也会用手去抓，抓住就往嘴里送，这样可以吗？现在能给宝宝喂蛋清吗？”

专家在线：你的宝宝现在还不能吃蛋清。由于6个月以前的婴儿消化系统发育还不完善，肠壁通透性较高，而蛋清中蛋白质分子较小，易通过肠壁直接进入血液循环中，使婴儿的机体对异体蛋白分子产生过敏反应，引发湿疹、荨麻疹等疾病。

因此，6个月以前的宝宝不宜喂蛋清，而只能逐量食用蛋黄，蛋清最好等宝宝1周岁以后再喂，这样不易产生过敏症状，也容易被人体吸收。

第五章

7~9个月
宝宝同步营养方案

7~9个月的宝宝进入了食物质地的敏感期，此时宝宝逐渐开始长牙，牙龈有痒痛的感觉。因此营养重点除了要以母乳为主外，添加辅食也要稍有变化，最好添加一些颗粒状、粗糙一点的食物。逐渐从泥糊状食物向半固体食物过渡，这样既可缓解出牙不适，也可帮助宝宝出牙。

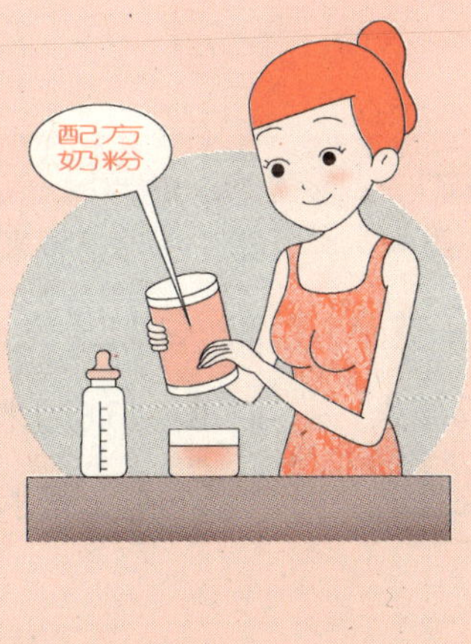

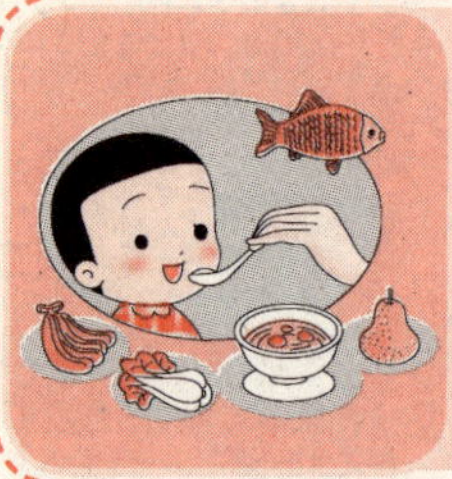

本阶段宝宝生长发育状况

从本阶段起，宝宝的生长发育速度开始减慢，体重每月增加300～400克，身长、胸围、头围每月以0.5厘米的速度增加。

男宝宝的发育指标

	7个月	8个月	9个月
身长	65.9～76.2厘米	66.2～77.2厘米	68.5～79.1厘米
体重	8.2～11.1千克	8.9～11.5千克	9.4～11.8千克
头围	42.4～47.5厘米	42.8～47.8厘米	43.5～48.4厘米
胸围	40.8～49.1厘米	41.5～49.8厘米	42.1～50.5厘米

女宝宝的发育指标

	7个月	8个月	9个月
身长	64.5～74.5厘米	65.1～75.2厘米	66.3～77.9厘米
体重	6.5～10.1千克	7.2～10.5千克	7.8～10.9千克
头围	41.3～46.4厘米	41.6～46.8厘米	42.3～47.5厘米
胸围	39.8～47.2厘米	40.5～47.8厘米	41.2～48.2厘米

本阶段宝宝的能力发展

经过半年的成长，宝宝的活动能力更强了，情感也越来越丰富，而且此时的宝宝很顽皮，虽然不会走，但总是尝试做一些危险动作，妈妈常会说："没学会走呢，你就想跑？"这是7~9个月宝宝的真实写照。

运动方面

7个月后，宝宝的行动开始变得顽皮，好动，能够独自坐在软垫上玩耍10分钟以上，而且可以抓取各种玩具供自己摆弄，还会向前俯抓东西。腿部的力量有所增强，当有人扶着宝宝时，宝宝可以站立一会儿。

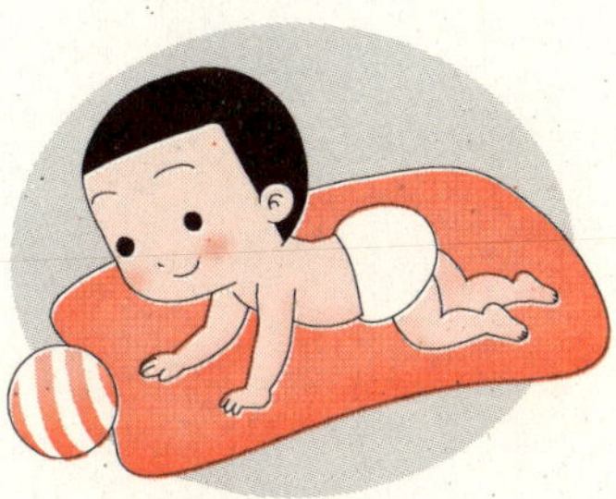

此外，手部的精细动作也多了起来，可以将东西从一只手调换到另一只手，或是抓着东西使劲摇晃。8个月时，宝宝可以用拇指与其他手指相对拿起较小的物品，如小球、小方块、小布条等；9个月时，当宝宝看见面包渣或是小糖豆时，会大把地抓起来。

值得提醒的是，此时父母要更多地看护宝宝，避免发生危险。

语言方面

7~9个月的宝宝经常会模仿大人说话，有时在看见爸爸妈妈说话时，也会跟着动嘴。父母在此时多加引导，宝宝会用两手合拍表示"欢迎"，或者用摇手表示"再见"；到8个月时，宝宝就能发出ma、ma、ba、ba等单音节词语，但比较模糊。

认知方面

7~9个月的宝宝好奇心非常强，对外界的事物很关心，当外面有鸟叫时，宝宝会回头指着外面说"鸟"；而且对家里的异常声音比较敏感，听力发育较快；此时妈妈可以引导孩子认识五官，过一段时间，当妈妈说"鼻子"，宝宝会用手准确地指出。玩耍时，若当面把东西藏起来，他可以很快找到。

社会适应行为及自理能力

7~9个月的宝宝自理能力较差，但会在遇到困难时，找亲人帮助，比如看见几天没见的外婆时，会将身体向她倾斜，要求抱自己；当想要一个东西而自己拿不到时，会哇哇叫或者拉扯别人的衣服，以引起别人的注意；当父母给的东西自己不喜欢时，会将东西推开。此外有定时大小便的宝宝会在大、小便前，做动作、表情，表示自己需要帮助。

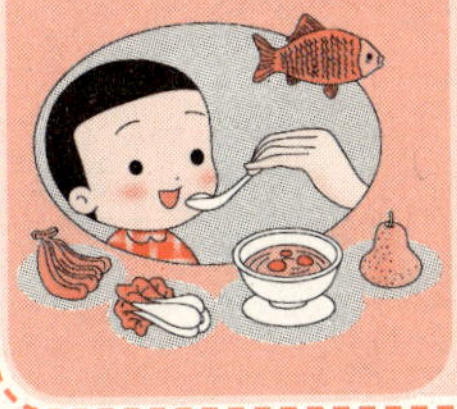

7～9个月宝宝的喂养指南

从7个月起，宝宝已开始出牙，而且辅食吃得也较多。此时除了注意营养需求外，还要给宝宝添加质地较粗糙的颗粒状食物，如肉泥、水果粒、蔬菜碎等，充分锻炼宝宝的咀嚼能力，帮助宝宝出牙。

7～9个月宝宝的营养需求量

7～9个月宝宝的营养需求量加大，每天需消耗379千卡热量。此时妈妈的乳汁分泌量开始减少，辅食添加的量一定要增加，以保证宝宝每天所需热能。此外，若有部分营养补充不足，可在医生指导下服用营养药剂，如钙剂、锌剂等，以满足宝宝发育。下面是7～9个月每日营养需求量图表，妈妈可根据表和实际情况为宝宝制定营养方案。

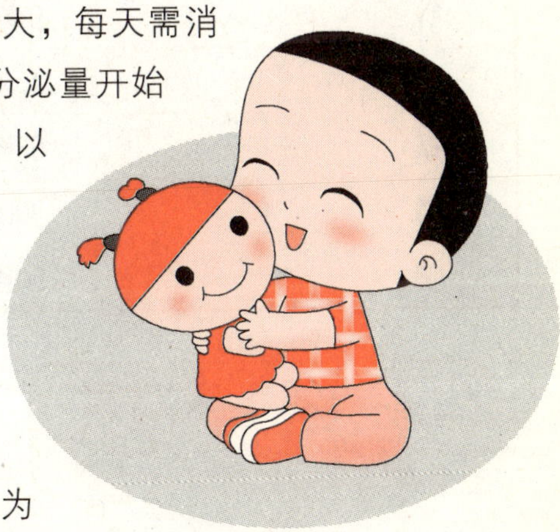

7～9个月宝宝每日营养需求量表

营养素	需求量
蛋白质	1.5～3克/千克体重
脂肪	占总能量的35%～40%
烟酸	6毫克
叶酸	35微克
维生素A	375国际单位
维生素B_1	0.4毫克
维生素B_2	0.5毫克
维生素B_6	0.6毫克
维生素B_{12}	0.5微克
维生素C	20～35毫克
维生素D	300～400国际单位
维生素E	4毫克
钙	600毫克
铁	10毫克
锌	5毫克
硒	15微克
镁	65毫克
磷	300毫克
碘	50微克

本阶段宝宝辅食推荐

7～9个月被称为转乳期，即用其他食物代替母乳。此阶段宝宝对各种营养的需求增加，而此时母乳的质和量开始下降，这样就不能单靠母乳为宝宝增加营养了，所以此时辅食显得尤为重要，即使前半年没有添加辅食的宝宝，此时也不得不开始吃辅食了。

首先，本阶段辅食多以谷类粥或烂面为主，这些食物可供给宝宝每日所需的热能，供生长发育直接所需。

其次，要多给宝宝吃一些富含蛋白质的食物，如奶制品、豆类、肉类、鱼类、蛋类，虽然此阶段妈妈母乳分泌减少，但奶制品还是属宝宝补充蛋白质最佳食物，可尝试给宝宝食用一些包装好的成品奶，如配方奶、酸奶、牛奶、豆奶等，但都不宜每天饮用，可间断性补充。

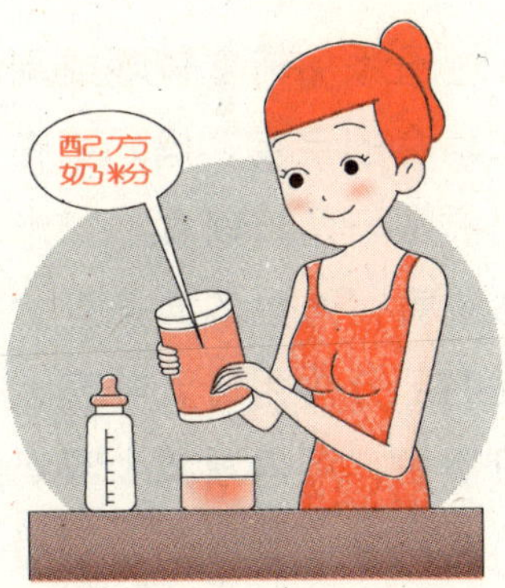

为了满足宝宝对维生素、微量元素的需求，还应让宝宝多吃一些新鲜水果和蔬菜，以保证宝宝对维生素的摄取量。

大部分宝宝在7个月后就会长出第一颗乳牙，为乳磨牙。为了促进牙齿生长，父母可为宝宝准备一些有硬度的食物，如馒头片、面包片、磨牙饼干等，帮助宝宝练习咀嚼。

不同宝宝的辅食喂养方法

添加辅食方法要灵活，不要照本宣科，做硬性规定。7~9个月添加辅食的方法要根据时间、量，宝宝对辅食的喜欢程度，母乳的多少、宝宝的睡眠类型等情况灵活掌握。对待不同的宝宝需要有不同的喂养方法。

习惯吃辅食的宝宝

有的宝宝出了满月就吃辅食，但多数宝宝还是从3~4个月开始添加辅食，较早就添加辅食的宝宝，对辅食已经很熟悉了，父母也基本掌握了宝宝吃辅食的规律。对于这样的宝宝，妈妈可继续按照自己的习惯喂养宝宝，只要孩子生长发育很正常就行。

吞咽半固体食物困难的宝宝

多数宝宝已经会吞咽半固体食物了，可有的孩子却一点也不会，对于喂到嘴里的半固体食物，到了嗓子眼就干呕。还有的可能被噎着，那就只能喂流质辅食。

吃辅食慢的宝宝

有的宝宝一天吃两次辅食，也用不上1小时；可有的宝宝，喂一次辅食就要花很长时间。对于这样的宝宝，就不能为了多加一次辅食而花费过多的时间，占用孩子的睡眠或活动时间是不明智的。

吃辅食而减少吃奶的宝宝

如果宝宝一天吃两次辅食，吃3次奶，父母感到奶的摄入量少，那就减去1次辅食，多喂一次奶，因为奶还是这阶段宝宝的主要营养来源，要结合孩子睡眠习惯，不要因为要添加辅食而把熟睡中的宝宝叫醒。

吞咽能力好的宝宝

如果宝宝吞咽能力很好，可给面包或饼干让宝宝自己拿着吃，这样既可增加宝宝的进食兴趣，也可锻炼孩子的用手能力。

本阶段添加辅食须知

7～9个月的宝宝可以食用的辅食种类较多，且营养丰富，但如果喂养不当易引起偏食、挑食，所以父母在给宝宝添加时应注意以下几点：

勿将各种辅食混在一起喂宝宝

父母切莫因图省事，将各种辅食混在一起给宝宝吃，这样不但让宝宝尝不出具体的味道，也不利于宝宝的味觉发育，经常这样吃易使宝宝厌食，对任何食物都不感兴趣。

喂奶前先吃辅食

对于添加辅食较晚或刚开始添加辅食的宝宝，妈妈可在宝宝吃奶前喂一两口辅食，如米糊、稠粥或煮得熟烂的面条等食品，不足的部分再用母乳补充，等宝宝习惯后，可逐渐减少喂奶的次数，以用餐代替母乳，这对于断奶也有一定的好处。

及时更换辅食的品种

如果宝宝把喂到嘴里的辅食

吐出来，或用舌尖把饭顶出来，或用小手把饭勺推开，把头扭到一旁等，这些行为都表明他不喜欢这种辅食。父母要尊重宝宝的感受，不要强迫，要及时更换，然后在下一顿给宝宝尝试，若宝宝吃了，表明宝宝暂时不喜欢吃前面那种辅食，一定要先停一段时间，然后再试着喂宝宝曾拒吃的辅食，这样做，对宝宝顺利过渡到正常饭食有很大帮助。

配合宝宝用手进食

这一时期宝宝喜欢抓东西往嘴巴里送，父母对这一行为要给予配合。吃饭时，父母可将宝宝的手洗净，让宝宝抓取一些食物咬食，同时给宝宝喂一些较粗糙辅食搭配一起吃，这样可不仅有助于宝宝牙齿的发育，同时也能培养宝宝自主进餐的能力，为日后独立进餐做准备。

少盐不放糖

宝宝的辅食尽量以清淡为主，饭菜尽量不放糖，放盐以成人尝后感觉没味为宜。这样可养成宝宝良好的饮食习惯，降低龋齿的发生率，避免宝宝厌食。

不要让宝宝吃得过饱

老人常说："要想小儿安，常带三分饥和寒。" 宝宝的胃肠消化功能弱，过量的食物，不利于消化，易引起腹胀、消化不良、食欲不振。因此每餐不要让宝宝吃得过饱，注意多运动，帮助食物的消化吸收。

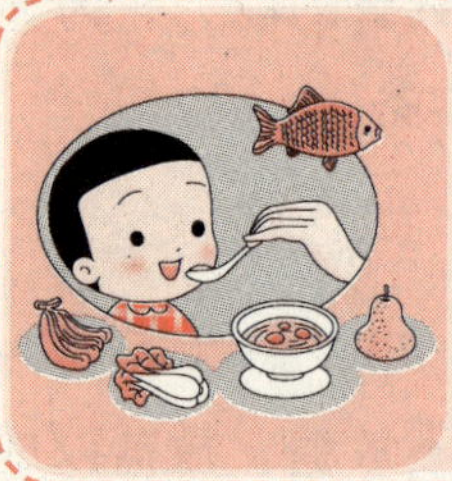

7～9个月宝宝营养配餐

宝宝的配餐是宝宝摄取营养的主要来源。因此，只有搭配好才更有利于宝宝生长发育。一般6～7个月的宝宝能吃泥状的、糊状的和半固体的食物，然后逐步扩展到吃高质量的菜粥或烂面条。到9个月时，宝宝就可以吃软饭或面片了。

7个月营养食谱参照

鸡肉粥

原料：鸡脯肉40克，鸡蛋1个，大米60克，老抽、香油、姜末各适量。

做法：鸡蛋洗净，磕破一个小口，将蛋清倒出；鸡脯肉洗净，剁成肉泥，加入蛋清、姜末、老抽混合调匀；大米淘洗干净，放入锅中，加适量水，煮沸，转小火熬成稀粥时，放入鸡肉泥拌匀，继续熬煮，至肉烂米熟后，淋上几滴香油拌匀即成。晾至温热后给宝宝喂食。

健康小提示：适合7个月的宝宝食用，此粥富含蛋白质、维生素、糖类及各种微量矿物质，可补充宝宝所需营养，利于宝宝成长。

芋头玉米泥

原料：芋头2个，玉米粒60克。

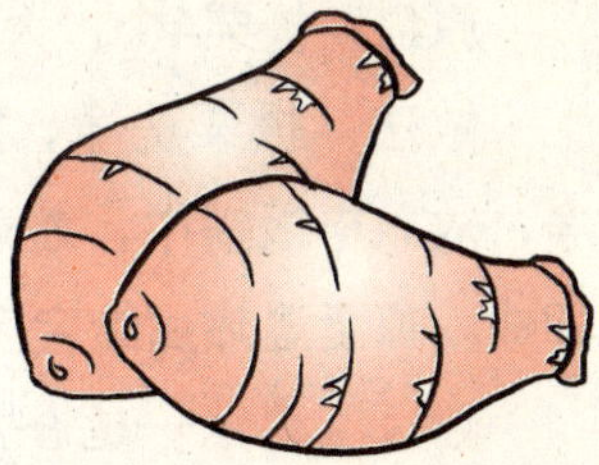

做法：芋头洗净，去皮，切块，放入水中煮熟，取出晾至温热；玉米粒洗净，放入搅拌机中，加少量水，搅打成糊状，倒入碗中，再将芋头放入玉米糊中，用勺背压成泥状，拌匀即成。适口后，给宝宝喂食。

健康小提示：适合7个月的宝宝食用，芋头玉米口味香甜，做成泥易消化，常吃可补肝益肾。

蛋黄土豆泥

原料：土豆80克，熟鸡蛋黄1个，牛奶适量。

做法：土豆洗净去皮，蒸熟，用勺背压成泥状；蛋黄用勺背压成泥状，放入土豆泥中，加适量牛奶，混合拌匀，然后置于火上加热片刻即成。适口后，给宝宝喂食。

健康小提示：适合7个月的宝宝食用，制作时，牛奶加入的量可依据宝宝吞咽程度添加，若吞咽能力强，可少量添加，若吞咽能力弱的宝宝，可多添加一些牛奶，避免宝宝哽噎。

蔬菜浓汤

原料：番茄、土豆各1个，油菜2棵，胡萝卜1根，高汤100毫升。

做法：番茄洗净，去除根蒂，切块；土豆洗净，去皮，切块；油菜洗净，切碎；胡萝卜洗净，去除根蒂，切块；将上述食材一同放入搅拌机中打碎，再倒入锅中，加入高汤，大火煮沸后，转小火慢熬，至汤浓稠即成。晾至温热后给宝宝喂食。

健康小提示：适合7个月的宝宝食用。浓汤中富含多种营养成分，可增强宝宝食欲，促进消化。

栗子粥

原料：板栗4个，大米50克。

做法：板栗洗净，放入水中煮熟，去壳，捣碎；大米淘洗干净，放入电饭锅中，熬煮20分钟，加入板栗拌匀，继续熬煮成稠粥即成。晾至温热后给宝宝喂食。

健康小提示：适合7个月的宝宝食用，板栗中富含维生素B_2，常吃可预防宝宝患口腔炎症。

鸡肝糊

原料：鸡肝2个，鸡汤100毫升。

做法：鸡肝洗净，放入沸水中略汆去血水，再放入锅中，加适量清水，炖煮10分钟，取出晾至温热，切丁碾碎，再次放入锅中，加入鸡汤，熬煮成糊状，拌匀即成。适口后，给宝宝喂食。

健康小提示：适合7个月的宝宝食用。鸡肝碾碎后易于宝宝消化，可补肝、益肾、明目，还可防止宝宝营养性贫血、夜盲症等，促进宝宝生长发育。

一日营养餐

上午	6:00	母乳或配方奶150～200毫升
	9:00	磨牙面包条10克，鸡肝糊30克
	12:00	芋头玉米泥40克
下午	15:00	蔬菜浓汤60毫升，添加鱼肝油1粒
	18:00	母乳或配方奶150～200毫升
晚上	21:00	栗子粥40克
	24:00	母乳或配方奶150～200毫升

另：每两顿饭食之间，给宝宝喂少量白开水，避免宝宝口渴。

8个月营养食谱参照

什锦细面

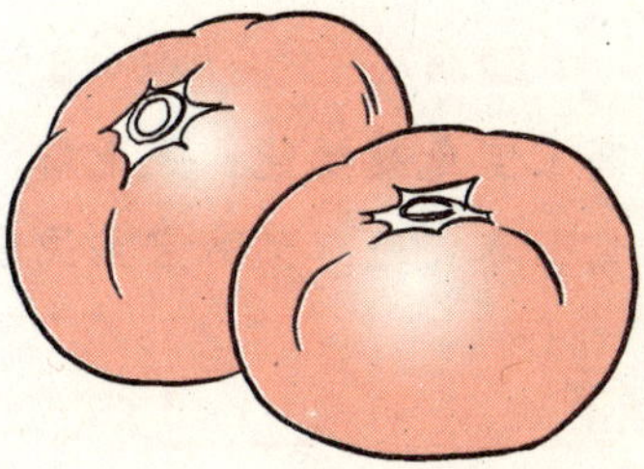

原料：龙须面30克，鱼肉25克，番茄、胡萝卜各1/2，菠菜2棵，姜末适量。

做法：鱼肉洗净，去除皮和刺，剁成泥，放入姜末，调匀；番茄洗净，用热水略烫一下去皮，去除根蒂，剁碎；胡萝卜洗净，上锅煮熟，捞出压成泥；菠菜洗净，沸水中焯软，捞出剁碎；将锅置于火上，加适量水，放入番茄、胡萝卜、菠菜煮沸，下入鱼泥，搅拌调匀，稍煮片刻，下细面，煮至熟烂即成。适口后，用筷子夹断，一点点喂给宝宝。

健康小提示：适合8个月的宝宝食用。喂食时，面和汤要混合喂给宝宝，避免宝宝嘴干，不易咀嚼。

牛肉粥

原料：牛肉30克，米饭1碗，姜末适量。

做法：牛肉洗净，放入锅中，加适量清水，煮沸，去除浮沫，放入姜末，用小火慢炖30分钟，捞出，切碎；将米饭与牛肉碎一同倒入牛肉汤中调匀，大火煮沸后，再用小火熬煮至烂熟即成。晾至温热后给宝宝喂食。

健康小提示：适合8个月的宝宝食用。牛肉耐咀嚼，可充分锻炼宝宝的咀嚼肌，具有强筋骨、补脾胃的功效，使宝宝身体强健。

芝麻糙米粥

原料：糙米45克，黑芝麻35克，白糖适量。

做法：黑芝麻除杂后，捣碎；糙米淘洗干净，放入电饭锅中，加适量水，熬煮至稀粥，加入黑芝麻拌匀，继续熬煮至米熟烂即成，晾至温热后，加少许白糖调味，即可给宝宝喂食。

健康小提示：适合8个月的宝宝食用，糙米属粗粮，常食能提高宝宝免疫功能，黑芝麻润肠养肝，搭配食用既可补充宝宝每日所需营养，还可预防宝宝便秘，促进宝宝生长发育。

蔬菜粥

原料：大米30克，小油菜2棵，老抽适量。

做法：大米洗净后，浸泡30分钟，捞出；小油菜洗净，沸水焯一下，切碎；将大米倒入电饭锅中，加适量清水，煮沸后，加入小油菜碎，调匀，继续熬煮成稠粥，滴入老抽调味即成。适口后，给宝宝喂食。

健康小提示：适合8个月的宝宝食用，若宝宝咀嚼能力差，粥可做稀一点，易于宝宝咀嚼消化。

酸奶香米粥

原料：香米50克，酸奶50克。

做法：香米淘洗干净，放入锅中，加适量清水，熬煮成酥烂的粥，盛碗晾至温热，加入酸奶搅拌调匀，即可给宝宝喂食。

健康小提示：适合8个月的宝宝食用。酸奶中酸性较强，搭配香米可减弱其酸性，避免损伤宝宝脾胃，但酸奶忌加热，一定要在粥晾至温热后再加入，避免酸奶中的益生菌流失。

香蕉牛奶吐司

原料：吐司4片，香蕉1根，葡萄干10克，热牛奶60毫升。

做法：吐司去除四边烤焦部分，切丁；香蕉去皮压成泥；葡萄干洗净，沥干切碎；将上述食材一同倒入碗中，加入热牛奶，混合各料，即可给宝宝喂食。

健康小提示：适合8个月的宝宝食用。加入水果牛奶的吐司，营养较丰富，适合宝宝口味，吐司做好后，要尽快食用，否则泡烂了影响口感。

苹果葡萄干粥

原料：大米45克，苹果1/2个，葡萄干15克。

做法：大米淘洗干净；苹果洗净，去核，切成薄片；葡萄干洗净，切碎；将苹果片和大米一同放入锅中，加适量水，煮沸后，放入葡萄干碎，转小火慢熬30~40分钟即成。适口后，给宝宝喂食。

健康小提示：适合8个月的宝宝食用，此粥味道甜美，适合宝宝的口味，还有助于胃肠蠕动，预防宝宝便秘。

一日营养餐

上午	6:00	母乳或配方奶200毫升
	9:00	香菇鸡肉羹40克
	12:00	什锦细面45克，添加鱼肝油1粒
下午	15:00	香蕉牛奶吐司60克
	18:00	酸奶40克
晚上	21:00	牛肉粥50克，面包片1片
	24:00	母乳或配方奶200毫升
清晨	3:00	母乳或配方奶100毫升

另：每两顿饭食之间，给宝宝喂少量白开水，避免宝宝口渴。

9个月营养食谱参照

山药麦片粥

原料：粳米50克，山药35克，麦片25克，枸杞5粒。

做法：粳米淘洗干净；山药去皮洗净，切成小丁；将粳米、山药、麦片、枸杞一同放入锅中，加适量水，煮沸后，转小火熬煮40分钟即成。适口后，给宝宝喂食。

健康小提示：适合9个月的宝宝食用。枸杞能补血明目，搭配山药煮粥可调养脾胃，提高食欲，促进宝宝成长。

三角面片

原料：馄饨皮5张，青菜2棵，高汤适量。

做法：青菜洗净，切碎；将馄饨皮拦腰刀切成两半后，再切一刀成小三角形；锅中加入高汤，煮沸后，下入三角面皮，再煮沸后放入青菜碎，调匀，转小火慢煮15分钟即成。适口后，给宝宝喂食。

健康小提示：适合9个月的宝宝食用。此时宝宝的好奇心较强，三角形的面皮能激发宝宝好奇，会在品尝味道的同时，增进食欲。

芒果香蕉奶昔

原料：小芒果2个，香蕉2根，牛奶150毫升。

做法：小芒果去皮，取出果肉；香蕉去皮，切块；将牛奶、小芒果肉、香蕉块一同放入搅拌机中，搅打成浆后，即可给宝宝喂食。

健康小提示：适合9个月的宝宝食用，奶昔中既有果味，又有宝宝喜欢的奶味，此食常用，使宝宝渐渐忘记喝奶的欲望，为断奶做准备。

牛肉香菇粥

原料：牛肉35克，香菇40克，粳米45克。

做法：香菇洗净，切碎；牛肉洗净，放入锅中，加适量清水，煮沸，去除浮沫，捞出，晾凉切碎；粳米淘洗干净，放入锅中，加适量清水，煮沸后，放入牛肉碎和香菇碎，转小火熬煮至肉烂米熟即成。适口后，给宝宝喂食。

健康小提示：适合9个月的宝宝食用。香菇牛肉耐咀嚼，常食既可锻炼宝宝的咀嚼能力，而且营养丰富，促进宝宝健康成长。若宝宝咀嚼能力差，烹饪时，可将牛肉、香菇切碎一些或多煮一会儿。

肉松面片

原料：薄皮面片30克，青菜2棵，肉松10克，生抽适量。

做法：青菜洗净，切碎；将锅置于火上，加适量清水，煮沸后，下入薄皮面片，煮至快熟，加入肉松和青菜碎，加生抽调匀，再煮3～5分钟即成。适口后，给宝宝喂食。

健康小提示：适合9个月的宝宝食用。肉松面片营养丰富，口味鲜美，且易嚼食。

一日营养餐

上午	6:00	母乳或配方奶150～200毫升
	9:00	三鲜豆腐脑，馒头片1小片
	12:00	南瓜拌饭50克，添加鱼肝油1粒
下午	15:00	芒果香蕉奶昔60克
	18:00	肉松面片50克
晚上	21:00	山药麦片粥40克
	24:00	母乳或配方奶150～200毫升

另：每两餐之间，给宝宝喂少量白开水，避免宝宝口渴。

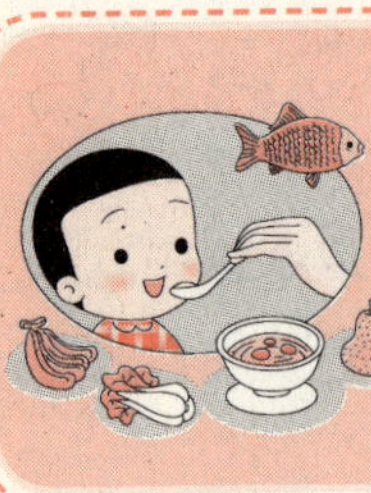

宝宝的饮食难题

7~9个月的宝宝仍处于添加辅食的过渡时期，所以辅食的问题仍然存在，而且此时一些上班族妈妈已经开始上班了，面对这一状况，宝宝的饮食会出现波动，此时父母最好学习一些相关的知识，在遇到问题时，就不会手忙脚乱了。

炼乳能作为宝宝的辅食吗

情景再现：“我家宝宝本来一直吃XX牌的奶粉，但最近看新闻该奶粉有问题，害得我都不敢给宝宝吃了，本来想给宝宝吃XX牌的纯牛奶，但听邻居说也有问题。于是我就去买了炼乳，这几天宝宝一直没吃奶，只吃炼乳，但又怕这样不好，可以这样吃吗？”

专家在线：当然不可以。炼乳只能作为较大儿童的辅食，或在不得已的情况下，把炼乳加到其他代乳粉中食用，不宜长期用炼乳作为婴儿的辅食。炼乳虽然是乳制品，但在制作过程中使用了加热蒸发、加糖等工艺，因而更易保存，但这使其中的水分仅为牛乳的2/5，蔗糖含量却高达40%。按这个比例计算，婴儿吃炼乳时，要加4~5倍水稀释甜度才合适，但其中的蛋白质、脂肪含量却会被稀释得很低，不能满足婴儿的营养需要，即使宝宝暂时吃饱了，也只是因为其中糖分多。如果想保证蛋白质、脂肪含量合适而少兑水，炼乳会过甜，不适合宝宝食用。

如何不让宝宝夜间吃奶

情景再现：“我家宝宝8个月了，每天晚上都要醒来，醒了就要吃奶，不给吃就不睡，哭闹，只要吃奶就睡。睡觉之前我已给他喂饱了，可是他就爱醒，怎样才能让宝宝晚上不醒来、不吃奶呢？”

专家在线：从你的描述看，你的宝宝可能食量较小，容易饿，这样的宝宝晚上那顿奶非常不易断。面对这种状况，妈妈可将晚上最后那顿奶延迟到24点之后再喂，尽量喂饱，然后提前清晨的喂奶时间，一般6点较适宜，若宝宝清晨4点之前醒来，要奶吃，妈妈可先哄一哄，喂点凉开水（切莫喂糖水，易造成龋齿或消化不良），不要喂奶，降低宝宝的饥饿感，等宝宝睡着，妈妈再睡，直至6点时再喂；若宝宝睡着后再次醒来，或闹着不肯睡，妈妈可将配方奶冲调比平时淡一些，给宝宝喂食，避免宝宝哭闹。这样坚持几天，宝宝会慢慢地形成夜间不吃奶的习惯，从而断掉夜间的这顿奶。

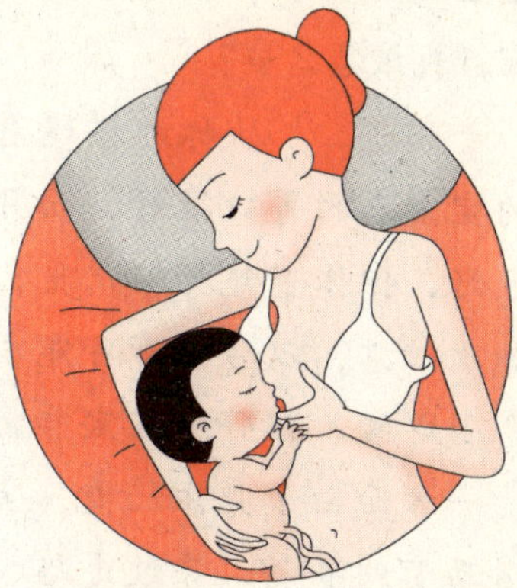

让宝宝养成夜间不吃奶的习惯

专家提示

夜间不要让宝宝过度哭闹，长时间哭闹易形成“夜哭郎”，而且这样的习惯不容易纠正，父母要注意。

宝宝太胖了该怎么办

情景再现：“我的宝宝8个月了，现在有26斤，老人总说胖乎乎的好，但我总担心这样胖下去对宝宝生长发育不好，其实平时也没给宝宝吃太多，只是吃的母乳，6个月的时候才添加的辅食，只是这孩子胃口好，很能吃，想给宝宝减减体重，但也不能饿着宝宝，我该怎么办？”

专家在线：从你的描述看，你的宝宝真的胃口很好，而且吸收也好，但体重超标较严重，如不加以注意，以后很有可能成为一个小胖墩。肥胖对宝宝非常不利，一方面由于身体沉重，宝宝的运动受到限制，导致走路、爬行等行为都比同龄宝宝晚，另一方面长期肥胖，长大后会感觉自卑，受人嘲笑，而且还为成年后心血管疾病埋下了隐患。

但由于婴幼儿时期，宝宝生长发育快，所以可以通过控制体重来缓解，只要将体重维持现状或缓慢增长状态，等宝宝长大一些，体重自然会恢复到正常水平。

一般控制体重的方法有以下几种：

❶定时定量喂奶。父母可根据宝宝的月龄安排固定的喂奶时间和食奶量，使摄入热能恒定，除供给生长发育外，尽量不要剩余，这样脂肪就无法堆积在体内。

❷多给宝宝吃水分含量大，但营养含量较少的辅食，如冬瓜粥、雪梨粥、豆浆等。这样宝宝既能吃饱，而且也起到减脂的作用。

❸让宝宝多运动。运动是消耗能量的最好方法，妈妈可以安排一些游戏，让宝宝在饭后玩耍，常让宝宝做翻身运动，练习爬行，消耗食物能量，避免脂肪堆积。

专家提示

虽然是肥胖的宝宝，但不等于宝宝不缺少营养，为了避免某种营养素的缺乏，可定期去医院做体检，并咨询医生，遵医嘱服用营养素补充剂，如钙剂、锌剂等。

为何不宜过早添加带馅的辅食

情景再现：“我家宝宝8个月了，家里老人经常包饺子，有时也拿给宝宝吃，宝宝看见了就去抓，抓来了自己会咬，但看起来不怎么爱吃，常吃一点吐一点，不是说宝宝爱吃这样的食物吗？”

专家在线：不是宝宝不爱吃带馅的食物，而是这个时候还不能给宝宝吃。因为此时宝宝仅有1～2个门牙，菜肉混合的馅加上外皮的包子、水饺等食物宝宝嚼不碎，如果勉强吞下去，没有咀嚼的食物很难被消化，常会引起宝宝腹胀、便秘，或食物原样便出，这对宝宝肠胃非常不利，因此，最好不要在此阶段给宝宝吃带馅的辅食。可以将蔬菜或水果与面粉调成糊状，做成小煎饼、小馒头，这样宝宝不但爱吃，而且也利于消化。

上班族妈妈如何保存母乳

情景再现：“我家宝宝现在7个月了，一直是母乳喂养，公司里一直催着我去上班，可宝宝不吃配方奶，也不喜欢吸奶嘴，虽然婆婆在家，但我一上班宝宝白天就没奶吃了，这该怎么办？”

专家在线：听了你的叙述也很为你着急，这是上班族妈妈常会碰到的事。为了不饿着宝宝，妈妈一定要学会如何保存母乳，这样即便妈妈不在家时，宝宝也能吃到母乳。

首先，上班前，你一定要准备好一些保存母乳用具，如干净的带盖玻璃瓶、专用母乳储存袋、恒温的保存箱，这些用具既卫生，而且能保证母乳的新鲜，一般市面上都能买到。

其次，可将挤出的乳汁直接放入带盖的清洁的玻璃瓶、塑料瓶中，然后密封好。如果碰见出差当天不能回来，可将乳汁冷藏；如果只是正常上班，可以将母乳放在较凉的厨房里，一般室温下母乳可保存20个小时，冰箱冷藏可保存5天。

经冷藏后的母乳会出现分层的现象，饮用前应轻轻摇匀，加热后再给宝宝吃。冷冻的母乳需经过解冻，解冻时应把母乳从冰箱的冷冻层里拿到冷藏室，放置一天后再用热水温热，水温最高不能超过37℃（不烫手），不要放在火炉上，或在微波炉内直接加热，以免破坏乳汁中的营养成分。解冻后的乳汁，不可再次冷冻。

宝宝出牙时拒食怎么办

情景再现：“我家宝宝7个月了，前几天发现他很喜欢吃硬一点的东西，估计是要出牙了，可这几天不知怎么，开始不吃东西了，奶也不喝了，这该怎么办？”

专家在线： 宝宝出牙时常拒食，这是正常现象。多因牙齿破龈而出，咀嚼食物或吸奶时，与未萌发的乳牙经食物摩擦而产生疼痛，宝宝为了不再疼痛所以拒食。面对这一状况，妈妈可用小勺喂一些较凉的汤汁，并制作一些面包条，让宝宝自己拿着“磨牙”，会用杯子喝水的宝宝，妈妈可用杯子喂奶。此时，应避免宝宝吸吮奶瓶或吸吮母乳，一方面宝宝吸吮时，会产生疼痛感；另一方面，如果宝宝不吃奶，还会咬伤妈妈的乳头。

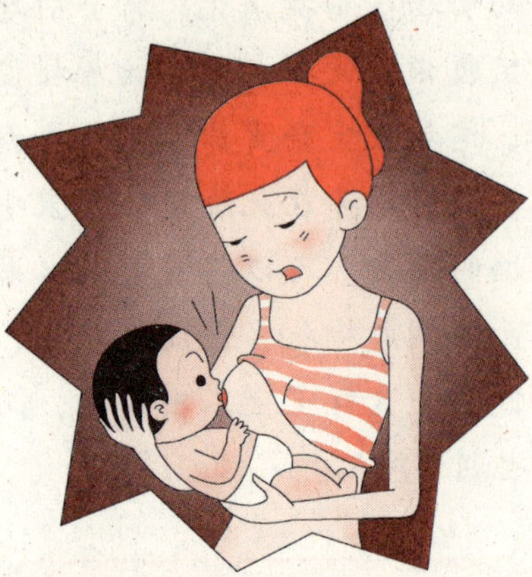

第六章

10～12个月
宝宝同步营养方案

此阶段是宝宝最佳的断奶阶段，同时也是培养宝宝独立进餐的重要时期。因此，父母在此时应增添辅食的花样，多给宝宝吃辅食。并培养宝宝自己拿小勺吃辅食，尽量少吃母乳的习惯。这样不仅有利于宝宝对营养的摄取，而且对断奶和独立进餐都有好处。

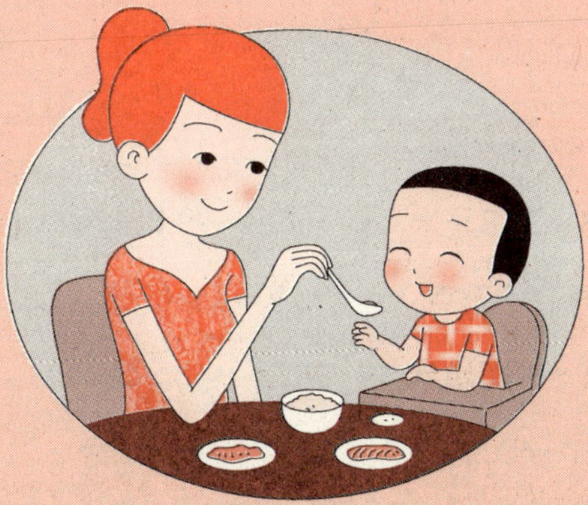

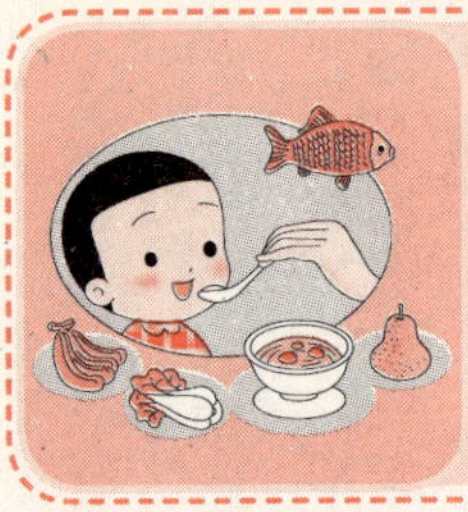

本阶段宝宝生长发育状况

10～12个月是宝宝婴儿期的最后阶段，生长速度不如前几个月，体重每月平均增加150～250克，身高增长1～1.5厘米，乳牙萌出4～6颗门牙，恒牙还没有萌发。

男宝宝的发育指标

	10个月	11个月	12个月
身长	69.5～80.1厘米	70.8～80.3厘米	71.0～81.5厘米
体重	10.5～11.6千克	10.8～12.1千克	10.9～12.6千克
头围	43.9～48.8厘米	44.5～49.5厘米	44.8～49.9厘米
胸围	42.5～50.7厘米	42.8～51.1厘米	43.3～51.8厘米

女宝宝的发育指标

	10个月	11个月	12个月
身长	67.3～77.8厘米	68.8～79.8厘米	69.8～80.6厘米
体重	6.9～10.8千克	7.2～11.6千克	7.8～12.4千克
头围	42.5～47.8厘米	42.7～48.3厘米	42.8～48.9厘米
胸围	41.5～48.5厘米	41.5～49.2厘米	41.8 ～49.3厘米

本阶段宝宝的能力发展

10～12个月的宝宝在生理、心理和智力上都发生了很大的变化，甚至可以说，他将从一个完全依赖他人的“无助小儿”成为懂事的大宝宝。

运动方面

10个月的宝宝已经可行动自由地爬行了，虽然还不能独自行走，但在大人的辅助下，已经开始迈步了，腿部也变得越来越有力，蹬腿时，非常有劲。进入12个月后，经常训练站立、行走的宝宝就可慢慢移动双腿向前走，虽然还不是很稳，但对父母来说，却是由衷的开心。此外，10~12个月的宝宝，手指可以灵活地拿起小物品了，而且还会将小物品放入杯子中，再伸手进去取出。

语言方面

10～12个月是宝宝言语模仿的最佳时期，宝宝能说出几个简单生活用词，如“吃、拿、要、不”等，12个月时，宝宝见到爸爸或妈妈会主动叫，见到熟悉的人，也会在父母的指导下，简单地发音，打招呼。

认知方面

10个月以上的宝宝能听懂人和动物名称，会对听到的问话做出正确的反应，如问“妈妈在哪里”，宝宝会到处寻找，找到后会发出“妈”的声音。11个月的宝宝能有意识地发出一个字音，并用其表示相应的事物，如人、物品、动作，但发音不一定清楚，表明宝宝已正确理解了这个词的含义。

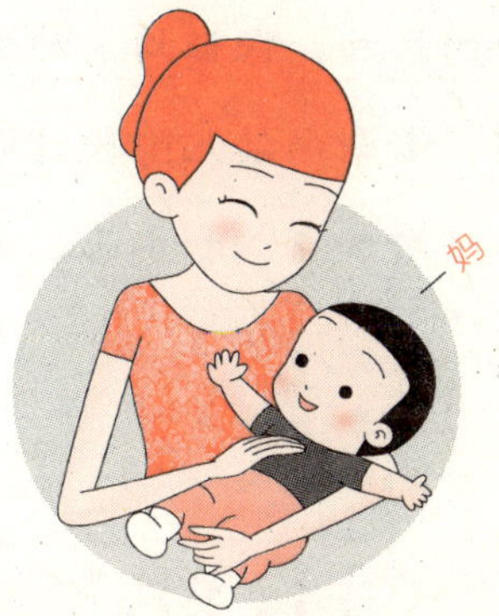

社会适应行为及自理能力

10个月宝宝具有较强的模仿能力，11个月时，妈妈在白纸上画点，宝宝也会模仿着妈妈做同样动作；12个月时，宝宝在与同伴玩耍时，会有抢玩具的举动，而且同伴玩什么他就抢什么，这并不奇怪，因为宝宝喜欢模仿，只要让宝宝们玩同样的玩具，宝宝就不再争抢了。

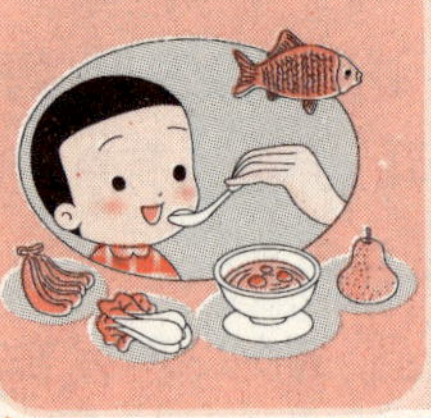

10～12个月宝宝的喂养指南

10～12个月是宝宝断奶的最佳时期，断奶中的宝宝要特别注意辅食的添加，保证均衡的营养。此外，要逐步培养宝宝独立进餐的习惯，渐渐向幼儿阶段过渡。相应地减少餐数，增加每餐进食量，午后可增加点心和水果，以保证维生素的摄取，同时也能避免宝宝饥饿。

10～12个月宝宝的营养需求量

10～12个月的宝宝生长发育逐步趋于稳定，但身体的消耗逐渐加大，而且大脑的发育仍处于快速发育期，加之准备断奶，此时宝宝的体质较弱，如没有良好的辅食配餐，就不能补充充足的营养。为此，父母除了要丰富宝宝的辅食外，还应咨询医生，在医生指导下添加特需营养素，如钙剂、锌剂等，以增强宝宝的免疫力，避免宝宝患病。下面是10～12个月营养需求量图表，妈妈可根据表和宝宝实际情况为宝宝添加均衡营养。

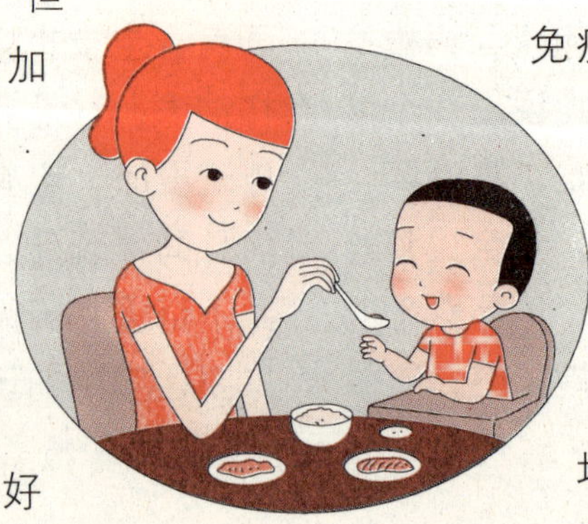

10～12个月宝宝每日营养需求量表

营养素	需求量
蛋白质	1.5～3克/千克体重
脂肪	占总能量的35%～40%
烟酸	7毫克
叶酸	40微克
维生素A	375国际单位
维生素B_1	0.5毫克
维生素B_2	0.6毫克
维生素B_6	0.7毫克
维生素B_{12}	0.6微克
维生素C	20～35毫克
维生素D	300～400国际单位
维生素E	5毫克
钙	650毫克
铁	10毫克
锌	7毫克
硒	17微克
镁	70毫克
磷	350毫克
碘	50微克

宝宝断奶期的喂养方法

宝宝断奶时，喂养方式一定要正确，要确保宝宝每日所需的营养，切莫因为断奶而使宝宝的营养不良。那么，宝宝断奶时应如何喂养呢？

一般母乳从8～9个月起分泌量减少，尤其妈妈上班后泌乳量会更少。上班期间，白天可用配方奶及辅食喂哺宝宝1～2次。

随着母乳的减少，在决定断奶之前可以先喂配方奶，再喂母乳。这样由于宝宝已经吃饱，吸吮无力，母乳会随之减少。先减白天，如上午上班后的1次，再去掉早晨的1次，最后再断掉睡前和夜晚的。另外，断奶的开始几天，妈妈可能会感到乳房发胀，可挤掉积奶，或用生姜芽60克、生山楂30克，水煎后当茶饮用，连吃3～4天。此外，也可用毛巾或较紧的乳罩减少奶胀，帮助回奶。循序渐进，自然过渡。

断奶期间，为了能给宝宝充足的营养，辅食需要特别注意营养均衡。喂哺宝宝最好由爸爸承担，妈妈可以在厨房里准备辅食，尽量不要再抱着宝宝喂。刚开始时，宝宝可能会哭闹着找妈妈，爸爸需要耐心，多陪宝宝玩，等宝宝饿了，再给宝宝喂，等宝宝适应了，宝宝自然会坐在爸爸怀里乖乖地把奶吃完。

由于是母乳喂养，所以很多宝宝有时很不喜欢奶嘴的感觉，拒绝用奶瓶喝奶。如果宝宝不愿意用奶瓶喝配方奶，可以尝试给宝宝挑选一款适合宝宝手拿着喝奶的杯子，让宝宝渐渐学会用杯子喝牛奶，切莫将奶瓶硬给宝宝喂，这样宝宝会产生厌恶情绪，还会想着喝母乳，打乱宝宝的断奶计划。

断奶不等于断乳，宝宝断奶期间要保证宝宝每天有足够的奶吃，可以选择牛奶或选用适合宝宝月龄的配方奶。每日的乳制品要占宝宝热量的40%左右，而且还要增加宝宝的辅食，以免造成营养不良。需要注意的是，开始断奶时，尽量鼓励宝宝多喝配方奶。但只要他想吃母乳，妈妈就不该拒绝。

给宝宝断奶的注意事项

断奶是宝宝从婴儿期向幼儿期过渡的必经之路，从开始断奶至完全断奶需经过一段适应过程，也就是一顿一顿地用辅食逐渐代替母乳。可是，有些妈妈平时不做好断奶的准备，没有逐渐改变宝宝的饮食结构就开始给宝宝断奶，这样突然不给宝宝奶吃的做法，不但会使宝宝营养不良，免疫力下降，导致疾病的发生，而且对宝宝的心理也会造成影响，甚至会影响亲子关系。因此，在给宝宝断奶时需要注意以下几点：

勿以乳头上涂抹药物的方法来断奶

乳头周围的皮肤比较细嫩，若涂抹药物或刺激物，如碘酒、辣椒油等，很可能会刺激皮下组织，诱发皮肤过敏，而且会影响乳腺的分泌，为乳腺疾病埋下了隐患。而且这种方法不仅断不了奶，还会使宝宝产生逆反心理，从而不配合大人。

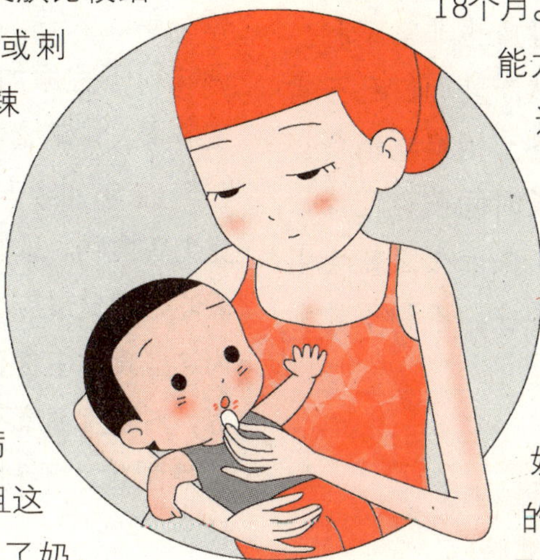

断奶要选择适合的时期

一般断奶最好在春秋季进行，这两个季节气候较凉爽，温度适宜，断奶时，宝宝发生疾病的概率较小。夏季气候炎热，宝宝脾胃虚弱，免疫能力差，而冬季天气寒冷，若给宝宝断奶，易造成饮食波动，营养摄取不足时容易诱发感冒等呼吸道疾病，而且宝宝生病期间最好不要断奶，此时宝宝更需要营养和妈妈的呵护，要等宝宝恢复健康之后再进行。

断奶要选择适合的月龄

一般以宝宝出生后9~12个月为断奶最佳时期，最晚不可超过第18个月。由于宝宝消化能力弱，如果断奶过早，添加辅食过多，容易引起消化道功能紊乱，导致腹泻和营养不良。而断奶过晚，母乳的营养会不能满足宝宝生长的需要，尤其在宝宝牙齿长出后，对食物中营养素的需要量也逐渐增加，需要一些固体食物满足牙齿的咀嚼功能。此外，断奶过晚还会使宝宝过分依赖妈妈的乳汁，使他不愿意吃其他食物，导致宝宝偏食、挑食或性格懦弱、不合群等。同时，断奶过晚对妈妈的影响也非常大，妈妈会因为长期喂奶而影响睡眠质量、食欲下降、体质变弱，影响自己的生活和工作，甚至引发内分泌紊乱、月经不调等妇科疾病。

不可强行断奶

断奶需要循序渐进，特别是在宝宝还不满1周岁、妈妈母乳还较充足的情况下。否则不仅会使宝宝饮食、情绪造成影响，而且对妈妈的乳房健康也非常不利。宝宝会因为突然断乳而打乱正常的生活规律，甚至拒绝吃辅食；而妈妈的乳房长时间积存乳汁，也会产生胀痛，久而久之就会引发炎症，产生肿块，不利于乳房的健康。

宝宝断奶食物的选择与制作

父母在为宝宝准备食物的时候，对食品应该有所选择，有些食品是不适合断奶期的宝宝食用的。一般不适合作为断奶的食物有：

❶ 某些贝类和鱼类。如墨鱼、章鱼、鲍鱼以及用调料煮的鱼贝类小菜、干鱿鱼等。这些食物属海鲜，易诱发皮肤过敏，而断奶期间宝宝的饮食处在适应阶段，脾胃较虚弱，所以不适合吃这些食物，避免宝宝生病，而打乱宝宝的断乳计划。

❷ 不易消化的食物。如牛蒡、莲藕、腌菜等。此时宝宝脾胃较虚弱，食用这些食物易产生消化不良，使宝宝产生厌食和营养不良。

❸ 香辛调味料。如芥末、胡椒、姜、大蒜、咖喱粉等。这些调味料不宜添加入辅食，刺激宝宝脾胃，影响食物消化吸收。

❹ 奶油软点心、软糖类、巧克力等食物。这些食物很多宝宝都爱吃，但父母应尽量让其少吃，因为这些食物中含有人工色素、糖精等，对宝宝健康不利，而且吃多了易患龋齿，不利于宝宝牙齿的生长。

断奶对宝宝的饮食是一个非常重大的转折，所以此时辅食的添加尤为重要，除了要回避不适合的食物外，还应为宝宝制订良好营养计划和安排，不仅要有菜谱，还应注意断奶前、中、后几个时期的链接，最终使宝宝习惯柔软的固体食物。断奶期间宝宝适宜吃的食物一般有以下几种：

❶ 奶制品。奶制品是宝宝成长的重要食物之一，虽说断了母乳，但奶还是要喝的。断奶前期，可以为宝宝准备适合宝宝月龄的配方奶；断奶中后期，可以逐渐让宝

宝习惯牛奶的味道。同时，也可将奶酪、奶油等乳制品涂抹在面包上，供宝宝食用。这样不但能使宝宝得到充足的蛋白质，而且还能扩大宝宝的饮食范围。

❷ 水果类。大多数水果中都富含维生素C，但不同的水果营养成分也有所不同，为了在断奶后尽可能地补充足量的营养素，可以让宝宝吃多样的水果，但要注意不要偏食，避免长期只吃某一种水果。水果以当地产的新鲜水果、时令水果为最佳，食用要少量、均衡。给宝宝食用时，要洗净，去除不能吃的部位，切成小块，这样便于宝宝自己拿着吃。

❸ 蔬菜类。在为宝宝添加蔬菜时，要注意选择，一般小白菜、番茄、西葫芦、南瓜、茭白、茄子等蔬菜应让宝宝多吃；而菠菜、芹菜等含膳食纤维多的蔬菜，也应适当给宝宝吃，可缓解宝宝的便秘。对于宝宝不喜欢吃的蔬菜，妈妈可以想办法将其混合在其他食物中，如肉泥、粥中，做出菜肉卷、蔬菜粥、小水饺给宝宝吃。

❹ 主食类。这是宝宝的主要食物，为了不让宝宝感觉单一，父母应变着花样给宝宝烹饪，如将面做出馒头片、发糕、水饺、馄饨、疙瘩汤、包子等，而将米做出八宝粥、什锦饭、饭团等。这样宝宝会对食物产生好奇心，从而喜欢吃饭。

❺ 海藻类。一般海藻类食物膳食纤维较多，且不易消化，如海带、紫菜等，但海藻食物中富含无机盐、碘和钙，因此父母必须适时地给宝宝添加。烹饪时，父母可以取出少量，将其弄碎，煮软一些，做成汤食用。

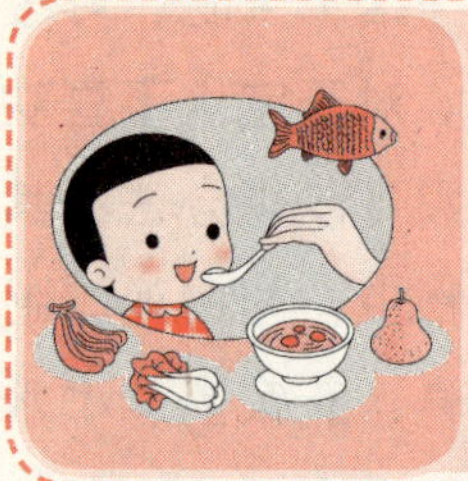

10～12个月宝宝营养配餐

10～12个月的宝宝应尽量吃一些固体、小块的硬质食物，增强咀嚼能力，父母也可以做一些食物来锻炼宝宝的咀嚼力，比如让宝宝撕咬自己烧煮的肉类，让宝宝吃面包时最好保留外面的硬皮，有些蔬菜可洗净后给宝宝生吃，为幼儿期配餐做准备。

10个月营养食谱参照

海带细丝小肉团

原料：海带10克，瘦肉泥25克，葱末、姜末、盐各适量。

做法：将海带洗净，切碎，加入瘦肉泥、葱末、姜末、盐混合搅拌，用手揉成小肉团；将锅置于火上，加适量清水煮沸，一个个放入小肉团，再放入海带碎，熬煮15分钟即成。适口后，供宝宝食用。

健康小提示：适合10个月的宝宝食用，可充分锻炼宝宝咀嚼能力。制作时，肉团可做小一点，以宝宝口大小为宜，这样更容易咀嚼。

火腿土豆泥

原料： 火腿肉10克，土豆1个，黄油3克。

做法：将土豆洗净，上笼蒸熟，去皮，碾碎；火腿肉切碎；将土豆泥、碎火腿、黄油混合调匀，上锅蒸5分钟即成。适口后，给宝宝喂食。

健康小提示：适合10个月的宝宝食用。土豆泥营养丰富，且易吸收，搭配火腿，风味更加独特。

八宝米浆

原料：水发银耳5克，水发莲子3枚，水发百合6克，红枣2枚，核桃仁6克，花生米5克，黑芝麻3克，粳米60克。

做法：银耳去除黄色杂质，撕碎；百合撕碎；红枣洗净，去核；莲子掰开；核桃仁、花生米、黑芝麻、粳米分别洗净，沥干水分；将上述食材一同倒入全自动豆浆机中，加水至上下水位线之间，接通电源，按下指示键，待煮好后，倒入碗中。适口后，给宝宝喂食。

健康小提示：适合10个月的宝宝食用，八宝米浆原料丰富，营养全面，易于宝宝消化吸收。

蘑菇豆花汤

原料：蘑菇25克，豆腐40克，水发黑木耳8克，高汤、植物油、姜末、盐各适量。

做法：蘑菇洗净，切丁，水发木耳洗净，去蒂，撕碎；将锅置于火上，放入少许植物油，烧至七成热，放入姜末煸炒，再放入蘑菇、黑木耳碎，略翻炒后加入高汤煮沸，加入豆腐，焖煮5分钟，加少许盐调味即成。适口后与主食一同喂宝宝。

健康小提示：适合10个月的宝宝食用，豆花汤营养丰富，蘑菇能开胃，搭配食用既可补虚也可增强体质，特别适合病后体虚的宝宝食用。

奶香花椰菜

原料：花椰菜15克，牛奶30毫升，火腿末10克，盐适量。

做法：花椰菜洗净，切成小块，放入沸水中，加少许盐，焯煮片刻，捞出；另起一锅，放入花椰菜、牛奶、火腿末，熬煮至牛奶被花椰菜火腿末吸收即成。适口后，给宝宝喂食。

健康小提示：适合10个月的宝宝食用，花椰菜不宜切得太大或太碎，太碎不利于宝宝咀嚼，太大易使宝宝哽噎，应以宝宝适口为宜。

鱿鱼紫菜粥

原料：紫菜8克，鱿鱼丝20克，熟芋头10克，青菜2棵，粳米60克。

做法：紫菜撕碎；鱿鱼丝切碎；熟芋头去皮，压成泥；青菜洗净，切碎；粳米淘洗干净，放入锅中，加适量清水煮沸，放入芋头泥、青菜、鱿鱼碎、紫菜碎混合调匀，转小火慢煮至熟烂即成。晾至温热后给宝宝喂食。

健康小提示：适合10个月的宝宝食用，紫菜中富含B族维生素及维生素E，可帮助宝宝维持机体酸碱平衡，有利于宝宝成长发育。此粥热量较低，特别适合胖宝宝食用。

一日营养餐

上午	6:00	母乳或配方奶200毫升
	9:00	蘑菇豆花汤40克，馒头片2片
	12:00	菠菜面60克，添加鱼肝油1粒
下午	15:00	新鲜水果2～3块
	18:00	八宝米浆60克，草莓蛋糕1块
晚上	21:00	牛奶或配方奶200毫升
	24:00	母乳或配方奶200毫升
清晨	3:00	母乳或配方奶100毫升

另：每两餐之间，给宝宝喂少量白开水，避免宝宝口渴。

11个月营养食谱参照

南瓜饼

原料：面粉40克，南瓜泥30克，黄油15克，发酵粉3克，白糖适量。

做法：将面粉倒入盆中，放入南瓜泥、白糖、发酵粉混合搅拌，加少量水，制成南瓜饼胚；将平底锅置于火上，放入黄油，待油热后，放入饼胚，双面煎至金黄色即可。晾凉后，切成小三角，供宝宝食用。

健康小提示：适合11个月的宝宝食用。南瓜属暖性食物，可暖胃补虚，且口感糯甜，宝宝喜爱食用。

鸡肉松饭

原料：鸡脯肉50克，软米饭1碗，芹菜15克，植物油、盐各适量。

做法：鸡脯肉洗净，剁成肉末；芹菜洗净，抽丝，切成碎末；将锅置于火上，倒入植物油，烧至七成热，下入鸡肉末、盐，翻炒几下，再下芹菜末，继续翻炒2分钟，放入软米饭，加少许水盖上锅盖焖约3分钟，再翻炒均匀即可。适口后，给宝宝喂食。

健康小提示：适合11个月的宝宝食用，可充分锻炼宝宝咀嚼能力，而且鸡肉富含蛋白质和不饱和脂肪酸，且肉质鲜嫩，鲜香可口。

水果蛋糕

原料：面粉60克，鸡蛋1个，热牛奶20毫升，发酵粉3克，葡萄干10克，黄桃罐头1个，植物油适量。

做法：鸡蛋洗净，磕入碗中，打散；黄桃捞出几片，切成小块；葡萄干洗净，沥干后切碎；将面粉、发酵粉放入盆中，加入热牛奶和蛋液混合搅拌，再加入少许黄桃罐头水，调和成稠面糊，撒上葡萄干碎和黄桃块；取一个盘子，盘底抹些植物油，将蛋糕面糊倒入盘中，上锅蒸35～50分钟即可取出。晾凉后切成小块，供宝宝食用。

健康小提示：适合11个月的宝宝食用。自己蒸的蛋糕不含太多糖分，并加入了鸡蛋和牛奶，既营养又美味，可给宝宝作为点心食用。

番茄色拉

原料：番茄1个，色拉酱适量。

做法：将番茄洗净，用热水烫去皮，去除根蒂，切成小块，放入色拉酱调匀，即可给宝宝喂食。

健康小提示：适合11个月的宝宝食用。色拉酱具有特殊的香味，宝宝会非常喜欢吃，但色拉酱中热量较高，脂肪含量也高，不宜食用过多，避免宝宝肥胖。

猪肝圆白菜

原料：猪肝泥60克，豆腐100克，胡萝卜半根，圆白菜叶2片，肉汤、淀粉、盐各适量。

做法：豆腐洗净，切丁；胡萝卜洗净，剁碎；圆白菜叶洗净，放入沸水中煮软，捞出晾凉；将猪肝泥与豆腐、胡萝卜碎混合调匀，加入盐调味，然后放入白菜叶中间做馅，再将圆白菜叶卷起，用淀粉封口后，放入肉汤中煮熟即可。适口后，戳开给宝宝喂食。

健康小提示：适合11个月的宝宝食用，猪肝具有明目的功效，经常给宝宝食用，有助于宝宝视力的发育，预防近视、弱视。

牛肉蔬菜燕麦粥

原料：粳米60克，牛肉40克，菠菜3棵，番茄、胡萝卜各1/2个，燕麦片20克。

做法：牛肉洗净，切块，焯熟，捞出，晾凉后切碎；胡萝卜洗净，切块；番茄用沸水烫去皮，去除根蒂切碎；将菠菜洗净，沸水焯一下，切碎；将番茄、胡萝卜、菠菜一同放入搅拌机中打碎；将粳米淘洗干净，放入电饭锅中，加适量水熬煮，煮沸时，加入打碎的蔬菜和切好的牛肉粒，煮至熟烂即成。适口后，给宝宝喂食。

健康小提示：适合11个月的宝宝食用，牛肉不易咀嚼，妈妈可将牛肉煮烂一些，再放入粥中熬煮，避免宝宝因咀嚼不烂而引起便秘。

一日营养餐

上午	6:00	母乳或配方奶250毫升
	9:00	水果蛋糕1小块，鱼肝油1粒
	12:00	鸡肉松饭50克，南瓜饼1小块
下午	15:00	番茄色拉60克
	18:00	鸡汤水饺70克
晚上	21:00	母乳或配方奶250毫升
	24:00	母乳或配方奶200毫升
清晨	3:00	母乳或配方奶100毫升

另：每两餐之间，给宝宝少量喂白开水，避免宝宝口渴。

12个月营养食谱参照

什锦烩饭

原料：大米30克，牛肉粒15克，胡萝卜粒20克，土豆1/2个，洋葱碎10克，熟鸡蛋黄1个，肉汤、盐各适量。

做法：大米洗净；土豆洗净，去皮切碎；熟鸡蛋黄捣碎；将大米与牛肉粒、熟蛋黄碎、胡萝卜粒、土豆碎、洋葱碎一同放入电饭锅中，加入适量清水煮熟，待电饭锅指示灯跳起时，加入肉汤、盐，加盖焖约10分钟即成。适口后，给宝宝喂食。

健康小提示：适合12个月的宝宝食用。烩饭中包含着牛肉和各种蔬菜，营养丰富，味道可口，同时可锻炼宝宝咀嚼能力。

鱼肉蒸糕

原料：鱼肉30克，葱末10克，鸡蛋清1个，盐适量。

做法：将鱼肉洗净，去除骨、刺，剁成泥，加入葱末、蛋清、盐，调匀，捏成有趣的形状，摆放在盘中，上锅蒸约15分钟即成。晾至温热后给宝宝喂食。

健康小提示：适合12个月的宝宝食用，鱼肉细嫩，富含多种营养素，宝宝喜欢食用，常吃不仅可补充每日营养，还有助于大脑和眼睛的发育。

馒头肉松夹饼

原料：肉松10克，牛奶馒头半个。

做法：将馒头中间稍微撕开，放入适量的肉松。可让宝宝自己拿着吃，或剥下小片馒头夹肉松喂食。

健康小提示：适合12个月的宝宝食用，牛奶馒头与肉松可为宝宝提供足量的蛋白质和大量热能，适合作为午餐食用。

鸡肉馄饨

原料：鸡肉泥60克，小馄饨皮8个，姜末、香菜碎、紫菜碎、虾皮、鸡汤各适量。

做法：用清水将虾皮泡软，剁碎；姜末放入鸡肉泥中，拌匀，包入一片片小馄饨皮中；锅中加适量清水，煮沸，下入小馄饨，煮至漂浮，捞出，加入热鸡汤，再兑一些馄饨汤，撒上香菜碎、紫菜碎、虾皮即成。晾至温热后，给宝宝喂食。

健康小提示：适合12个月的宝宝食用，小馄饨是宝宝爱吃的食物，味道鲜美，使宝宝胃口大开，但不宜一次食用过多，以免胀腹消化不良，从而影响下一餐的饮食。

番茄鸡蛋拌饭

原料：米饭1碗，番茄、鸡蛋各1个，植物油、盐、糖各适量。

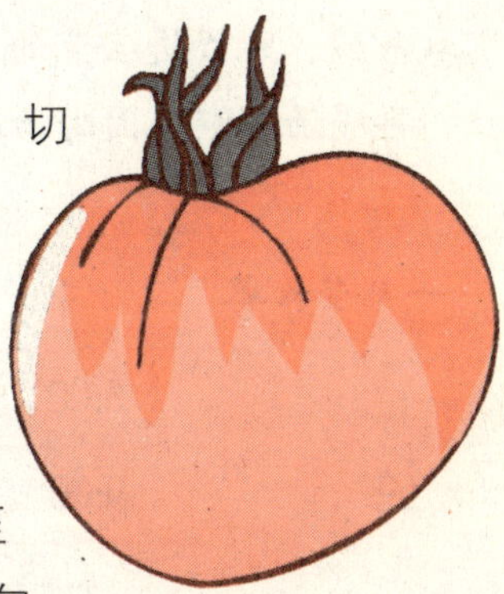

做法：番茄用热水去皮，去除根蒂，切成小块；鸡蛋洗净，磕入碗中打散；锅中倒入植物油，烧至八成热时，倒入鸡蛋液，摊成蛋皮，捞出，剁碎；再在锅中加适量植物油，烧热后，下番茄，翻炒几下，放入鸡蛋碎、盐、糖，翻炒至熟，加入少许清水，倒入米饭，翻炒拌匀，沸后关火，加盖焖约3分钟即成。晾至温热后，给宝宝喂食。

健康小提示：适合12个月的宝宝食用，番茄鸡蛋拌饭味道酸甜鲜美，可增加宝宝食欲，调节胃肠蠕动能力。

五彩鸡丝羹

原料：鸡脯肉150克，鸡蛋2个，香菇（水发）25克，甜椒1个，胡萝卜1/2根，葱末、植物油、高汤、黄酒、盐、淀粉各适量。

做法：鸡蛋洗净，磕小口，将蛋清倒出，留蛋黄，再取一个碗倒出蛋黄，打散；鸡脯肉洗净，用刀背剁松，再切成细丝加入盐、黄酒、蛋清、淀粉拌匀。锅内放油，将鸡蛋摊成蛋皮，晾凉后切碎。胡萝卜、甜椒、香菇洗净后，分别切丝。再将锅内放植物油，烧至七成热，下鸡丝、胡萝卜丝、香菇丝、甜椒丝煸炒至熟；最后将煸炒过的丝一同倒入煲中，加入高汤，煮沸后，转小火炖10分钟，加盐调味，用水淀粉勾芡即成。晾至温热后，给宝宝喂食。

健康小提示：适合12个月的宝宝食用，鸡肉鲜嫩，富含人体必需氨基酸，能促进宝宝的生长发育。喂食时，可先给宝宝咀嚼鸡肉丝，再喝汤，避免因喝汤而不愿意食肉。

一日营养餐

上午	6:00	母乳或配方奶250毫升
	9:00	番茄鸡蛋羹40克
	12:00	鸡肉松饭50克，蔬菜汤1小碗
下午	15:00	新鲜水果1块，全麦面包1片
	18:00	鱼肉面条50克
晚上	21:00	母乳或配方奶250毫升
	24:00	母乳或配方奶200毫升
清晨	3:00	母乳或配方奶100毫升

另：每两餐之间，给宝宝喂少量白开水，避免宝宝口渴。

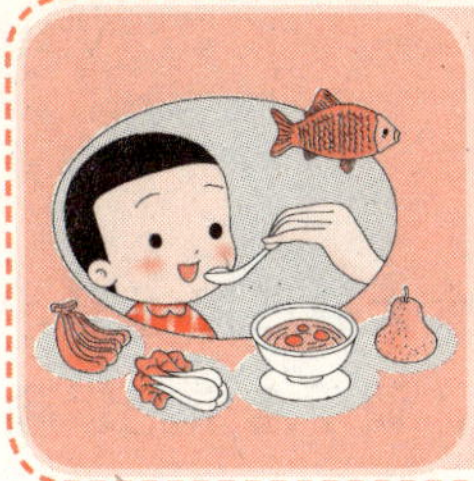

宝宝的饮食难题

10～12个月是宝宝断奶的最佳时期。由于断奶，宝宝的饮食会受到很大改变，这让宝宝会产生这样或那样的不适应，而且要慢慢适应的事情也很多。因此，饮食难题还是会存在，但爸爸妈妈们不要过于担心，只要分析原因，逐步让宝宝适应，什么都会好起来的。

宝宝挑食了怎么办

情景再现：“我家宝宝11个月了，以前吃辅食一直很好，也不爱挑，喜欢吃苹果，最近我的奶水越来越少，所以决定给宝宝断奶，刚开始还好，每天喝1次配方奶，三餐为辅食，中午有一顿水果，但从前天开始只吃水果，其他的辅食都不吃，难道宝宝开始挑食了吗？这该怎么办？”

专家在线：从你的叙述看，也许断奶对你的宝宝影响较大，所以宝宝出现了挑食症状。由于断奶后，宝宝会吃到更多不同口味、口感的辅食，而此时宝宝的味觉已经发育成熟，认知的事物也越来越多，他坚持自己喜欢的，而拒绝自己不喜欢的。

对此，父母们一定要先了解宝宝喜欢什么，而不喜欢什么，了解后，要分析这个食物宝宝为什么不喜欢吃，是因为大人不吃，所以宝宝也不爱吃；还是因为食物中的什么味道，让宝宝感到不适。然后，花点儿心思琢磨一下，怎样才能使宝宝喜欢吃这些食物。

其实，最简单的办法就是改变食物的形式，例如，黄豆有豆腥味，而且咀嚼起来很费劲，宝宝不爱吃，那如果把黄豆加上水果打成豆浆，既有果香又有豆香，那宝宝肯定爱喝。若宝宝不爱吃胡萝卜，妈妈可将胡萝卜煮软，压成泥与肉泥一同包成小馄饨，宝宝看着好奇，自然会吃一些。总之，要想方设法变着花样给宝宝吃。

对待宝宝挑食，父母们一定要有耐心，不要强迫、打骂宝宝，或是放任不管，这样都是不对的，不仅会使宝宝营养不良，诱发更严重的厌食症，也会伤害到宝宝的心理发育。如果宝宝只是不爱吃食物中的一两样，是不会造成营养缺乏的，父母不要过于担心。

什么样的餐具适合宝宝使用

情景再现：“我家宝宝刚满1周岁，我准备教宝宝自己吃饭，昨天去商场逛了很久，各种各样的宝宝餐具都有，但我不知道什么样的比较适合，所以想听听专家的意见，到底该如何挑选？”

专家在线：一般宝宝喜欢的他才会去使用，所以在购买餐具时，一定要了解宝宝喜欢什么样的，然后考虑以下几方面为宝宝挑选餐具：

餐具形状应该适合宝宝年龄

小勺不要太大或凹陷过深，要选小而浅的，便于宝宝把饭顺利地送进嘴里。小碗，最好选轻巧、开口大、有橡胶底座的，便于宝宝舀食，而且不易打翻，这样吃饭也不会太费劲。

餐具的颜色要鲜亮

一般宝宝使用餐具有瓷质、环保树脂材质两种，瓷质的餐具耐热性较好，而树脂的不易摔破，各具特点，父母可根据具体食物选择使用。但无论是瓷质还是环保树脂材质的，宝宝的餐具一定要颜色鲜亮，这样可引起食欲，促进宝宝动手吃饭。

购买具有保温、储存功能的餐具

宝宝刚开始学习吃饭，吃饭速度慢，而且易撒。妈妈可根据宝宝的特点，为宝宝准备可以保温的餐具和餐桌保温垫，这样宝宝的食物可长时间保持一种温度，直到宝宝将饭吃完。对经常剩饭的宝宝，则可以选择储存式的餐具，餐具带有盖子，方便保存剩下的食品。

宝宝不喜欢吃鱼、肉、蛋怎么办

情景再现：“我家宝宝11个月，刚断奶，特挑食。上周去医院做了体检，说蛋白质有些缺乏，医生说最好给孩子补充一些鱼、肉、蛋之类的食物，可我家宝宝平时只吃一点点鱼，只要见鸡蛋就把小脸蒙起来，躲开，肉根本不吃，每天就爱喝粥，这该怎么办？”

专家在线：鱼、肉、蛋是宝宝断奶后补充蛋白质的最佳食物，特别是鱼和肉。如果你的宝宝实在不吃肉和蛋也不要紧，他爱喝粥，你可以把鱼、肉、蛋放进粥中，刚开始可以少一些，看宝宝吃不吃，如果他肯吃，就继续添加，如果不爱吃也不要勉强。

其实，也可将别的食物混搭，如牛奶搭配鸡蛋做成“牛奶鸡蛋羹”，肉泥搭配番茄做成“番茄肉汁”，鱼泥搭配馄饨皮做成“鱼肉小馄饨”等，这些不仅可以将食物轻松让宝宝吃下，而且还能增加宝宝食欲，对新鲜的食物充满好奇心，从而爱上吃饭，不再挑食。

什么时间给宝宝吃水果比较好

情景再现：“我家宝宝10个月了，很喜欢吃水果，尤其是水果泥。可是宝宝已经断奶了，我想把水果当做点心给他吃，听老人说饭后吃水果好，可宝宝吃饱饭就吃不下水果了，如果在饭前吃，宝宝又会不吃饭，这该怎么办？怎么安排好呢？”

专家在线：宝宝断奶后，相应的每日的餐数会有所变化，每天基本改成一日三餐两点制，除了吃饭外，还会吃一些水果、点心之类的食物。

水果在餐前餐后都不宜吃。水果中有不少单糖物质，极易被小肠吸收，但若是积在胃中，就很容易形成胀气，以致引起便秘。最好选择两餐之间或午休后吃水果，可让宝宝把水果当做点心吃。每次给宝宝的适合水果量为50~100克，并且要根据宝宝的年龄大小及消化能力，把水果制成适合宝宝消化吸收的形态。这样不仅有助于增进食欲，同时大部分营养素也可被宝宝充分吸收。

怎样给宝宝吃点心

情景再现：“我家宝宝12个月了，自己会吃饭，基本不用喂了。但可能因为爱动，消化特别快，没到吃饭时间就饿了，前面我一直给他加水果的，可这两天宝宝有些不爱吃了，我本想给他加点饼干之类的小点心，可又怕宝宝爱吃点心就不好好吃饭了，也担心宝宝会发胖，到底该不该给宝宝加点心呢？”

专家在线：点心是宝宝断奶加餐时很好的食物，它能补充宝宝生长和玩耍所需要的营养和能量，只要宝宝爱吃，当然要添加。但添加时一定要注意以下几方面：

❶点心只是补充食品，不要当饭吃，以免扰乱宝宝的正常饮食。

❷有节制、有选择地为宝宝提供点心，不要提供和正餐相同的食品。

❸点心也要纳入宝宝每日的饮食计划中，吃点心的时间应在饭前2小时。这样宝宝才有好胃口吃正餐，使点心成为其好的陪伴。

❹吃完点心后，要注意刷牙、漱口，清洁口腔，多喝白开水，这样可避免蛀牙。

❺控制宝宝吃点心的量，合理搭配。吃点心会增加宝宝体重，若不加以节制，容易导致肥胖，但如果合理安排，不要和正餐摄入一样营养的食物，使摄入的能量不超出每天消耗的量，宝宝是不会变胖的。

❻现在市场上销售的点心很多，一些产品并不适合宝宝吃，如夹心奶油饼干、果酱饼干、豆沙酥饼、月饼、酥皮点心、巧克力派、布丁蛋糕等，这些食物过咸、过甜、过油腻、保质期较长，制作过程中不注意卫生，富含脂肪，不易消化，易引起宝宝胃肠感染，导致腹泻，所以尽量不要给宝宝吃。

一般宝宝适合吃的点心有：脆皮松饼、薄脆饼干、全麦面包片、蛋糕、牛奶、酸奶、布丁、干果、小黄瓜条、番茄、圣女果、新鲜水果、果汁、果泥等。

第七章

13～18个月

宝宝同步营养方案

13～18个月的宝宝已经可以自由行走了，而且逐步学会自己用勺吃饭，此时宝宝能吃的食物很丰富，如果能均衡摄取，是可以满足宝宝的营养需求的。但是不同的宝宝有不同的个性，这时期的宝宝自主性较强，父母一定要培养宝宝对食物的兴趣，培养良好的进餐习惯，以保障宝宝健康成长。

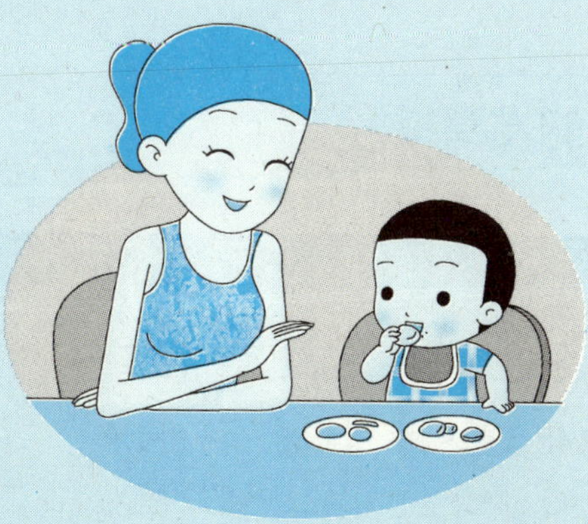

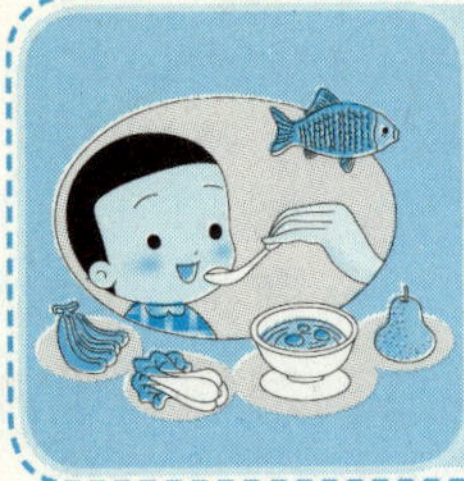

本阶段宝宝生长发育状况

13～18个月的宝宝体格生长速度，开始明显较以前减缓。体重平均每月增长200克左右，身高平均每月增长约1.0厘米左右。此时，宝宝已长出了8～11颗乳牙，大部分宝宝的囟门已经基本闭合，少数还未闭合。宝宝大脑重量开始逐步稳定，头骨也开始逐渐硬化，从第二年起，宝宝的胸围开始超过头围。

男宝宝的发育指标

	13～14个月	15～16个月	17～18个月
身长	73.4～84.8厘米	74.5～85.9厘米	75.3～87.8厘米
体重	11.2～13.5千克	11.7～13.9千克	12.2～14.5千克
头围	45.1～50.1厘米	45.8～50.3厘米	46.1～50.7厘米
胸围	43.5～52.1厘米	44.2～52.2厘米	44.8～53.1厘米

女宝宝的发育指标

	13～14个月	15～16个月	17～18个月
身长	71.6～83.8厘米	72.1～84.5厘米	74.4～86.8厘米
体重	7.9～11.6千克	8.2～11.9千克	8.7～12.8千克
头围	43.1～48.3厘米	43.6～48.8厘米	43.9～49.6厘米
胸围	42.3～49.5厘米	42.9～49.8厘米	43.3～50.1厘米

本阶段宝宝的能力发展

13~18个月的宝宝是非常富有活力的，手脚解放，让宝宝有更多的机会探索他所居住的环境，凡事都想看看摸摸，以满足自己的好奇心。

运动方面

宝宝15个月时，就能独自行走了，而且知道小心，有时走到有扶手的地方，宝宝会用小手扶着，并一步步向前走。16个月时，宝宝能面向大椅子爬上去，然后转身坐下。等到了18个月，宝宝就可以学会双脚跳了，有时在父母辅助下，能跳上台阶，还倒退几步。

这时的宝宝手指也变得更加灵活，能从瓶中取出小丸，还能用笔在纸上自行乱画，还会自己搭积木。15个月时，宝宝会用小手捻起从一个方向把书页翻过去，但还不能一页页翻，会好几页一同翻过去。

语言方面

12~18个月的宝宝能将2~3个字组合起来，如“妈妈再见”、“宝宝吃”、“汽车开”等，虽然还没有语法概念，但基本有一定的含义。18个月时，宝宝就能掌握20多个日常用语了，还会说出一些复杂的词汇，如姐妹、兄弟、朋友等，但发音还是有些模糊。

认知方面

14个月后，宝宝能清楚地分清五官的位置，能辨别孩子与大人的声音，当电视或录音机播放儿童节目时，孩子会立即跑进来看，表现出兴趣和关注。18个月的宝宝基本可以认识每天所吃的食物，而且看见时，会用手势、语言同时表达自己的需要。

社会适应行为及自理能力

13~18个月的宝宝如果已经学习使用餐具，宝宝就能独立进餐，不用父母再喂食。在想要做某件事时，还是会拉住大人表示需要帮助。14个月的宝宝有时会在睡前用手脱袜子，能模仿父母做一些事情，虽然有时搞得一团糟。18个月时，宝宝能自己举起杯子喝水，并会自己放下，但有时会洒一些水。此时只要父母按时教宝宝大、小便，白天基本不会尿湿裤子。

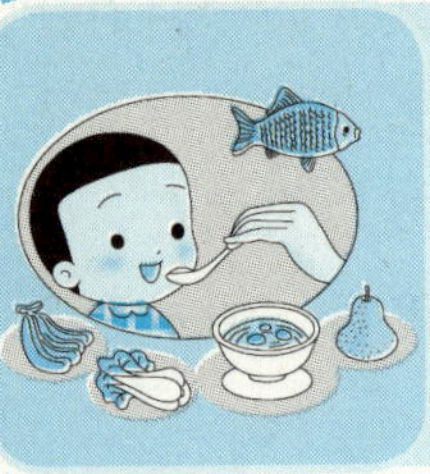

13～18个月宝宝的喂养指南

13～18个月是培养宝宝独立进餐的时期，由于食用的饭菜基本与大人相同，父母应从小培养宝宝良好的饮食习惯。对于那些易挑食、偏食的宝宝，妈妈要及时纠正，避免造成宝宝长期缺乏一种或几种营养素，影响生长发育。

13～18个月宝宝的营养需求量

13～18个月的宝宝每天需消耗每千克449千焦的热量，以保障身体机能的生长发育和正常运作。由于此时多数宝宝已经开始了一日三餐两点的配餐制，父母最好制定一套适合自己宝宝的营养食谱，以达到对营养的需求，这样较有利于宝宝成长。下面是13～18个月营养需求量图表，妈妈可根据表和宝宝实际情况为宝宝添加均衡营养。

13～18个月宝宝每日营养需求量表

营养素	需求量
蛋白质	3.5克/千克体重
脂肪	占总能量的35%～40%
烟酸	9毫克

续表

营养素	需求量
叶酸	50微克
维生素A	400国际单位
维生素B_1	0.7毫克
维生素B_2	0.8毫克
维生素B_6	1毫克
维生素B_{12}	0.7微克
维生素C	40毫克
维生素D	400国际单位
维生素E	6毫克
钙	800毫克
铁	10毫克
锌	10毫克
硒	20微克
镁	80毫克
磷	450毫克
碘	50微克

培养宝宝的低盐饮食习惯

随着宝宝成长，其也可以和大人一起在餐桌上吃饭了。因为大人的饭菜食盐量较多，所以为了家人和宝宝的健康，应该从小培养宝宝低盐的饮食习惯。

众所周知，食盐过多对身体的危害极大。除了会导致高血压外，还易引起中风、动脉硬化等疾病，而且长期高盐的饮食，会引起肾血流和肾小球滤过率的增加，加重肾脏的负担。此外，摄入过多盐，还会流失大量钙，导致骨密度降低，极易发生骨质疏松，甚至骨折。宝宝正处在生长发育的重要阶段，骨骼的发育尤为重要。因此，切莫因为好吃，而以成年人的标准来烹制宝宝的食物，避免食盐过多，给宝宝成长埋下隐患。

一般宝宝在哺乳期时，已经习惯了淡味以及食物原味的味道，而在1周岁以后，宝宝的食物要以饭菜为主，这样就会随着父母的影响而习惯咸味。所以，父母在为宝宝烹制饭菜时，一定要少放盐，以父母尝后感觉无味为宜，这样宝宝吃着才不会感觉过咸。要知道，吃多了过咸的食物后，宝宝会喝大量的水，而宝宝肾脏功能不完善，这样会加重肾脏的负担，引发身体不适。

此外，为了方便父母，可以在超市中选购含锌、碘的低钠盐，有些盐袋中会配置一把小勺，烹饪时以1～2小勺为宜，这样父母既不用担心多放盐，还可额外为宝宝添加微量营养素。提倡低盐饮食，食盐每天摄入量以3克左右为宜。

培养宝宝良好的饮食习惯

13～18个月的宝宝已步入幼儿期，随着认知水平的提高，宝宝习惯也会逐步养成，为了宝宝的未来成长，也为了宝宝能拥有健康、强壮的身体，在此期间培养宝宝良好的饮食习惯是十分必要的。那么，该如何培养呢？

最好的培养方法就是以身作则，用自己的行动影响宝宝，久而久之，自然会形成良好的饮食习惯。父母可从以下几方面进行培养。

定时定量进餐

父母可将宝宝的进餐时间调整为与大人一致，当父母吃饭时，宝宝也一同吃饭，如果餐桌不合适，妈妈可给宝宝安排专用的餐桌，让宝宝养成与大人一同进餐的习惯。刚开始宝宝会不适应，也许还没到时间，宝宝就饿了，妈妈可在两餐之间给宝宝加一次点心或水果，这样宝宝就能养成定时吃饭的习惯。给宝宝饭菜要定量，不要过于放纵宝宝。要知道吃得过多或过少对宝宝的健康都不利，而且容易使胃肠消化功能紊乱，不利于健康。

学会咀嚼食物

此阶段的宝宝虽已长出臼齿，

但还不会用，有些宝宝会把食物推到口腔前方用门牙咀嚼，父母可指导宝宝如何用臼齿咀嚼，直接示范给宝宝看。为了保护宝宝的牙齿，食物应尽量切薄或者剁碎。有些长条菜不易咀嚼、下咽，可以切短或煮软一些，如大白菜、油麦菜、茄子等。

培养宝宝细嚼慢咽

食物只有经过细细咀嚼之后，使其充分与唾液混合，才有助于消化，同时在细嚼慢咽之后，食物的色味反射使消化液分泌增多，促使食物更好地消化和吸收。因此，父母要教育宝宝细细咀嚼食物后再咽下，不要总催宝宝吃快些，这样既不利于食物的消化，而且还会让宝宝产生逆反心理，反而吃得更慢了。

纠正宝宝挑食、偏食的习惯

不少宝宝在此阶段会养成挑食、偏食的习惯。有的不爱吃蔬菜，有的不爱吃豆制品，有的不爱吃鱼，这样易导致营养素缺乏，父母除及时纠正外，还要注意方式方法，不要逼迫，可换一种思路，如改变食物制作方法、给宝宝讲故事、自己带头吃，引导宝宝主动去吃等。

培养宝宝饭前便后洗手的习惯

环境中有很多微生物，不少是致病菌，若宝宝不洗手就拿东西吃，很容易病从口入，引起腹泻、感冒、痢疾等多种疾病。因此，一定要培养宝宝饭前便后洗手的习惯，最好父母与宝宝一同洗，让宝宝照着父母的样子模仿，学会如何洗手，然后每次饭前都督促宝宝洗手，这样等宝宝长大了，良好习惯也就养成了。

培养宝宝吃饭的兴趣

对于大多数宝宝来说，吃饭是一件快乐的事情，尤其是在感到饿的时候，但对于有挑食、厌食的宝宝，吃饭却是一种苦恼。宝宝为什么不吃饭？其实，关键就在于宝宝没食欲，对吃饭不感兴趣。那么，怎么培养宝宝对吃饭的兴趣呢？可从以下几方面考虑。

给宝宝创造适合进餐的环境

妈妈应该还记得宝宝吃奶时的环境吧？那种安静、温馨、快乐的氛围，是最适合宝宝进餐的环境。在这种环境下，宝宝可以专心地吃，认为吃对他是一件重要的事。

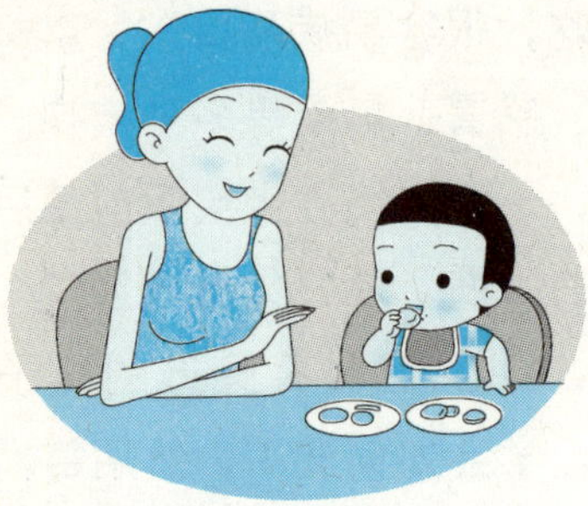

让宝宝为烹制食物“打下手”

1周岁以后，宝宝基本可以自己走动了。妈妈可以在择菜的时候，让宝宝待在身边，边择边给宝宝介绍这些菜，也可让宝宝拿起这些菜，看看摸摸，或是模仿大人择，可能宝宝择得乱七八糟，但这可以加深宝宝对要吃的食物的印象，吸引宝宝对食物的兴趣。

为宝宝设置适合的桌椅

很多家庭中都配置有吃饭的餐桌，但由于桌子和凳子的高度都不一定适合宝宝的身高，所以，在宝宝吃饭时，父母应该为其设置适合的桌椅，避免宝宝因为不适而产生厌食心理。

让宝宝自己挑选爱吃的食物

有些父母总喜欢为宝宝挑选食物，认为这样才能保证营养均衡。由于宝宝1周岁以后，自主性增强，凡事都想自己动手，因此，饭菜可以让宝宝自己拿着小勺挑选，父母在一旁辅助，这样有利于增强宝宝吃饭的兴趣。

专家提示

不必担心宝宝营养不足，只要下一餐妈妈多做一些相同营养的食物，给补回来，是不会造成营养不良的。

宝宝不爱吃饭，并不等于宝宝不饿，只是养成了不好的习惯。所以，在宝宝发生厌食时，父母一定要诱导宝宝对吃饭产生兴趣，不要打骂或硬逼着孩子吃。兴趣是宝宝顺从的原动力，只有培养宝宝良好的吃饭兴趣，宝宝才会爱上吃饭，才会感到吃饭是件快乐的事。

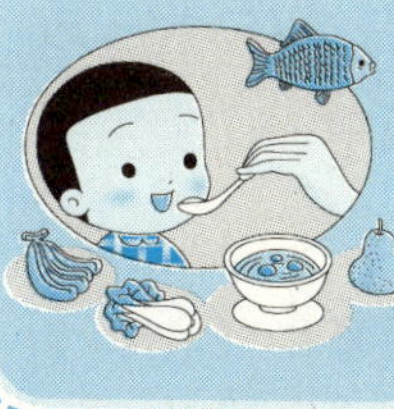

13～18个月宝宝营养配餐

这个时期的宝宝对食物已经有了一定认知，妈妈可根据宝宝喜好，在考虑营养均衡的情况下，为宝宝烹制美味的配餐，每日的配餐可多样一些，既有可口的粥、汤、面条、蔬菜、肉、蛋等主食，也可有水果、点心、牛奶、酸奶等加餐辅食，培养宝宝对食物兴趣。

13～14个月营养食谱参照

果仁芝麻糊

原料：黑芝麻（熟）100克，花生米（熟）、核桃仁各75克，松子仁45克，牛奶150毫升，冰糖适量。

做法：将黑芝麻、花生米、核桃仁、松子仁混合，一同倒入搅拌机中打碎，以50克为一份，分成若干份，食用时，将果仁芝麻粉放入锅中，倒入牛奶，用小火一边加热，一边搅拌均匀，直至成黏糊状，关火，加入冰糖调味，晾至温热后，即可给宝宝食用。

健康小提示：适合13个月以上的宝宝食用。果仁芝麻糊中，富含多种营养元素，特别是坚果类食物可促进宝宝大脑发育，并能提高视力，是天然的健脑食品。

红薯芋头泥

原料：红薯1/2个，芋头1个。

做法：将红薯、芋头洗净，上锅蒸熟，分别去皮，用勺背压成泥状，然后将其混合即可。晾至温热后，盛入宝宝碗中，让宝宝尝试用勺自己吃。

健康小提示：适合13个月以上的宝宝食用。红薯口感绵香，有丝丝甜味。泥状食物易于舀，最适合锻炼宝宝用勺能力。尝试时，妈妈可先给宝宝少盛一些，避免宝宝打翻后，没有剩余食物供宝宝食用。

西瓜水果盅

原料：小西瓜1/2个，菠萝肉60克，黄桃35克，山楂罐头25克。

做法：将小西瓜瓤挖出，去子，戳成小块；菠萝肉切成小块；黄桃切片；山楂切成4瓣；将上述水果混合，一同倒入掏空的西瓜皮中即可，供宝宝食用。

健康小提示：适合13个月以上的宝宝食用。水果口感酸甜，颜色丰富，可增进宝宝食欲，还可补充宝宝所需维生素。食用时，父母可配合宝宝用手食用，可给宝宝穿上围裙，食用后再给宝宝清洗。

小米鸡蛋粥

原料：小米60克，熟鸡蛋1个。

做法：熟鸡蛋去皮，将蛋黄捣碎，蛋白切碎；小米洗净，放入电饭锅中，加适量水，熬煮至八成熟时，放入蛋黄碎和蛋白粒，继续熬成至黏稠即成。晾至温热后，给宝宝喂食。

健康小提示：适合13个月以上的宝宝食用。鸡蛋粥易消化吸收，可帮助宝宝补元气、调养脾胃。

虾皮碎菜包

原料：虾皮6克，小白菜3棵，鸡蛋1个，面粉200克，发酵粉3克。

做法：虾皮用温水泡软，切碎，将鸡蛋洗净，磕入碗中，与虾皮一同搅拌调匀；小白菜洗净略焯一下，切碎，放入蛋液中混合调成馅料；将发酵粉与面粉混合，和成面团后，静饧10分钟，搓成条状，揪成一个个小面团，压平后将馅料包入其中，包成提褶小包子，上笼蒸熟即成。晾至手能抓住时，掰开让宝宝拿着食用。

健康小提示：适合14个月的宝宝食用。虾皮富含钙质，与蔬菜、鸡蛋包成包子，样子小巧，宝宝喜爱食用。

绿豆米粥

原料：粳米50克，绿豆40克。

做法：预先用清水将绿豆浸泡4～6小时，捞出，洗净；粳米淘洗干净，用温水浸泡20分钟；将绿豆倒入电饭锅中，加适量清水，熬煮至八成熟，再加入粳米，继续熬煮至米豆熟烂即成。晾至温热后给宝宝喂食，也可尝试让宝宝自己拿勺食用。

健康小提示：适合14个月的宝宝食用。绿豆富含蛋白质、钙，且具有清热消暑功效，适宜宝宝夏季炎热时食用。

清蒸鳕鱼

原料：鳕鱼肉150克，姜2片。

做法：鱼肉洗净，用姜浸透15分钟；锅内加适量水，煮沸后，将鱼放入锅中蒸约15分钟取出，晾至温热后，搭配主食给宝宝喂食。

健康小提示：适合14个月的宝宝食用。鳕鱼富含锌、蛋白质、钙和维生素A、维生素E。喂食时，父母需将鱼刺挑出，避免宝宝被刺卡住。

黑木耳炒黄花菜

原料：黑木耳5克，黄花菜20克，植物油、葱末、姜末、盐各适量。

做法：用清水将黑木耳泡发，去除根蒂，洗净，撕碎；黄花菜用冷水泡发，洗净，挤去水分，切碎；锅内倒入适量植物油，烧至七成热，下入葱末、姜末煸香，再放入黑木耳碎、黄花菜碎，煸炒至黑木耳、黄花菜熟烂，倒入少量清水，加入盐调味，再翻炒几下即成。晾至温热后，与主食一同给宝宝喂食，也可让宝宝用勺自己食用。

健康小提示：适合14个月的宝宝食用。此菜富含铁，可为补充每日所需铁，还可锻炼宝宝咀嚼能力。

一日营养餐

上午	8:00	母乳或配方奶200毫升，全麦面包1片
	10:00	果仁芝麻糊50克，鱼肝油1粒
	12:00	软饭1小碗，清蒸鳕鱼、蔬菜汤半碗
下午	15:00	西瓜水果盅60克
	18:00	虾皮碎菜包2个，绿豆米粥30克
晚上	22:00	母乳或配方奶250毫升

另：每两餐之间，给宝宝喂少量白开水，避免宝宝口渴。

14～16个月营养食谱参照

奶酪饼

原料：干奶酪60克，胡萝卜1/4个，蛋糕粉40克，鸡蛋1个，牛奶、植物油各适量。

做法：胡萝卜洗净，用擦丝器具擦成细丝；干奶酪捣碎；鸡蛋洗净，磕入碗中，打散；将蛋糕粉放入盆中，加入胡萝卜、干奶酪、鸡蛋液混合，用牛奶将其调成黏糊状拌匀；将平底锅中倒入植物油，将搅拌好的材料用匙盛入煎锅，用油煎成双面金黄的薄饼。晾至温热后供宝宝食用。

健康小提示：适合14个月以上的宝宝食用。烹调时，饼不宜煎得太硬，稍软一些的饼易于宝宝消化。

白菜肉末挂面汤

原料：鸡蛋挂面10根，猪瘦肉50克，鸡蛋1个，白菜叶2片，香油、生抽、盐各适量。

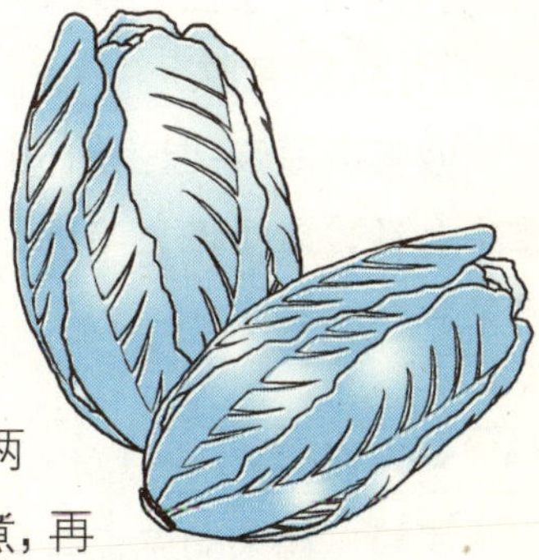

做法：猪瘦肉洗净，剁成肉末；白菜叶洗净，切碎；鸡蛋洗净，磕入碗中，打散；锅中加适量水，煮沸，鸡蛋挂面掰成两半下入锅中，煮软后，加入肉末、白菜稍煮，再次沸时，淋入蛋液，起花后加少许盐，滴入生抽、香油调匀即可。晾至温热后，给宝宝喂食。

健康小提示：适合14个月以上的宝宝食用。挂面易消化，适宜宝宝感冒厌食时食用，可促进食欲，补充营养，提高宝宝免疫力。

皮蛋瘦肉粥

原料：粳米50克，皮蛋1个，肉末15克，姜末、盐各适量。

做法：皮蛋去皮，洗净，切成小粒；粳米淘洗干净，用清水浸泡20分钟；肉末中加入姜末、盐调匀；将粳米放入电饭锅中，加适量清水，煮沸后，下肉末和皮蛋，熬煮至熟烂后即成。晾至温热后，给宝宝喂食，或让宝宝用勺自己食用。

健康小提示：适合14个月以上的宝宝食用。皮蛋富含蛋白质，胆固醇含量较低。宝宝自己食用时，父母要注意看护，避免宝宝打翻后烫伤。

果香面包片

原料：面包片2片，草莓酱、苹果酱、奶油、果仁碎各适量。

做法：先取1片面包，将奶油涂抹在面包上面，再在表面撒上一些果仁碎，用小勺取1勺草莓酱和苹果酱均匀涂在面包表面，把另一块面包片覆盖在其表面，用手压一下，使其产生融合，再切成4等份，供宝宝食用。

健康小提示：适合15个月的宝宝食用，面包果香四溢，可调动宝宝食欲，为了避免单调，可经常给宝宝不同口味的果酱，也可将水果粒加入其中。

雪梨糯米粥

原料：糯米60克，雪梨1个，冰糖适量。

做法：糯米淘洗干净，用水浸泡20分钟；雪梨洗净，去除核和皮，切成小片；将糯米和雪梨一同放入电饭锅中，加适量水，熬煮成稀粥时，加入冰糖，继续熬煮至烂熟，搅拌调匀即成。晾至温热后，给宝宝喂食。

健康小提示：适合16个月的宝宝食用。雪梨糯米粥可清热解毒、消食和胃，可为宝宝补充营养，增强免疫力。

蜜糖糯米藕

原料：糯米45克，莲藕1节，红糖6克，蜜桂花12克。

做法：糯米洗净，用温水浸泡1小时；莲藕洗净，去皮后切下蒂，待用；将泡好的糯米用筷子捅进藕眼中，压实后，将切下的蒂盖在上面，再用牙签固定，放入锅中炖煮30分钟，取出晾凉后，切成薄片；将锅内煮藕的水取出少许，倒入奶锅中，加入红糖和蜜桂花调匀，熬煮成浓稠汤汁，浇在藕片上即成。晾至温热后，给宝宝食用。

健康小提示：适合16个月的宝宝食用。糯米莲藕可开胃补虚，特别适合体虚的宝宝食用。

猪血菠菜汤

原料：猪血40克，菠菜2棵，姜末、盐、香油各适量。

做法：猪血洗净，切成小块，用热水焯煮片刻，除去浮沫；菠菜洗净，用热水焯一下，捞出晾至温热后，切碎；锅中加适量清水，煮沸后，下入猪血、菠菜和姜末，再次煮沸后，加入盐调味，转小火焖煮片刻，关火后淋入1滴香油调匀即可。晾至温热后，给宝宝食用。

健康小提示：适合16个月的宝宝食用，猪血菠菜汤可补血养虚、明目润燥，补充体内铁含量，特别适合体弱多病、免疫力差的宝宝食用。

牛肉土豆饼

原料：牛肉60克，土豆、鸡蛋各1个，植物油、面粉，牛奶、姜末、盐、料酒各适量。

做法：牛肉洗净，切块，加入料酒腌制30分钟，放入盐、姜末，剁成泥；土豆去皮，切块，上锅蒸熟，加入牛奶，捣成泥；鸡蛋洗净，磕入碗中，打散拌匀；将土豆泥和牛肉泥混合拌匀，做成小圆饼，表面用面粉轻微裹一层，再刷上一层蛋液，锅内倒适量植物油，烧至八成热，小火将饼双面煎黄即成。晾凉后，切成小块，让宝宝自己拿着吃。

健康小提示：适合15个月的宝宝食用。牛肉可强健肌肉，但会影响胃黏膜，不利于消化，土豆富含叶酸，能保护胃黏膜，两者搭配不仅营养高，有助于宝宝消化吸收。

一日营养餐

上午	8:00	母乳或配方奶200毫升，奶酪饼1～2块
	10:00	果香面包片2小片，鱼肝油1粒
	12:00	牛肉土豆饼3～4小块，猪血菠菜汤1小碗
下午	15:00	雪梨糯米粥40克
	18:00	白菜肉末挂面汤60克
晚上	22:00	母乳或配方奶250毫升

另：每两餐之间，给宝宝喂少量白开水，避免宝宝口渴。

16～18个月营养食谱参照

番茄炒蛋

原料：番茄、鸡蛋各1个，植物油、糖、盐各适量。

做法：番茄用清水浸泡30分钟，洗净，去除根蒂，切碎；鸡蛋洗净，磕入碗中，打散；锅中倒入植物油，烧至八成热，淋入蛋液，起泡后，推至锅边，沥干油，捞出剁成小片；将锅内残油倒出，加入新油烧热后，放入番茄碎，翻炒几下，再放入鸡蛋片，继续翻炒5分钟，加入盐、糖调味即成。晾至温热后，搭配主食供宝宝食用。

健康小提示：适合18个月的宝宝食用。番茄中富含番茄红素，属脂溶性营养素，只有经过油脂烹调后才可自然释放被人体吸收，因此用植物油炒过的番茄鸡蛋更营养。

黄瓜鸡蛋面片

原料：黄瓜1/2根，鸡蛋1个，馄饨皮5张，植物油、盐各适量。

做法：馄饨皮切成四半；鸡蛋洗净，磕入碗中，打散；黄瓜洗净，用水浸泡15分钟，切成薄片；锅中倒少许植物油，烧热后下入黄瓜片略炒，加适量水，煮沸后，下入馄饨皮片，沿锅边搅动几下，煮软后，淋入蛋液，起花后加盐调味即成。晾至温热后，供宝宝食用。

健康小提示：适合16个月以上的宝宝食用。黄瓜富含多种营养素，脂肪含量低，胖宝宝可多食用。

萝卜疙瘩汤

原料：红心萝卜30克，油菜2棵，鸡蛋1个，面粉30克，姜末、植物油、盐各适量。

做法：红心萝卜去皮，洗净，用擦丝器具擦成细丝；油菜洗净，切碎；鸡蛋洗净，磕入碗中，打散；面粉用水和成糊状；锅内倒少许植物油，烧热，放入姜末炝锅，下入萝卜丝、油菜炒透，加适量清水，加盖煮沸，用筷子缓慢拨入面糊，边下边搅动，转小火煮10分钟，缓缓淋入蛋液，搅成蛋花，略煮片刻，加盐调味即可。晾至温热后，供宝宝食用。

健康小提示：适合16个月以上的宝宝食用。疙瘩汤易消化，萝卜中富含维生素、膳食纤维，可调节脾胃，有助于宝宝消化吸收。

韭菜合子

原料：韭菜60克，鸡蛋2个，蘑菇2片，面粉45克，盐、植物油各适量。

做法：韭菜洗净，用冷水浸泡1小时，沥干水分，切碎；蘑菇洗净，切碎；鸡蛋洗净，磕入碗中，打散，锅中加适量植物油，烧至八成热，淋入蛋液，起泡时打散，捞出切碎，放入盆中，再放入韭菜碎、蘑菇碎、盐混合拌匀作馅；用温水和面，软硬适中，和好后静饧10分钟，将面揉成长条，切成若干小面段，擀成圆形面皮，再在面皮的一边放上半圆形的馅料，然后把另一边对折，捏紧，表面涂抹干面粉；将平底锅放适量植物油，烧热后，放入合子生坯，小火煎至两面金黄即可。

健康小提示：适合18个月的宝宝食用。韭菜富含纤维素，可防治便秘，脾胃功能差的宝宝不宜多吃，易造成腹泻；酥脆的合子皮可促进宝宝牙齿发育，但宝宝口腔上火期间忌食，避免刺伤宝宝口腔黏膜，加重病情。

银耳米浆

原料：粳米30克，小米20克，银耳（水发）15克，冰糖适量。

做法：银耳（水发）去除黄色根蒂，洗净，撕成小片；小米和粳米分别淘洗干净；将上述食材一同放入锅中，加适量清水，煮沸后，转小火熬煮40分钟，待银耳烂熟、米汤黏稠后，加冰糖调味即成。晾至温热后，给宝宝喂食。

健康小提示：适合16个月以上的宝宝食用。银耳米浆营养丰富，且易于吸收，具有润肺功效，特别适合作为断奶后宝宝的早餐。

软炸鸡肝

原料：全鸡肝2个，鸡蛋清1个，面粉、盐、姜丝、植物油各适量。

做法：鸡肝洗净，切成薄片，加入盐、姜丝，腌渍10分钟，用面粉和蛋清将其一片片裹好；锅中放植物油，用筷子一片片下入鸡肝，煎至两面呈金黄色，捞出，放入漏网中，沥尽残油。晾至温热后，供宝宝食用。

健康小提示：适合17个月的宝宝食用。鸡肝可养肝明目，易于消化，烹调时要切薄一些，这样易熟透，酥香的口感，可促进宝宝食欲。

一日营养餐

上午	8:00	银耳米浆60克，面包1片
	10:00	酸奶60克，鱼肝油1粒
	12:00	番茄炖牛腩汤80克，馒头片2片
下午	15:00	水果西米露60克
	18:00	韭菜合子2～3个，鸡蛋羹30克
晚上	22:00	母乳或配方奶250毫升

另：每两餐之间，给宝宝喂少量白开水，避免宝宝口渴。

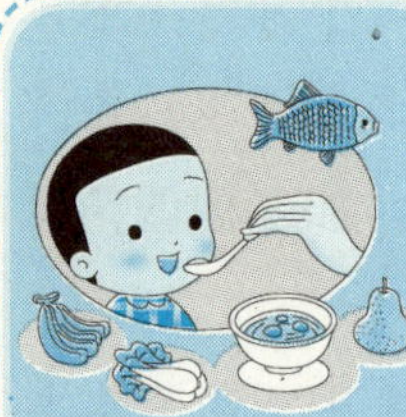

宝宝的饮食难题

宝宝1周岁后饮食已经有了很大变化，很多食物宝宝都可以吃了，但也易引起积食症状，父母该怎么办呢？断奶后的宝宝还用吃奶吗？宝宝会不会饿着？等等问题，都成为父母担心的课题。

怎样避免宝宝积食

情景再现：“我家宝宝15个月了，断奶后总担心宝宝会饿，所以每天三餐加两点心都吃得很多，这几天也不知怎么吃伤食了，上吐下泻，现在连水也不肯喝，这该怎么办呢？”

专家在线：由于宝宝胃容量小，而要补充的营养素多，所以很多父母总是担心饿着宝宝，尤其在断奶后，这种担心常会有。但是，宝宝胃容量小，如果吃太多的食物就会引起积食，出现食物不消化、呕吐、腹泻、食欲不振等症状。严重时，宝宝手掌拇指下侧有轻度青紫色，而且不管喂什么，宝宝都会把头扭开。

此时，最好带宝宝去医院做系统检查，之后应在医生指导下用一些健脾消食的药剂，并考虑停喂几天。水也最好等宝宝口渴时喂，不要喂太多，等宝宝的胃肠功能恢复后，再给宝宝食物吃。

宝宝病情好转后，父母不可再按以前的饮食来喂养，容易使宝宝产生厌食。开始时，可少量喂一些流质食物，之后再给宝宝增加固体食物。每餐最好等宝宝饿了后再喂，饮食要定时定量，以稀稠搭配为宜，不要给宝宝吃过多硬食或不易消化的食物。在宝宝不想吃的时候，不要给宝宝食物，注意观察宝宝身体状况，如有异常应及时带宝宝去医院就诊治疗。

宝宝吃饭总要人喂怎么办

情景再现：“我家宝宝18个月了，前几天还拿着勺自己舀着吃，我见了就开始教，可这几天，我刚给宝宝拿起勺，他就把勺扔下了不学，就等着我喂，这该怎么办？”

专家在线：一般来说，1周岁以后宝宝会有主动拿勺的举动，这对培养宝宝独立吃饭很有好处，但也有一些宝宝不愿自己拿勺吃饭，非得妈妈喂才行。你的宝宝就属于这种情况。

对于这样的宝宝，父母不要强迫宝宝拿餐具，这样只会使宝宝急躁，产生逆反情绪。如果宝宝希望由妈妈喂，那么说明宝宝希望妈妈关注、关怀他，那可以先满足宝宝的要求，然后通过游戏，转移这种情绪，等宝宝主动拿起勺时，就可开始教宝宝吃饭了，教的时候一定要耐心，不要让宝宝感觉家人都不关心他，只要宝宝有一点进步都要给予表扬，提高宝宝学习吃饭的兴趣。

此外，还有另一种情况，就是宝宝总也不主动拿餐具学习吃饭。面对这种情况，妈妈可随时让宝宝有自给自足的机会，把奶瓶、杯子、勺子放在宝宝随手可以拿到的地方，但千万不要强迫宝宝使用。多给宝宝放置一些可用手抓的食物，以食物来引诱宝宝自己动手吃东西，点心或正餐都可以。不久父母就会发现，宝宝吃东西的主动性增强了，逐渐适应自己动手吃饭。

睡前能给宝宝吃东西吗

情景再现：“我家宝宝14个月，上周刚给宝宝断了奶，为了防止宝宝饿，我在宝宝临睡前给他喝了牛奶，昨天晚上他看见桌上搁的

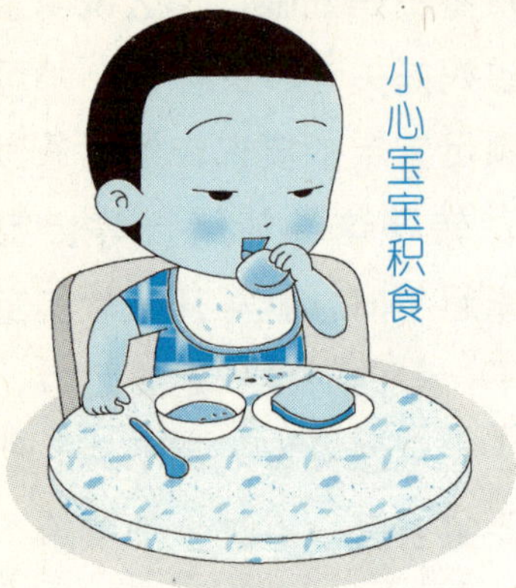

薯条了，闹着要吃，没办法只好给他吃了，结果一夜总睡睡醒醒的，好几次闹人，这是怎么回事？睡前不能给宝宝吃东西吗？

专家在线：你的宝宝可能是因为临睡前吃东西过多，所以晚上总是睡睡醒醒。

这个时期的宝宝，活动量明显增大，而到了晚上睡前，大脑神经处于疲劳状态，胃肠消化液分泌减少，如果在此时给宝宝吃东西，不仅易加重胃肠道的负担，使食物不易消化、吸收，而且还会影响宝宝的睡眠质量，宝宝会因胃被撑着难受而睡不安稳，而且睡前吃东西对宝宝的牙齿也有害，易诱发龋齿。

如果宝宝不是特别饿，最好不要在睡前吃东西，可将早餐时间提前一些，比如将8点的早餐安排在6点，如果宝宝上午困，可以在9点吃完加餐后，睡一会儿，时间不宜太长。或是将晚餐吃得饱一些，这样都可避免宝宝临睡前要东西吃。

宝宝多吃鱼能变得聪明吗

情景再现：“常听老人说多给宝宝吃鱼，可以变聪明。虽然感觉不完全对，但是吃鱼对宝宝总没有坏处吧，毕竟是过来人的建议，这样对吗？”

专家在线：这种说法不完全正确。宝宝聪明与否，主要取决于大脑和智力的发育。宝宝的童年期是大脑和智力发育的最重要时期，尤其是0～1周岁这一阶段，新生儿出生时脑部重量只有350克左右，但长至1周岁时，已达1000克，而一般成人的脑重量是1350克。对比一下，说明婴幼儿时期的智力发育是否正常对宝宝一生都是至关重要的。

大脑的发育，除了要有充足的氧气和葡萄糖维持机能及活力外，还需要各种营养物质，如蛋白质、脂肪、铁、钙、磷、钾、锰、锌、碘等。鱼肉不但富含动物性蛋白质，而且肉质纤维较松，细嫩且容易消化，含脂肪比其他动物少，含钙质和磷质较多，有助于骨骼及大脑的发育。鱼肉多含不饱和脂肪，可防止血栓形成及降低血脂，减少冠心病和动脉硬化的概率。含有较高维生素B_2，含丰富铁、锌、铜及碘元素，这是改善大脑机能不可缺少的物质。

学习会对宝宝的智力发育起到非常重要的作用，而营养供应充足则可保证宝宝有更充足的精力，蛋白质是宝宝脑部发育不可缺少的营养素，而鱼肉又含丰富的蛋白质。因此，多吃鱼肉会令宝宝变得更聪明还是有一定道理的。

过了周岁的宝宝需要每天喝奶吗

情景再现：“我家宝宝13个月，已经断奶了，断奶后就开始和家人一起吃饭了。但还是很喜欢喝奶，我就给宝宝喝了牛奶，可没敢每天给宝宝喝，只是在宝宝想喝的时候才给他，这样可以吗？满周岁的宝宝还需要每天喝奶吗？”

专家在线：当然可以。虽然宝宝已经满周岁，但奶仍是宝宝最好的食物。尽管一些动物性食品，如鱼、蛋、肉等，也含有蛋白质，但是宝宝消化系统尚不完善，不易将鱼、蛋、肉等食物中的营养全部消化、吸收，所以，最好每天给宝宝喝一定量的奶，这样可满足宝宝所需蛋白质、钙的补充，而且具有益智的功效。

一般来说，这个时期的宝宝每天补充牛奶的量可在500毫升左右。具体的量，父母可根据宝宝吃鱼、肉、蛋的量来决定。因为宝宝吃这些食物越多，相对喝牛奶的量就越少。父母在这方面要合理搭配，既不能因为宝宝爱喝牛奶而减少吃鱼、肉、蛋的量，也不能因为宝宝喜欢吃鱼、肉、蛋而减少喝牛奶的量，最好两者之间形成互补，这样更有利于宝宝成长。

过了周岁的宝宝可以吃芝麻酱吗

情景再现：“我家宝宝15个月了，我能给他吃芝麻酱做的花卷、面包吗？”

专家在线：当然可以。芝麻酱中含有丰富的蛋白质、铁、钙、磷、维生素B_2等营养素，其中钙、铁的含量较高。可将芝麻酱涂抹在馒头、面包上给宝宝食用，常吃能很好地预防缺铁性贫血和佝偻病。目前，市场上出售的很多面食都添加了芝麻酱，如麻酱花卷、麻酱饼、麻酱面等，大多数宝宝都会喜欢吃。父母在购买时，要注意查看生产日期，以当天生产的为佳。买来后，吃不完的要用保鲜袋装好后，放入冰箱冷藏，存放时间不宜过久，夏季不超过2日，冬季不超过4日。下次再吃时，需加热，避免过硬影响口感。

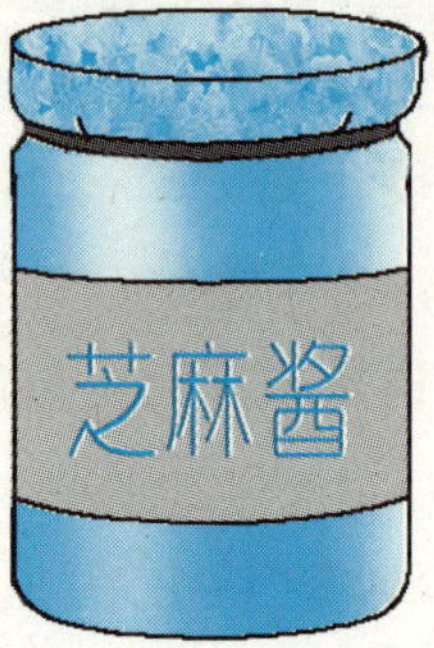

第八章

1.5～3周岁

宝宝同步营养方案

1.5～3周岁的宝宝看上去很像一个小大人，除了更加顽皮外，有时变得很有主见。此阶段宝宝的消化吸收能力已发育相当完善，由于体能消耗大，所以需要的热量会多一些，因此饮食要合理搭配，尽量让宝宝学会独立进餐。

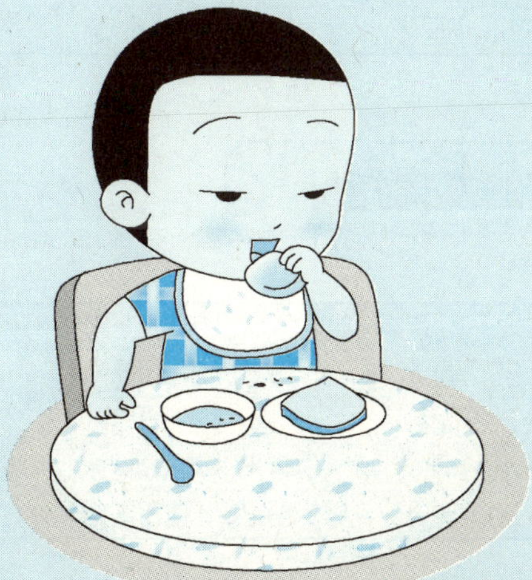

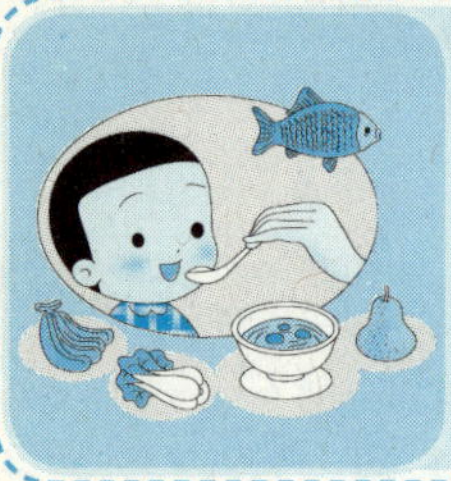

本阶段宝宝生长发育状况

1.5～3周岁的宝宝生长发育速度较慢，体重每半年约增加2～3千克；身高每年约增长5～6厘米。由于活动量大，皮下脂肪会减少。胸围发育开始大于头围，胸腔内的脏腑及胸部肌肉也开始逐步发育。此时大脑的发育已经与头围的大小无关，一般男宝宝可恒定在49.1～50.8厘米，女宝宝可恒定在48.1～50厘米之间。

男宝宝的发育指标

	1.5～2周岁	2～2.5周岁	2.5～3周岁
身长	77.8～90.5厘米	80.9～92.5厘米	84.2～98.5厘米
体重	12.8～14.9千克	13.5～15.1千克	13.9～15.5千克
头围	46.2～50.9厘米	46.5～51.2厘米	46.8～51.3厘米
胸围	45.1～53.4厘米	45.4～53.5厘米	46.2～54.2厘米

女宝宝的发育指标

	1.5～2周岁	2～2.5周岁	2.5～3周岁
身长	76.9～85.3厘米	78.5～88.6厘米	80.3～92.8厘米
体重	8.9～13.2千克	9.2～13.8千克	9.8～14.1千克
头围	44.3～49.1厘米	44.8～49.5厘米	45.2～50.1厘米
胸围	43.6～50.4厘米	43.8～50.8厘米	44.5～51.6厘米

本阶段宝宝的能力发展

1.5~3周岁的宝宝虽然看上去还小，但似乎身体的变化已经很大，不仅长高了，从五官中隐约能看见爸爸或妈妈的影子，而且四肢非常有力，乐于跑跳，喜欢独自去做一些事情，自理能力有一定提升。

运动方面

此阶段的宝宝运动能力非常强，好像只要醒着就要动，这使得父母的看护很辛劳。此时的宝宝常会挣开父母的手，自己走路，而且爬上爬下时，手脚的协调能力极强。进入2周岁后，宝宝能连续跑跳5~6米，而且平衡能力较强，会先低头、弯腰，然后再从栏杆下小心钻过去，还能模仿妈妈的动作做简单的体操。

宝宝进入3周岁后，手指很灵活，在父母的带领下，可以模仿大人握笔的姿势，在纸上无控制地乱画；当妈妈教宝宝折纸时，宝宝也能将纸折成两折或三折，但还不能完全折好。

语言方面

1.5周岁以后的宝宝语言能力较强，能说出自己在做什么，或是想要什么；2周岁时，宝宝能掌握近500个词汇，能够以5~6个单词的句子交谈，并可以模仿成人发出的大部分声音。与成人交流也不再是困难的事了。此时是宝宝“问欲”开始的时期，宝宝最喜欢说的就是“为什么”，凡是他好奇的他都会问。

认知方面

1.5周岁后，宝宝有极强的好奇心，记忆力、想象力较强，能够理解一些抽象的概念，如快与慢、远与近、今天与明天等，有时还会有一些奇妙的想象，例如，自己想要月亮，想要飞上天空等。3周岁后，宝宝会认识到自己错误，会知道父母为什么训斥自己，并有改正的意识。

社会适应行为及自理能力

2周岁以后的宝宝已经有了一些自理能力，能自己脱衣服、鞋袜，有时会想找伙伴玩耍。当父母在做家务时，宝宝会过来帮忙，模仿大人的动作或在父母的指导下递东西，同时也会有意识地将自己玩具给伙伴玩。

1.5～3周岁宝宝的喂养指南

1.5～3周岁的宝宝基本可以一日三餐制来控制营养摄取，两餐之间的加餐需根据宝宝的具体情况合理安排。此外，会用小勺吃饭的宝宝，父母应尽量指导宝宝独立进餐，这样更有助于宝宝性格的培养。

1.5~3周岁宝宝的营养需求量

1.5～3周岁的宝宝活动量大大增加，营养上的要求较高。这个阶段的宝宝一般每天蔬菜和水果的摄取应在150～250克，肉类摄取量应在40～50克，豆制品在25～50克，鸡蛋1个，以保证宝宝每天的营养需求量。此外，较胖或已经患有肥胖症的宝宝需控制食物的摄入量，保持体重，加强锻炼，逐步使身体匀称。下面是1.5～3周岁宝宝每日营养需求量表，妈妈可根据表和宝宝实际情况为宝宝添加均衡营养。

1.5～3岁宝宝每日营养需求量表

营养素	需求量
蛋白质	3.5克/千克体重
脂肪	占总能量的35%～40%
烟酸	9毫克
叶酸	50微克
维生素A	400国际单位
维生素B_1	0.7毫克
维生素B_2	0.8毫克
维生素B_6	1毫克
维生素B_{12}	0.7微克
维生素C	40毫克
维生素D	400国际单位
维生素E	6毫克
钙	450毫克
铁	10毫克
锌	10毫克
硒	20微克
镁	80毫克
磷	450毫克
碘	50微克

合理安排宝宝的一日三餐

一般来说，1.5周岁的宝宝已经断奶，饮食开始向“一日三餐”制过渡。宝宝的早、中、晚三餐，到了这个时期，已经类似大人的进食节奏，可以慢慢地配合家人的进食时间。这时大人们的作息应尽量规律，合理安排宝宝的配餐。

早餐

父母要遵循“早餐吃得好，午餐和晚餐吃得饱”的饮食原则，科学分配宝宝每天的热能摄入。大米、奶、蔬菜、鱼、肉、蛋、豆腐，这些食品是满足宝宝生长发育必不可少的。

午餐

宝宝的午餐要注意多样性，并搭配不同种类、颜色和大小的水果。这样可以确保宝宝摄入多种维生素与矿物质，不会使宝宝因为单调而产生厌倦感。可适当吃面条、米粥、馒头、小饼干等，以提高热量。

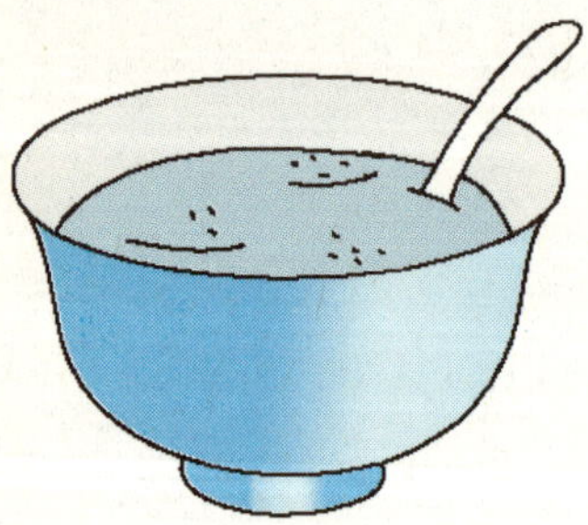

晚餐

科学的晚餐有助于宝宝睡眠，确保他能得到足够的休息。经常给宝宝吃各种蔬菜、水果、海产品，可提供足够的维生素和无机盐，以供给代谢的需求，达到营养平衡的目的。同时，常食用一些动物血、动物肝，以保证铁的供应。

此外，对于一些工作较繁忙的父母，可在宝宝2周岁后送去托幼机构，这样一方面不会因工作繁忙而造成宝宝经常吃不好饭，导致营养不良；另一方面也能安心工作，等晚上回家后再给宝宝烹制晚餐，不会对宝宝造成太大的影响。

给宝宝加餐的注意事项

加餐是宝宝1.5周岁后调整饮食规律的重要方式，所添加的食物多以点心、水果为主，也有其他种类的添加。虽然加餐可缓解宝宝饥饿，但如果加餐不得法，反而会影响正餐，而且会产生不利营养。因此，加餐一定要遵循科学原则。

对加餐的食物要有所选择

由于加餐的食物种类多，而且营养价值各有不同，所以父母在给宝宝加餐前要注意选择，注意不要吃过甜或过咸的食物。因为过甜的食物，容易让宝宝伤食，对牙齿也有害；而过咸的食物，容易产生口渴症状，让宝宝饮太多水，不利于食物的消化，易产生腹胀，影响正餐。

加餐需少量

加餐只应作为一种额外的补充，不能挤掉宝宝的正常饭菜，不能由着宝宝，特别对食量较小的宝宝，如果觉得加餐中的小点心已在宝宝的饭食中占有一定的量，父母就应当及时给宝宝限量。

加餐需区别对待，避免营养过剩

加餐是宝宝补充营养的一种方式，但如果一次食用太多，就容易引起营养过剩，尤其对那些食欲很好，吃饭不成问题的宝宝而言，这样的加餐易导致肥胖。因此，加餐应区别对待，对食欲不佳、饭量小的宝宝，应该适当加餐，在正餐之间给一些小点心吃；而食欲好、而且已经有肥胖症状的宝宝，可尽量少加餐或不加餐，避免营养过剩，这样才更有利于宝宝的身体健康。

切忌把加餐安排在正餐时间吃，以免影响宝宝的正常食欲。

正确指导宝宝独立进餐

饿了就会自己用手去抓，这是每个宝宝天性，在他们还没有完全学会如何进餐时，只会这样。只要宝宝学会独立抓握小勺，就可以开始指导宝宝如何独立进餐了。

培养宝宝独立进餐可以按照以下步骤进行：

第一步：让宝宝拿起小勺慢慢尝试

宝宝满周岁时，可以试着让他拿着小勺吃饭，开始只能吃几口，但坚持下去，当宝宝摸索到适合自己吃饭的方法就能独立吃饭了。

第二步：鼓励、指导宝宝怎么吃

在宝宝学习吃饭时，妈妈先要手把手地教，动作一定要慢，要让宝宝感受到技巧，如，握住小勺，舀起食物，平稳地端到嘴边，放入嘴里。当宝宝用小勺吃上几口时，妈妈要给予鼓励，提高宝宝自己吃饭的兴趣和信心。

第三步：父母要学会放手

宝宝刚开始学习吃饭，会吃得很慢，有时还会撒得到处都是，这时有些宝宝会哭泣，想要妈妈喂，妈妈可以给予关怀，但不可抱起宝宝喂，应让宝宝克服困难。当宝宝学会吃饭后，需重复训练几天，等宝宝慢慢适应了，情况就会好起来。

对父母来说，宝宝学习独立吃饭，的确是一个需要耐心与技巧的过程。开始时，宝宝可能会将自己搞得满身脏，饭撒了一地，但只要父母给宝宝学习的机会，宝宝一定能学会，而且从中也可学习到更多的东西，如用小手如何握住小勺往嘴里送食物，练习手眼协调能力；食物掉在桌子上了，宝宝会用小手去抓，触摸食物的质感，认识自己吃的食物。

当宝宝学会吃饭后，他会非常有成就感，这种成就感会促使他更积极地去探索世界，更有信心学习未知的一切。

预防宝宝龋齿的方法

龋齿是宝宝常见一种牙齿疾病，又被称为“蛀牙”，多因宝宝不注意清洁口腔，摄入糖过多造成。如果加以预防是可以避免的。一般预防龋齿的方法有以下几点：

注意保持口腔卫生

父母应该在宝宝1周岁后，教宝宝刷牙，做到早晚刷牙，饭后漱口，以保持口腔清洁。

控制高糖饮食的摄入

父母要控制宝宝对糖的摄入，告知宝宝多吃糖的后果，养成多吃蔬菜、水果、鱼、瘦肉、粗粮等食物的习惯。

常喝高钙奶，避免临睡前吃东西

父母应多给宝宝喝高钙奶，满足牙齿对钙的需求，而且应让宝宝养成少吃零食，及临睡前不吃食物的好习惯。

使用含氟牙膏

氟可减少龋齿产生，父母可在宝宝学会刷牙后，使用含氟牙膏刷牙，可减少龋齿的发生。

但是，如果宝宝已经发生龋齿，应尽早带宝宝到口腔科就诊治疗，避免龋齿洞越来越大。治疗的方法主要以填充齿洞为主，可阻止龋齿继续漫延。

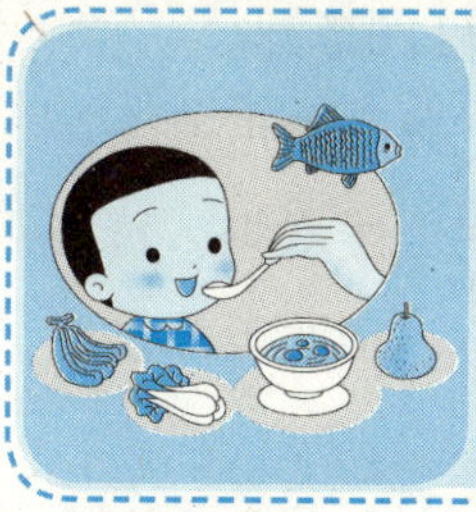

1.5～3周岁宝宝营养配餐

1.5～3周岁的宝宝几乎所有食物都可以吃了，蔬菜、水果制作时多以丁、条、块为主，配餐中要蔬菜、肉类搭配烹调，饭、菜、汤搭配食用，尽量做到营养丰富。午睡过后，可以给宝宝吃一些水果、酸奶、蛋糕等食物，避免宝宝饥饿。

1.5～2周岁营养食谱参照

鱼肉饼

原料：鲜鱼肉40克，面包粉70克，鸡蛋1个，盐、植物油各适量。

做法：鱼肉洗净，上锅蒸熟，压成泥状；将鱼肉泥、面包粉、鸡蛋液、盐一同放入盆中，搅拌均匀，作为馅料；用手将馅料分成2～3份揉成球状；将平底锅置于火上，倒少量植物油，烧至七成热，转小火，放入馅料球，用锅铲将其压平，煎至双面金黄时即可。晾至温热后，给宝宝食用。

健康小提示：适合1.5周岁的宝宝食用。鱼肉饼鲜嫩酥脆，有助于锻炼宝宝咀嚼能力，可作为加餐食用。

牛奶果蔬汁

原料：苹果、菠萝、西芹、黄瓜各40克，牛奶120毫升。

做法：苹果洗净，去除核和皮，切丁；菠萝切碎；黄瓜洗净，去皮，切成小块；西芹洗净，抽丝，切成小段；将上述水果、蔬菜一同放入榨汁机杯中，加入牛奶，兑入少许凉开水，接通电源，搅拌均匀，滤出汤汁，即可给宝宝饮用。

健康小提示：适合1.5周岁的宝宝饮用。果蔬汁中富含维生素C、胡萝卜素以及钙、铁、锌等宝宝成长不可缺的营养素，搭配牛奶可补充蛋白质，营养全面，宝宝也喜爱饮用。

奶香鸡肉粥

原料：鸡脯肉45克，粳米60克，牛奶100毫升，植物油、盐各适量。

做法：鸡脯肉洗净，切成细丝，加少许盐腌渍，下锅煸炒至熟，盛出；粳米淘洗干净，放入电饭锅中，加适量清水，煮沸后，加入鸡丝和牛奶，继续熬煮至烂熟即成。晾至温热后供宝宝食用。

健康小提示：适合1.5周岁以上的宝宝食用。鸡肉、牛奶都是宝宝成长中最好的食物，搭配制粥，奶香味美，营养溶于粥中，更容易被宝宝吸收。

豆花鸡肉

原料：鸡脯肉60克，嫩豆腐40克，鸡蛋清2个，香油、料酒、姜末、葱末、盐各适量。

做法：鸡脯肉洗净，剁成肉泥，加入鸡蛋清、姜末、葱末拌匀；豆腐洗净，压成泥，与鸡肉泥混合调匀；在沙锅中加适量清水，煮沸后，倒入鸡肉豆腐泥，轻轻搅拌，煮约10分钟，加盐调味，淋1滴香油搅匀。晾至温热后，供宝宝食用。

健康小提示：适合1.5周岁以上的宝宝食用。鸡肉性温，有很好的滋补作用，与豆腐混合，营养更均衡，大病初愈、体虚的宝宝可多食。

豌豆炒虾仁

原料：豌豆25克，虾仁4只，植物油、盐各适量。

做法：豌豆洗净，捣碎；虾仁洗净，剔除泥肠，切段；锅内倒植物油，烧至七成热时，放入虾仁爆炒后，再放入豌豆碎，喷一点水，小火焖煮片刻，加盐调味即成。晾至温热后，搭配主食供宝宝食用。

健康小提示：适合2周岁的宝宝食用。此菜颜色淡雅，口味清爽，可增进宝宝食欲。

油菜肉末面条

原料：细挂面20根，肉末30克，小油菜2棵，葱末、料酒、盐、植物油各适量。

做法：油菜洗净，切碎；锅内倒入植物油，烧热后，放入肉末、葱末爆香，调入料酒，加水煮沸，转小火，加入小油菜、盐熬煮5分钟，关火；另起一锅，加适量清水，煮沸，将细挂面掰成两半，放入锅中，煮熟，用冷水过一下，盛入碗中，加入煮好肉末汤拌匀，即可供宝宝食用。

健康小提示：适合2周岁的宝宝食用。过冷水的面条较爽滑，汤也较澄清，可增进宝宝食欲，宝宝也喜欢吃。

麦片赤豆粥

原料：燕麦片25克，牛奶50毫升，赤豆40克，粳米50克，白糖适量。

做法：预先将赤豆用水浸泡4~6小时，捞出洗净；粳米淘洗干净，与赤豆一同放入锅中，加适量水，煮沸后，转小火熬煮30分钟，加入燕麦片和牛奶调匀，加盖继续熬煮约10分钟，晾至温热时，加白糖调味，即可给宝宝食用。

健康小提示：适合2周岁的宝宝食用，赤豆粥可补血健脾，搭配麦片和牛奶，不仅可增加粥中蛋白质和膳食纤维的含量，而且食用后可分解体内多余脂肪。

山药三明治

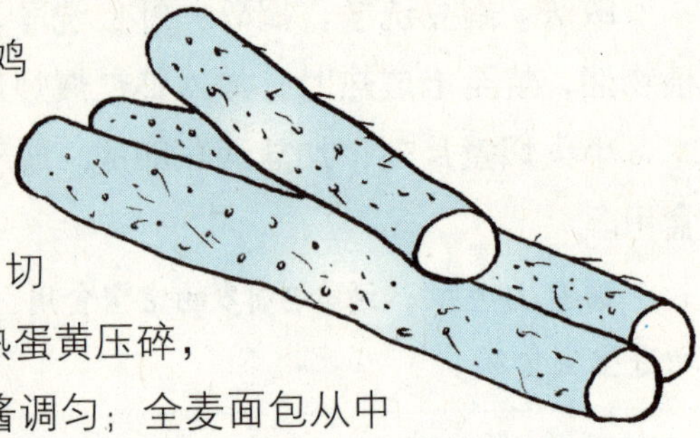

原料：山药120克，熟鸡蛋黄1个，全麦面包2片，色拉酱适量。

做法：山药去皮洗净，切块，上锅蒸熟，压成泥；熟蛋黄压碎，拌入山药泥中，加入色拉酱调匀；全麦面包从中间切开，取其中3片，叠落在一起，取下面两片，用小勺将其单面涂抹上调制好的山药泥，可以厚一些，再重新叠落起来，用手压一下，即可给宝宝食用。

健康小提示：适合2周岁的宝宝食用。山药可滋补气血，搭配蛋黄和全麦面包，营养丰富，对宝宝成长有益。

一日营养餐

上午	8:00	牛奶或配方奶200毫升，三明治1块
	10:00	酸奶100克
	12:00	豌豆炒虾仁35克，软饭1碗，添加鱼肝油1粒
下午	15:00	牛奶果蔬汁150毫升，鱼肉饼1块
	18:00	麦片赤豆粥60克，奶酪饼2块
晚上	22:00	牛奶或配方奶200毫升

另：每两餐之间，给宝宝喂少量白开水，避免宝宝口渴。晚饭后需漱口，睡前刷牙。

2～2.5周岁营养食谱参照

红枣高粱米粥

原料：高粱米60克，红枣6枚。

做法：红枣洗净，去核，放入温水中泡软，切成丝；高粱米淘洗干净，用温水浸泡30分钟，与泡好的红枣丝一同倒入沙锅中，加适量清水，用大火煮至枣熟米烂即成。晾至温热后，给宝宝食用。

健康小提示：适合2周岁的宝宝食用。高粱米中富含蛋白质和膳食纤维，搭配红枣制成粥，可补养气血，特别适宜体虚、贫血的宝宝食用。

木瓜菠萝奶

原料：木瓜80克，菠萝肉100克，牛奶100毫升，白糖适量。

做法：木瓜去皮和子，切成小块；菠萝肉切丁；将木瓜块、菠萝肉丁倒入榨汁机中，加入牛奶和白糖，搅拌均匀，用过滤网滤出汤汁，即可给宝宝饮用。

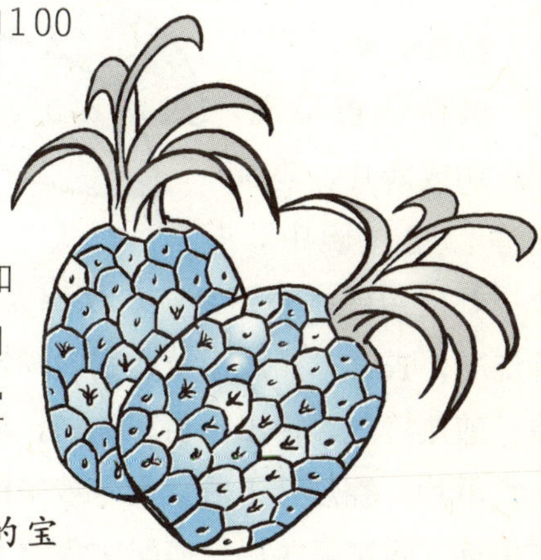

健康小提示：适合2周岁的宝宝食用。木瓜菠萝奶中富含蛋白质、脂肪、维生素及人体必需矿物质，有利于宝宝成长发育，可在午休后与点心搭配食用。

豆浆鸡肉粥

原料：鸡脯肉50克，粳米40克，豆浆200毫升，姜丝、鸡精、胡椒粉、水淀粉各适量。

做法：鸡脯肉洗净，切成丝状，加盐、鸡精、胡椒粉、水淀粉略腌；粳米淘洗干净，用清水浸泡约1小时；锅中添适量清水，置于火上，放入泡好的粳米，煮沸，转小火熬煮成粥，加入姜丝、倒入豆浆，放入腌好的鸡肉丝，调匀熬煮沸后即成。

健康小提示：适合2周岁的宝宝食用。豆浆富含优质蛋白，搭配鸡肉口感爽滑，风味独特，营养丰富，有助于消化吸收。

黄瓜炒鸡蛋

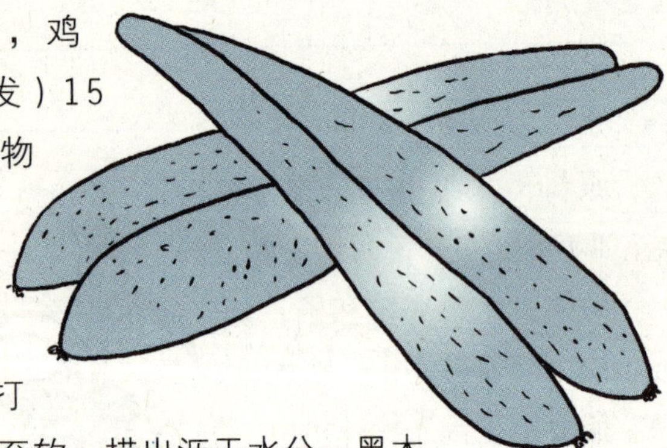

原料：黄瓜1根，鸡蛋2个，黑木耳（水发）15克，虾皮、葱末、植物油、盐各适量。

做法：黄瓜洗净，切成薄片，鸡蛋洗净，磕入碗中，打散；虾皮用温水浸泡至软，捞出沥干水分；黑木耳洗净，去蒂，撕成小片；锅内倒植物油，烧至八成热时，倒入蛋液，煎熟打散，捞出；再起油锅，烧热后，下入葱末虾皮略炒，放入黄瓜片，翻炒几下后，倒入炒好的鸡蛋，加盐调味，再略炒，即可出锅。晾至温热后，搭配主食给宝宝食用。

健康小提示：适合2周岁的宝宝食用。鸡蛋富含优质蛋白，搭配黄瓜，风味独特，营养丰富。

雪菜肉末

原料：雪菜35克，肉末60克，鸡蛋液、植物油、葱末、姜末、生抽、香油各适量。

做法：雪菜洗净后，切碎；肉末加入鸡蛋液、生抽搅拌均匀；锅内放植物油，烧热后，下葱末、姜末炝锅后，放入肉末炒至变色，再放入切碎的雪菜翻炒5分钟，淋入香油起锅即可。晾至温热后，搭配主食给宝宝食用。

健康小提示：适合2.5周岁的宝宝食用。雪菜富含维生素和膳食纤维，与肉末同炒，口味丰富，搭配主食食用，宝宝非常喜欢。

豆腐鱼头汤

原料：鱼头1个，豆腐60克，葱末、姜末、植物油、盐各适量。

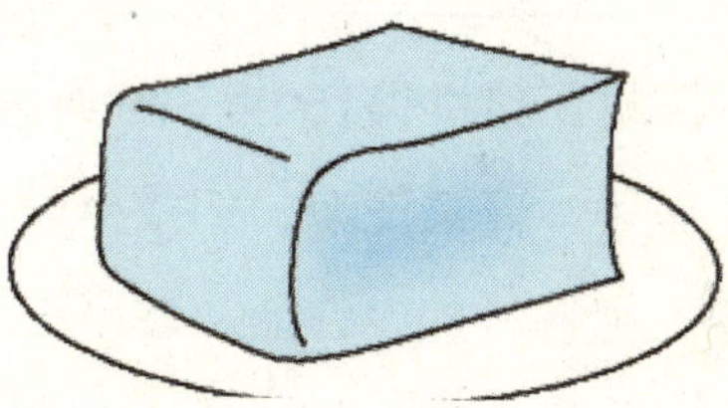

做法：将鱼头洗净，去鳃，剖成两半；豆腐洗净，切成小块；锅内加植物油，加入葱末、姜末炒香，加入鱼头，翻炒两下后，加适量清水和豆腐块，煮沸后，转小火慢炖30分钟，加盐调味即成。晾至温热后，给宝宝食用。

健康小提示：适合2.5周岁的宝宝食用。鱼头豆腐汤营养丰富，可健脑养心，提高大脑的灵活性和适应能力。食用时，宝宝可吃豆腐和汤，鱼头需经拆卸后，拣无鱼骨、刺的部分给宝宝吃。

鸡肉饭

原料：鸡脯肉50克，洋葱1/4，粳米60克，植物油、盐各适量。

做法：鸡脯肉洗净，切丝；洋葱去皮洗净，切成细丝；粳米淘洗干净，放入电饭锅中，加水煮饭；炒锅内倒入植物油，烧热后放入鸡丝和洋葱，翻炒至熟，放少量盐，再翻炒几下，放入将熟的粳米饭中，拌匀，再焖煮至电饭锅指示灯跳起即成。晾至温热后，给宝宝食用。

健康小提示：适合2.5周岁的宝宝食用。鸡肉饭可平肝润肠，增进食欲，改善消化。若宝宝肠胃功能较弱，粳米要煮软一些。

排骨汤面

原料：猪排骨150克，细面条60克，青菜3棵，盐、醋各适量。

做法：青菜洗净，切成小段；猪排骨洗净，剁成小块，放入沙锅中，煮沸，加少许醋，转小火熬煮40分钟，关火，捞出猪骨，留汤汁；另起一锅，加适量水，煮沸，下入细面条，煮软时，放入青菜段，再煮片刻，将青菜和面捞入碗中，加入适量排骨汤、盐调味即成。晾至温热后，给宝宝食用。

健康小提示：适合2.5周岁的宝宝食用。排骨汤营养丰富，其中富含的骨胶原、骨黏蛋白、磷酸钙等都是宝宝骨骼成长必需的营养，将其制作成汤面，可避免油腻，利于消化吸收。

豆沙酥饼

原料：赤豆沙60克，面粉70克，牛奶、植物油、白糖各适量。

做法：赤豆沙中加入牛奶、白糖拌匀，作馅；面粉加少许牛奶，用温水和成面团，和好后静饧一会儿，再将面团搓成长条，切成一个个等量的小面团，用手将中间压成窝，加入豆沙馅，做成生饼坯；锅内加适量植物油，将生饼坯双面煎至金黄即可。

健康小提示： 适合2.5周岁的宝宝食用。豆沙酥饼口感酥脆，健脾开胃，可作为加餐食用。

一日营养餐

上午	8:00	牛奶或配方奶200毫升，全麦面包1片
	10:00	豆沙饼1块
	12:00	雪菜肉末25克，软饭1碗，豆腐鱼头汤1小碗
下午	15:00	木瓜菠萝奶100毫升
	18:00	鸡肉饭50克，鸡蛋汤1小碗
晚上	22:00	牛奶或配方奶200毫升

另： 每两餐之间，给宝宝喂少量白开水，避免宝宝口渴。晚饭后需漱口，睡前刷牙。

2.5～3周岁营养食谱参照

木瓜牛奶羹

原料：木瓜1/4个，牛奶适量。

做法：木瓜洗净，去皮，切块，放入榨汁机中打成泥，牛奶煮沸，备用；将木瓜泥与牛奶混合调匀，即可供宝宝食用。

健康小提示：适合2.5周岁的宝宝食用。木瓜和牛奶富含蛋白质、各种维生素及矿物质，木瓜中的酶类有助于促进宝宝的消化吸收。

南瓜肉包子

原料：瘦肉70克，南瓜150克，面粉120克，发酵粉5克，植物油、葱末、姜末、生抽、香油各适量。

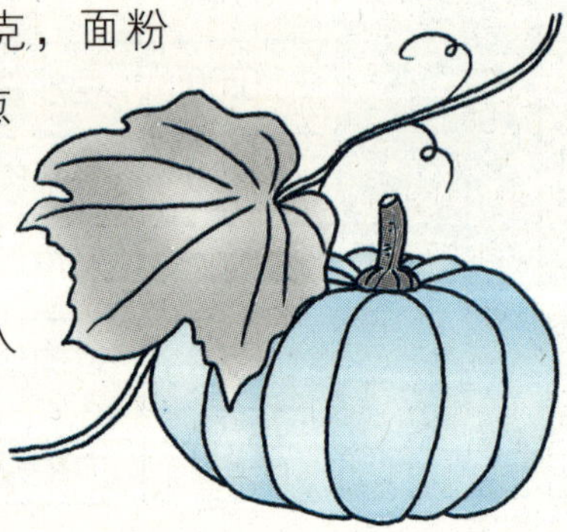

做法：瘦肉洗净，剁成肉末；南瓜去皮和子，切成粒，加入肉末、葱末、姜末、香油、生抽搅拌调匀，作馅料；将发酵粉放入面粉中，用温水和成面团，静饧约5分钟，搓揉成长条，切成等量的小块，用手压平后，擀成包子皮，包入馅料，制成包子，将铁箅子上均匀涂抹一层薄薄的植物油，摆上包子，上锅蒸熟即成。晾至温热后供宝宝食用。

健康小提示：适合2.5周岁的宝宝食用。南瓜易消化吸收，搭配瘦肉做成包子，可增进宝宝食欲，宝宝都很喜爱食用。

苹果色拉

原料：苹果1个，葡萄干、优酪乳各适量。

做法：苹果洗净，去除皮和核，切成小块；葡萄干洗净；将苹果块和葡萄干一起放入碗中，浇上优酪乳拌匀，即可供宝宝食用。

健康小提示：适合2.5周岁以上的宝宝食用。水果中富含维生素C和锌，可增强宝宝智力发育，特别适合宝宝午休后食用。

蒜泥茄子

原料：长茄子1根，生抽1滴，葱末、蒜泥、盐、醋、香油各适量。

做法：长茄子洗净，去蒂，用刀切成长条，放入盘中上锅蒸熟；取一只小碗，放入蒜泥、葱末，加入盐、醋、生抽，浇在蒸熟的茄子上，拌匀即成。搭配主食供宝宝食用。

健康小提示：适合3周岁的宝宝食用。大蒜可杀菌，搭配茄子一同食用，味道可口，有助于提高宝宝食欲，具有开胃的功效。

苦瓜煎蛋

原料：苦瓜1/2根，鸡蛋2个，植物油、盐各适量。

做法：苦瓜洗净，切片，锅中加适量水，调入少量盐，煮沸后，放入苦瓜焯煮片刻，捞出，过冷水，取出切碎；鸡蛋洗净，磕入碗中，打散后，加入苦瓜碎、一点点水，混合调匀；锅内加适量植物油，烧至八成热，倒入混合蛋液，煎时用锅铲压一压，一面煎好后，翻过来再煎，两面煎黄后，盛入漏勺中，慢慢滤去残油，放入盘中即可。晾至温热后，与主食搭配食用。

健康小提示：适合3周岁的宝宝食用。苦瓜可去湿，且营养丰富，特别适宜宝宝夏季食用，但其味苦，烹调时可用盐水焯煮的方法去除。此外，宝宝食用苦瓜时，搭配的主食汤菜，应尽量相似，避免食用甜味菜汤，以免宝宝拒绝食用。

香蕉三明治

原料：香蕉1根，面包片4片，果酱适量。

做法：香蕉去皮，切片；将两片面包片之间涂抹果酱，再夹入香蕉片，即可给宝宝食用。

健康小提示：适合3周岁的宝宝食用。香蕉可润滑肠道，可将三明治作为早晨食用，锻炼宝宝清晨排便的习惯。

香茶芝麻糖

原料：茶叶10克，白糖80克，蜂蜜50克，芝麻60克。

做法：芝麻洗净，沥干水分，放入锅中，以小火炒香备用；将茶叶放入杯中，以沸水冲泡，取汁倒入锅中；加入白糖、蜂蜜，以小火熬至能拉成丝，撒入芝麻拌匀，起锅，将芝麻糖放入模型中压成块状，再切成薄片或细条即可。

健康小提示：此道佳肴香甜可口，营养均衡，可作点心食用，既可保护宝宝牙齿，又能使宝宝戒掉吃零食的习惯。

碎肉汤面

原料：牛腩肉25克，油菜3棵，番茄1个，细挂面35克，植物油、盐、姜末各适量。

做法：牛腩肉洗净，切块，放入沸水中焯煮片刻，去除浮沫，捞出，切碎；油菜洗净，切碎；番茄用水浸泡20分钟，洗净，去蒂，切碎；锅内放植物油，烧热后，倒入番茄碎，翻炒片刻，加适量清水，煮沸，将细挂面掰成两半，放入锅中，再放入牛腩碎肉、姜末调匀，煮至面熟，放入油菜碎、加盐调味，搅拌均匀，再煮片刻即成。晾至温热后，给宝宝食用。

健康小提示：适合3周岁的宝宝食用。碎肉汤面味道鲜美，易于消化，而且能强身健体，宝宝也喜食用。

鲜奶八宝粥

原料：赤豆、莲子、桂圆肉、芸豆各8克，红枣（去核）4枚，糯米、黑米、薏米各10克，牛奶100毫升，冰糖适量。

做法：将赤豆、绿豆、芸豆用清水浸泡4~6小时，莲子、桂圆肉、红枣浸泡2小时，糯米、黑米、薏米混合洗净，用温水浸泡1小时；将泡好的食材一同放入锅中，加适量清水，煮沸后，加入牛奶，转小火继续熬煮至豆熟米烂，加入冰糖调即成。晾至温热后，给宝宝食用。

健康小提示：适合3周岁的宝宝食用。此粥奶香四溢，营养丰富，宝宝喜欢食用。

一日营养餐

上午	8:00	木瓜牛奶羹50克，香蕉三明治1个，鱼肝油1粒
	12:00	蒜泥茄子40克，软饭1碗，蔬菜汤1小碗
下午	15:00	苹果色拉80克，香茶芝麻糖2块
	18:00	稀白粥1碗，南瓜肉包子3个
晚上	22:00	鲜牛奶200毫升，全麦面包1片

另：每两餐之间，给宝宝喂少量白开水，避免宝宝口渴。晚饭后需漱口，睡前刷牙。

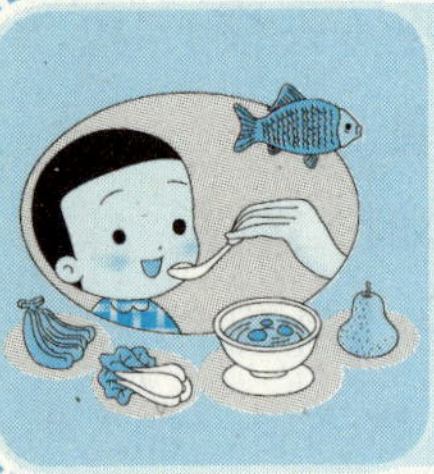

宝宝的饮食难题

此阶段宝宝饮食需逐步过渡到“一日三餐”制，饮食方式的变动会让宝宝很不适应，总会出现这样或那样的饮食问题，父母除了需要耐心教导外，还可注意讲究方法，教宝宝如何吃不同种类的食物。

宝宝不喜欢吃米饭怎么办

情景再现：“我家宝宝1岁8个月，什么都吃，就是不喜欢吃米饭，零食一般很少给她吃，平时面条、粥、汤都吃，但就是米饭不吃，这该怎么办？”

专家在线：当宝宝不吃米饭时，首先要寻找原因，如米饭没味、米饭太硬、太干，这些都有可能让宝宝不爱吃。等了解之后，才能正确解决这一问题。

如果是因为米饭没味，宝宝不爱吃。妈妈可帮助宝宝加菜放在米饭上，与米饭同吃，逐渐让宝宝学会一口菜一口饭的吃法。如果是因为米饭的口感过硬或过干，妈妈可换一种食物给宝宝吃，等下一顿再给宝宝做适合口感的米饭尝试。

但是，如果这两个原因都不是，而只是宝宝不喜欢吃米饭，那妈妈也不要强迫宝宝，应尽量给宝宝吃一些他爱吃的主食类食物。因为在宝宝的生长过程中，并不是不吃米饭就不行。米饭中所含的营养，其他主食中同样也有。其实，只要宝宝精神状态好，没吃多少或不吃米饭，多吃一些别的食物，同样可以让身体摄取充足营养。这一点父母就不必太在意。

专家提示

在以米饭为主食的家庭中，父母需培养宝宝对米饭的兴趣，如有意识地在宝宝面前表现出吃米饭的香甜，告诉宝宝只有使劲嚼就会吃到甜味，如果再搭配可口的菜肴，这样米饭是非常美味的，逐渐使宝宝习惯吃米饭。

宝宝吃饭慢怎么办

情景再现：“我家宝宝快2周岁了，吃饭特别慢，总是一边吃一边玩，有时玩着玩着都不知道咽饭了，含着饭，一会儿没味道了，干脆就吐出来，真是又生气又着急，这该怎么办？”

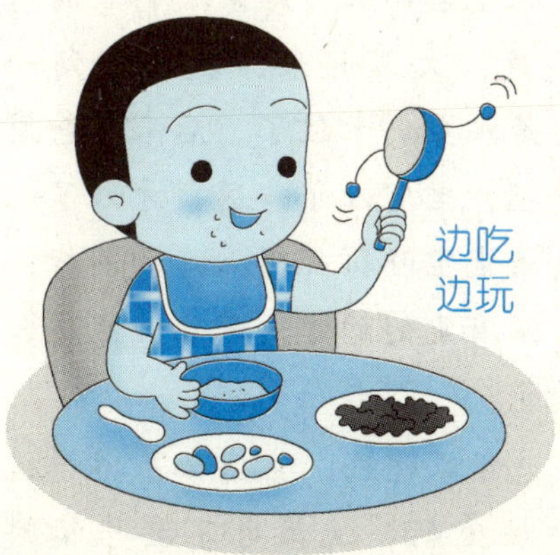

专家在线：宝宝这种现象的确很麻烦，但吃饭慢是有原因的。从你家宝宝的情况看，大概因为不饿，所以喜欢边吃边玩。对待这样的宝宝，妈妈可询问宝宝，是不是吃饱了，如果宝宝点头，那就让宝宝拿着玩具去一边好好玩，等他饿了再吃，或等下一餐再吃。

宝宝吃饭慢的原因常见有以下几种：

宝宝不饿

妈妈可让宝宝到一边去玩，等宝宝饿了再给宝宝做饭吃。

宝宝养成了边玩边吃的习惯

对待这样的宝宝不可一味地溺爱，否则养成不好的习惯，对宝宝的未来非常不利。父母应该没收宝宝的玩具，即使宝宝哭闹也不给，告诉他必须吃完饭才可以玩。虽然这样会导致宝宝没有食欲吃不了多少，但可以让宝宝知道自己做错了事，必须改正，否则妈妈是不会让自己玩的。

宝宝本身是个慢性子

对待慢性子的宝宝，父母要有耐心，可多询问宝宝所需，不要催促、责骂，避免伤害到宝宝自尊心，使宝宝产生厌食情绪。

宝宝生病了

如果宝宝因为生病而吃饭慢，父母不应勉强，宝宝能吃多少算多少，此外一定要注意观察宝宝身体状况。若不严重，可让宝宝在家静养，多给宝宝吃一些半流质食物；若严重，应及时带宝宝去医院就诊治疗。

宝宝晚餐应该少吃吗

情景再现：“常听养生节目说‘早餐吃好，午餐吃饱，晚餐吃少’，我家宝宝2岁5个月，我想知道宝宝晚餐是否应该少吃？”

专家在线：虽说晚餐吃得少对养生有好处，但这一点不适合1.5～3周岁的宝宝。因为这个时期的宝宝每日消耗量较大，本身食量较小，吃进去的食物相当有限，食物在胃内停留3～4个小时就被“排空”了。如果晚餐吃得少，还没上床睡觉宝宝就饿了。如果在睡前再吃点零食，对牙齿的健康不利，但若不吃，宝宝从晚上一直饿到第二天清晨，很有可能使宝宝的血糖降低，产生头晕、恶心等不适症状，对宝宝健康非常不利。

宝宝正处于体力和智力发育的高峰，其所摄取的营养不仅要维持日常的活动，而且还要满足生长发育的要求，这种发育通常都会在夜间睡觉时发生。因此，晚餐一定要让宝宝吃饱。通常，晚餐可以多吃富含蛋白质、维生素、粗纤维的食物，避免食用肥腻、难以消化的食物。当然，对于肥胖和超重的宝宝来说，则应坚持“晚餐少吃”的原则，控制体重。

宝宝被鱼刺卡住了怎么办

情景再现：“我家宝宝3周岁，非常爱吃鱼，特别是我做的糖醋鱼。那天我做了糖醋鱼，宝宝正吃着高兴，结果‘啊’的叫了声，大哭起来，我意识到一定是被鱼刺卡住了，后来爸爸用手抠，宝宝吐了一通，才好了。看着宝宝吐得那样心疼的不行，有没有更好的方法不让宝宝这么难受？”

专家在线：宝宝如果不慎被卡住鱼刺，父母也不要手忙脚乱。首先让宝宝尽量张大嘴巴，然后找来手电筒照亮宝宝的咽喉部，观察鱼刺的大小及位置，如果能够看到鱼刺且所处位置较容易触到，父母就可以用小镊子（最好用酒精棉擦拭干净）直接夹出。往外夹的时候父母要配合完成，一人固定宝宝的头部并用手电筒照明，另一人负责夹出鱼刺。

如果根本看不到宝宝咽喉中有鱼刺，但宝宝出现吞咽困难及疼痛，或是能看到鱼刺，但位置较深不易夹出的，一定要尽快带宝宝去医院请医生做处理。

鱼刺夹出后的两三天内也要注意观察，如宝宝还有咽喉痛，进食不正常或流口水等表现，一定要带宝宝到正规医院的耳鼻喉科做检查，看是否有残留异物。

为什么宝宝不宜食用保健品

情景再现：“我家宝宝3周岁了，前些天家里来了客人，提来一些人参、鹿茸的保健礼盒，包装特别好看，宝宝看到了，非吵着打开，于是我就打开了，想着让他看看，也没什么稀奇的，拆开后，我就去厨房做饭了，结果回来时，发现宝宝正拿着一根人参须咬，这可吓坏我了，赶紧收了起来。我知道这些是成年人才能吃的，但不知道宝宝吃了后会有什么反应？”

专家在线：人参、鹿茸历来被视为滋补的佳品。目前，市场上不少被冠以“保健食品”的各类食物，不同程度地都加入了人参。虽然这些食品对身体虚弱的成人，特别是老人确有补益作用，但对于体质虚弱的宝宝却无益处。由于人参有促进激素分泌的作用，所以宝宝服用后，不但不能补养，反而会促使其性早熟，严重影响宝宝的正常发育，切忌买这样的补品给宝宝吃。

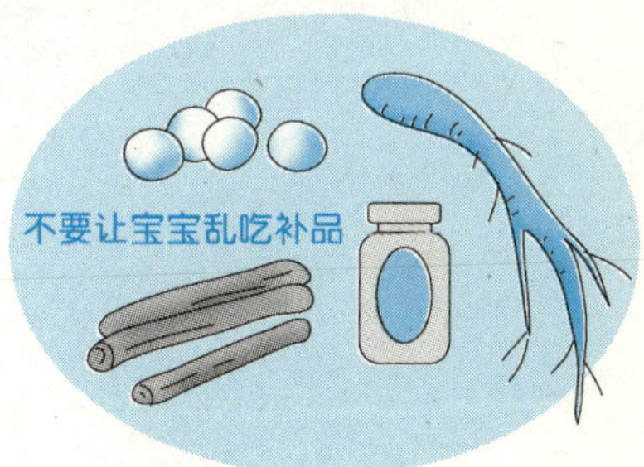

此外，还有另一种补品，就是市场上专为宝宝提供的各种营养品，如补锌的、补钙的、补赖氨酸

的、开胃助消化的等。虽然这些对宝宝有益，但实际上这些营养素完全可以从食物中摄取，比如，赖氨酸主要来源于日常吃的主食中，大米、馒头、玉米、黄豆中都含有。如果宝宝吃饭正常，进食的食物营养足够满足宝宝每日所需，要知道营养素摄入过量也会引发疾病。因此，不必特意去购买这些补品给宝宝服食。如果宝宝真的出现一些营养缺乏的症状，父母应首先带宝宝去医院检查，遵医嘱按时按量服用这些补养品，使宝宝能恢复健康。

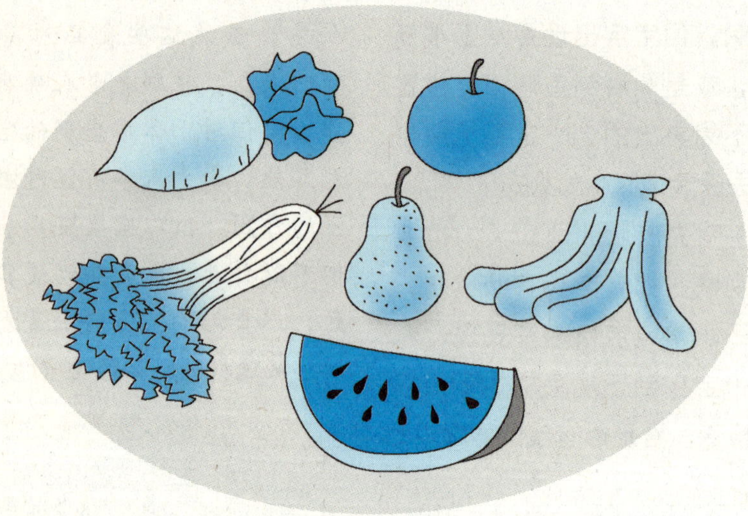

第九章

4～6周岁
宝宝同步营养方案

4～6周岁是宝宝进入学龄前期的阶段，此时宝宝的大脑、骨骼、牙齿的发育会进一步完善，加上孩子活动量大，新陈代谢快，所以要特别保障宝宝的营养需求，只有均衡而充足的营养才能保证孩子的健康成长。

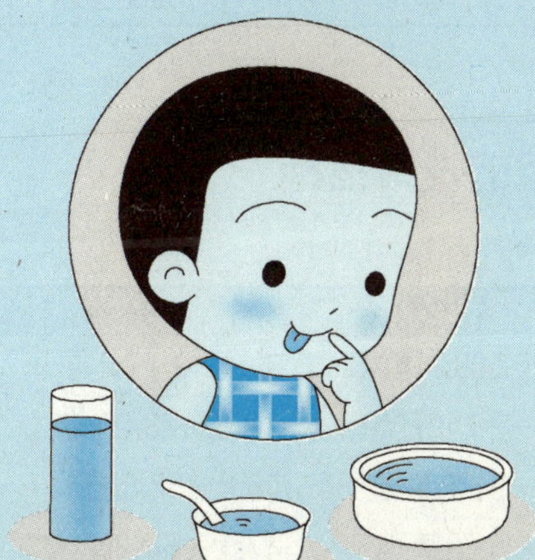

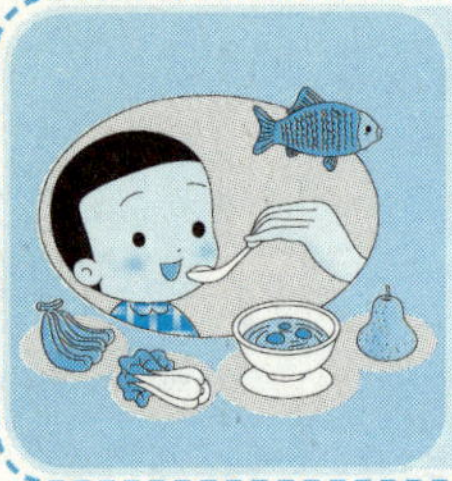

本阶段宝宝生长发育状况

4周岁起，宝宝的生长速度依旧缓慢，身高和体重在短时间内，会维持原样；但身体的比例更加协调，五官开始有了明显变化，颅骨的长度会有所增加，下巴将更加突出，同时上颚将加宽，为恒齿的生长提供空间。

男宝宝的发育指标

	4周岁	5周岁	6周岁
身长	94.4～111.5厘米	100.7～118.9厘米	106.4～125.8厘米
体重	13.9～20.8千克	14.5～23.3千克	15.8～26.5千克
头围	47.5～52.7厘米	48.3～53.6厘米	49.2～55.1厘米
胸围	46.8～55.3厘米	47.9～56.1厘米	49.1～57.8厘米

女宝宝的发育指标

	4周岁	5周岁	6周岁
身长	93.5～109.7厘米	99.7～117.1厘米	104.8～124.5厘米
体重	12.5～20.1千克	13.8～23.2千克	15.2～25.8千克
头围	45.8～51.2厘米	46.2～52.6厘米	47.8～54.2厘米
胸围	45.8～53.8厘米	47.1～54.2厘米	48.6～56.2厘米

本阶段宝宝的能力发展

4~6周岁的宝宝俨然像个大孩子，他们不但精力旺盛，喜欢跑跳，而且懂得更多道理，喜欢听故事，理解自己所看见的人和事，而且自理能力强，喜欢与同伴一起玩耍。

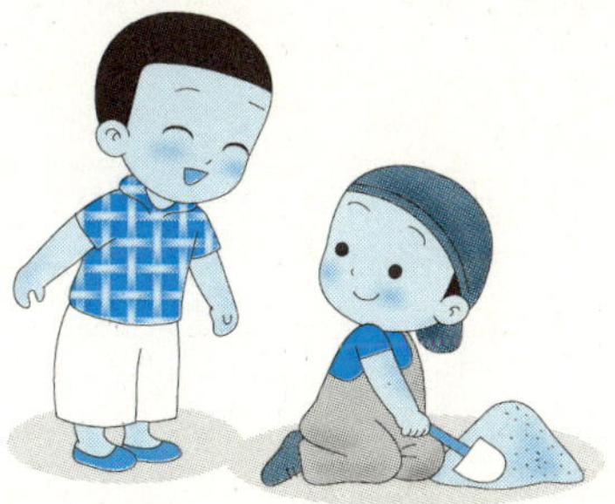

运动方面

4周岁后，宝宝的身体协调性更强，会单脚、双脚跳，或沿着一条直线走，而且他总是精力充沛。宝宝在奔跑、跳跃等方面的能力已经完全具备。有的宝宝还能在平衡木上做一些简单的动作，平衡能力较强。6周岁时，宝宝可以学会单腿跳，还可单腿站立1分钟。

此阶段宝宝的手部精细活动也非常丰富。握笔姿势与成人相似，会画一些简单的涂鸦；可以自己扣纽扣，拉拉链，但还不会系鞋带，所以父母最好选择拉链或粘带扣的鞋子，这样宝宝就可以自己穿鞋了。

语言方面

4周岁宝宝现在一般都能清楚地表达自己的意思了，但有些孩子还不能说很完整的长句子。5周岁半的宝宝一般已掌握了上千个词汇，能比较自由地表达自己的思想感情，有强烈的语言要求，乐于谈论每一件事。宝宝这时会经常模仿大人的语气讲话。也乐于表演自己熟悉的故事，扮演简单的角色。6周岁后，宝宝在成人正确的引导下，能够发清全部语音，听懂一些较为复杂的句子，理解一段话的意思。语言的联系性变强，想象力更加丰富，会自己编出一些原来没有的情节，记忆的正确性也有了提高，抽象逻辑思维开始发展，但具体形象思维仍占主导。

认知方面

进入4周岁，宝宝能逐步注意到周围更多的人和更多的事物，而且能把许多无意识的注意逐渐向有意识的注意转化和发展。5周岁时，能初步理解真实与虚构，会数数，开始能看钟表，时间概念已比较明确，知道一年有几个月、几周、几天。6周岁时，抽象逻辑思维开始发展，能掌握较抽象、概括性较强的概念，如家具、蔬菜、交通工具等，开始理解事物发展的逻辑关系。

社会适应行为及自理能力

这个时期的宝宝自理能力逐渐变强，会自己穿衣、穿鞋，但还没有左右的概念，有时会将左脚套着右脚鞋子，但经过指导，宝宝可以认识到这一点。4周岁以后，宝宝有了协作能力，特别乐于与同伴一起玩耍，有了自己相对固定的兴趣爱好和朋友圈。6周岁时，宝宝特别喜欢和小朋友一起扮演各种角色，以故事的形式做游戏。当见到熟悉的人时，会主动上前打招呼，非常有礼貌。

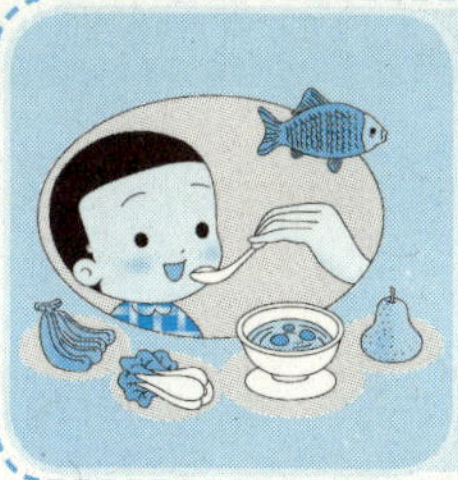

4～6周岁宝宝的喂养指南

此阶段宝宝对热能的需求量仍相对比成人高，生长速度属于迅速增长阶段；易患缺铁性贫血、缺锌症，易出现蛋白质热能不足。因此，在饮食上要注意合理搭配，要保证宝宝每天早晨摄入充足的热能，这样一天才会精力充沛，每晚睡觉前坚持喝一杯鲜牛奶，这样可以保证宝宝拥有充足的蛋白质，而且有助于提高宝宝的睡眠质量。

4～6周岁宝宝的营养需求量

4～6周岁的宝宝每日消耗能量大，每日需消耗每千克617千卡。因此，为了避免宝宝营养不良，一日三餐要特别注意搭配，每餐都要让宝宝吃饱，同时要注意蛋白质、钙、铁、锌的补充，促进智力开发与骨骼生长。若宝宝喜爱运动，在运动后要及时给宝宝擦干汗液，补充水分，避免宝宝脱水。下面是4～6周岁宝宝每日营养需求量表，妈妈可根据表和宝宝实际情况为宝宝添加均衡营养。

4~6周岁宝宝每日营养需求量表

营养素	需求量
蛋白质	4.5~5.5克/千克体重
脂肪	占总能量的35%~40%
烟酸	9毫克
叶酸	100微克
维生素A	500国际单位
维生素B_1	0.7毫克
维生素B_2	0.8毫克
维生素B_6	1毫克
维生素B_{12}	1微克
维生素C	60毫克
维生素D	400国际单位
维生素E	6毫克
钙	800毫克
铁	12毫克
锌	12毫克
硒	25微克
镁	120毫克
磷	500毫克
碘	85微克

4~6周岁宝宝的膳食结构

一般来说，4~6周岁的宝宝大多已经可以与父母同桌吃饭了，但营养需求仍高于成年人。为了满足生长发育所需，宝宝的膳食结构一定要丰富而合理，这样才能保证宝宝每日所需。宝宝每日膳食结构如下图。

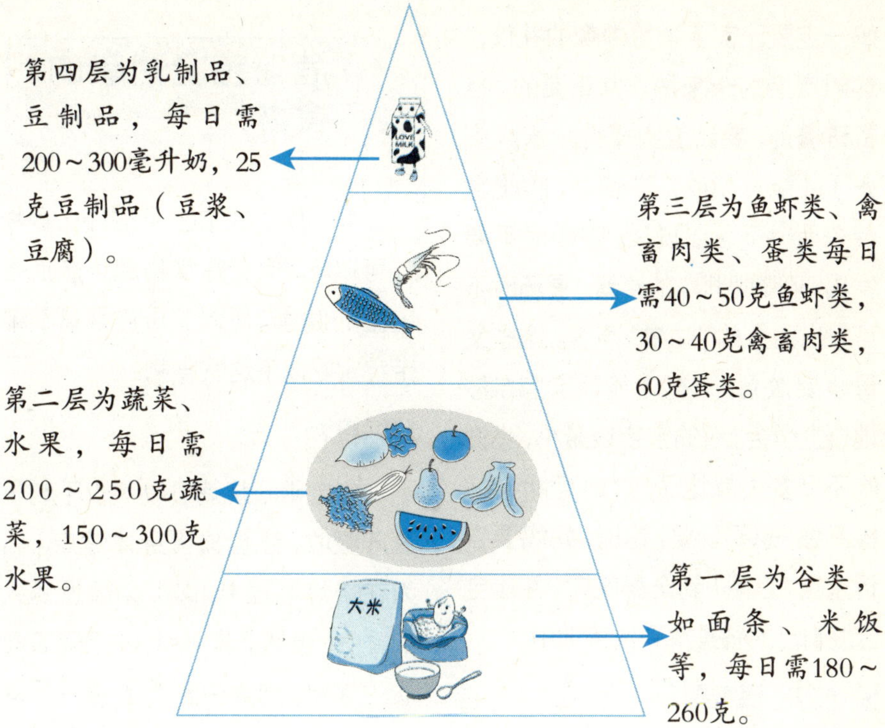

让宝宝养成良好的进餐习惯

4～6周岁的宝宝基本可以独立进餐了，此时父母要帮助宝宝养成良好的进餐习惯，这会使宝宝一生受益。

养成专注进餐的习惯

4周岁以后，宝宝可以正式和大人同桌进餐了，全家人应该为宝宝树立一个良好的进餐榜样，特别是不能在进餐时开着电视，因为如果进餐时开着电视，全家人的眼光难免就会专注于电视而无法与宝宝互相沟通。即便是宝宝不喜欢食物的味道或吃了不该吃的食物时，父母也意识不到，容易发生意外。而且这种习惯也容易养成宝宝吃饭不专心。因此，进餐时应关掉电视，在交谈与安静的环境中就餐。

学习进餐礼仪

为了养成良好的进餐习惯，妈

妈一定要让宝宝学习进餐的礼仪，这对宝宝的未来是非常重要的。准备进餐时，要让宝宝懂得全家人到齐了才能开始吃。进餐时，嘴里含着东西时不可以说话，咀嚼时不要发出“吧唧吧唧”的声音，喝汤时不可发出太大的“咕噜”声等。这些父母也要做到，这样才能让宝宝自然地自觉学会。有的宝宝饭量小，也许吃不了多久就饱了，这时可能会按捺不住，想要玩耍，这时，妈妈要告诉宝宝“忍耐”到全部吃完，并让宝宝将自己的餐具拿到洗碗池中。

愉快的进餐氛围

吃饭时，宝宝心情愉快才能吃得好，消化吸收好。因为情绪愉快时中枢神经、副交感神经兴奋适度，能促进消化液大量分泌，胆囊收缩，肠蠕动，使食物消化完全，吸收良好。有的父母喜欢在餐桌上训斥孩子，这样会导致孩子食欲下降、厌食、恶心呕吐、便秘，也易引起腹泻等消化功能紊乱，此时就是摆上孩子最爱吃的东西，也引不起他的食欲。因此，家庭就餐时应保持和睦体谅、尊敬互爱、开心、随和的氛围，使孩子能完整地吸收食物中的营养。

危害宝宝健康的食物

4~6周岁的宝宝虽然什么食物都可以吃，但有些食物却可能危害宝宝的健康，所以父母应尽量不要带宝宝吃以下这些食物：

烧烤食物

宝宝常吃烧烤食物不仅不利于营养吸收，还会损害身体健康。因为在烧烤过程中，肉类会散发诱人的香气，虽然非常吸引人，但随着肉质的烤熟，肉类中含有的蛋白质发生变性，其利用率也大大降低，氨基酸与维生素也被破坏。因此，宝宝长期食用烧烤类食物会影响营养的摄入，导致营养不良。此外，在烧烤过程中，食物中会产生致癌物质，一旦有害物质通过皮肤、消化道、呼吸道等途径进入人体内，便会慢慢积攒，引发癌症。

没有熟透的食物

一般食物经过高温烹饪后，所含的细菌都会被杀死，但如果没有熟透，就拿来给宝宝吃，就可能有残留的细菌。宝宝抵抗力较弱，一旦食用了这些食物，就会导致腹泻，或患上寄生虫病。因此，在为宝宝烹饪食物时，最好烹制时间长一些，熟透后再给宝宝食用。

腌渍食物

腌渍食物多数以盐腌渍后晒干，进行保存，吃的时候再进行加工处理。常见的有咸鱼、腊肉、咸菜等，这些食物中含盐量较大，含有大量二甲基亚硝酸盐，这种物质进入体内后，会产生致癌物质，经常食用会增大患呼吸道疾病的发生率。如果给宝宝食用这样食物，不仅会加重宝宝肾脏的负担，影响生长发育，而且也会加重宝宝患癌症的危险性。因此，宝宝应忌食腌渍食物。

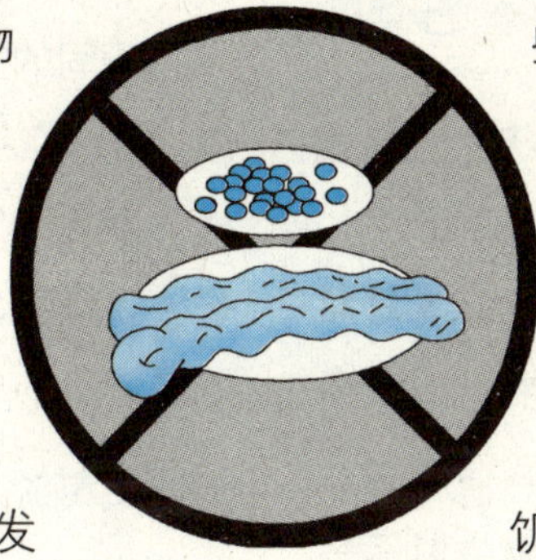

油炸食物

油炸食物大多数宝宝都非常爱吃，如油条、油饼、炸薯条、炸虾片等，这些食物香味扑鼻、酥脆可口，但其中营养极低，而且脂肪含量高。宝宝吃后，会产生油腻感，造成消化不良，严重者可能导致厌食症。因此，宝宝不宜吃油炸食物，特别是6周岁以前的宝宝，最好制作蒸、煮、炒后的食物，这样的食物营养流失较少，对宝宝健康有利。

方便食品

市场上方便食品各种各样，只要打开包装，简单处理一下就可以食用，而且味道可口，如方便面、罐头、包装成的蛋、肉等。但这些食物中都含有不同程度的食用色素、香料、防腐剂等物质，热量很高，但营养价值却很低。虽然这些食物可以马上解决宝宝的饥饿，但如果经常给宝宝食用，不仅会养成宝宝偏食、挑食、厌食、爱吃零食的习惯，而且容易造成宝宝营养失调，影响宝宝生长发育和身体健康。因此，应忌给宝宝常吃方便食品。

动物性油脂

动物性油脂主要是由动物的脂肪通过加热提炼而成，可作为烹调食物使用。但这样的油脂中，饱和脂肪酸含量较高，常食会诱发肥胖，导致宝宝体内胆固醇含量过高，引起脂质代谢紊乱，从而为成年后患心脑血管疾病埋下了隐患。此外，过于油腻的食物，还会影响宝宝食欲，产生厌食、偏食症状，不利于宝宝生长发育。因此，父母最好选用植物食用油给宝宝烹制食物，尽量控制宝宝对脂肪的摄入，避免宝宝肥胖。

让宝宝多吃粗粮

粗粮就是指五谷杂粮，它是相对平时吃的大米、白面等细粮而言，主要包括谷类中的玉米、小米、紫米、高粱、燕麦、荞麦、麦麸以及各种干豆类食物。粗粮中含有糖类、蛋白质、膳食纤维以及维生素等营养素，宝宝3周岁以后经常食用，对宝宝的生长发育是非常有利的，由于粗粮口感较糙，且不易咀嚼，所以很多宝宝不爱吃。那么，如何让宝宝合理吃粗粮呢？

粗粮细做

为了使粗粮更好吃，妈妈可以把粗粮磨成面粉，压成泥、熬成粥，或于其他食物混合加工成花样翻新的美味食品，这样不仅可以增进宝宝的食欲，还能有助于吸收，从而满足宝宝身体发育的需求。

科学搭配

由于粗粮的口味、营养各有不同，可以将粗粮科学搭配，使其营养互补、取长补短，制作成八宝粥饭、玉米红薯粥、小米山药粥等，这样宝宝爱吃，也有利于营养摄取。

均衡多样化

不同的食物有着不同的营养价值，所以在给宝宝吃粗粮时，也要摄入其他食物，使其营养均衡，配餐要多样化，限制脂肪、糖、盐的摄入量。

酌情适量添加

每个宝宝都有各自的发育特点，因此父母要根据宝宝的生长特点酌情适量食用粗粮，4周岁左右的宝宝，每天粗粮的摄入量不可过多，以10~15克为宜。对比较胖或经常便秘的宝宝，可适当增加粗粮。

宝宝吃粗粮后，有时可能出现暂时性腹胀和过多排气等现象，这是正常的生理反应，等逐渐适应后，胃肠会恢复正常，妈妈不用过多担心。但如果宝宝脾胃能力差，那么就不能常吃粗粮，避免消化不良、腹泻或腹痛等症状的发生。

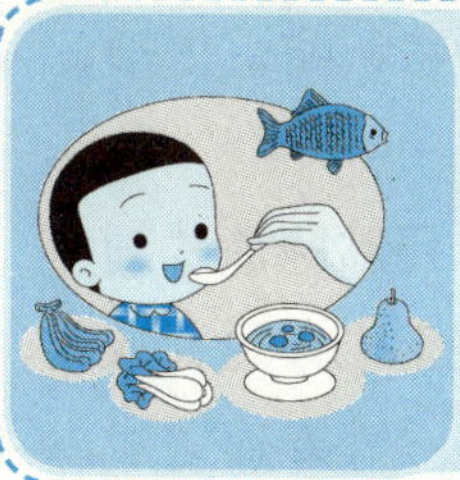

4～6周岁宝宝营养配餐

营养均衡是宝宝健康成长的保障，虽说4～6周岁的宝宝已经可以与家人一同吃饭，但配餐上仍存在差异，因此千万不要以大人的口味为宝宝烹调菜肴，最好以宝宝喜欢的形式与口味烹制。这样不仅宝宝爱吃，也有助于营养的吸收。

4周岁营养食谱参照

风味胡萝卜球

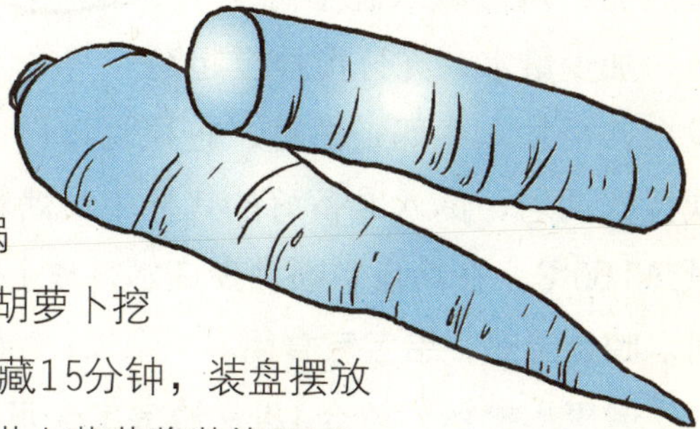

原料：胡萝卜80克，蓝莓酱20克。

做法：将胡萝卜洗净去皮，切成段，放入锅中煮至熟透；用挖匙器将胡萝卜挖成小球状，放入冰箱中冷藏15分钟，装盘摆放成宝宝喜爱的造型，最后淋上蓝莓酱装饰即可。

健康小提示：适合4周岁的宝宝食用。胡萝卜含有丰富的维生素和胡萝卜素，对宝宝眼睛的发育十分有益，而且味道甜美，是宝宝爱吃的点心。

糖醋里脊

原料：里脊肉200克，竹笋片25克，植物油、盐、醋、生抽、白糖、干淀粉、水淀粉各适量。

做法：里脊肉洗净，用刀背拍松，切成条状，用盐腌渍片刻，加入水淀粉拌匀，裹上干淀粉；锅内加植物油，烧至七成热，放入裹好的里脊肉，炸成金黄色，沥干油，摆入盘中；竹笋片切成小片，放入油锅中翻炒几下，加入盐、醋、白糖、生抽、少量水，调成汤汁，翻炒入味后，用水淀粉勾芡，浇在里脊肉上即可。晾至温热后，搭配主食给宝宝食用。

健康小提示：适合4周岁的宝宝食用。糖醋里脊酸甜可口，外酥里嫩，可增进宝宝食欲，很多宝宝都爱吃。

芒果布丁

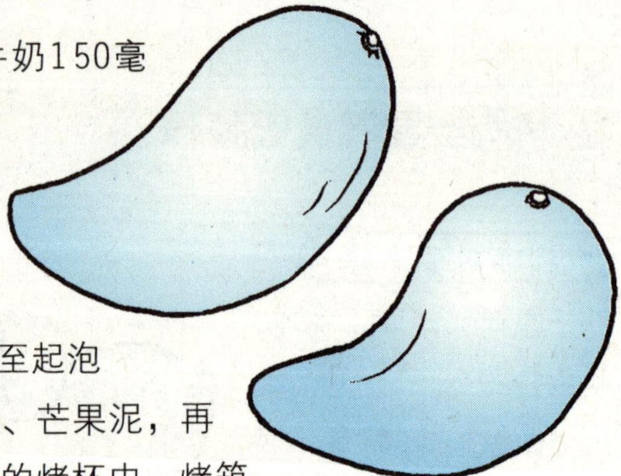

原料：芒果60克，牛奶150毫升，鸡蛋2个，白糖适量。

做法：芒果洗净，去皮，用勺刮出果肉，压成泥；鸡蛋磕入碗中打散，加少量水，充分搅拌至起泡发白，再加入牛奶、白糖、芒果泥，再次搅拌调匀，倒入准备好的烤杯中；烤箱预热180℃，在烤盘中喷洒少许水，放上烤杯，蒸烤15分钟取出即可。晾至温热，给宝宝食用。

健康小提示：适合4周岁的宝宝食用。芒果富含维生素、胡萝卜素、蛋白质、粗纤维及各种微量元素，其中的维生素A营养价值很高，有助于宝宝成长发育。

什锦饭

原料：糯米60克，葡萄干15克，花生米10克，桂圆肉15克，红枣5枚，莲子10克，核桃仁12克。

做法：糯米淘洗干净，用清水浸泡30分钟，莲子用温水泡软，洗净；红枣去核，洗净；核桃掰成小块；花生米、葡萄干洗净；将所有食材一同倒入电饭锅中，加适量清水，盖上锅盖，蒸煮至熟，继续焖10分钟盛出即可。晾至温热后，给宝宝食用。

健康小提示：适合4周岁的宝宝食用。什锦饭营养丰富，可补血强体、健脑益智，有助于宝宝大脑发育。

紫菜卷豆腐

原料：豆腐1小块，紫菜2片。

做法：豆腐去掉周围的硬皮，压成泥状，加入盐和淀粉拌匀；铺好紫菜，把豆腐泥平铺在紫菜上，注意不要包得太快，将紫菜慢慢卷起，放入盘中，上锅蒸熟。晾至温热后，给宝宝食用。

健康小提示：适合4周岁的宝宝食用。此菜营养丰富，不会让宝宝发胖，而且还可为宝宝补充每日所需碘、蛋白质等营养素，可作为加餐食用。

红枣小麦粥

原料：红枣5枚，小麦40克，粳米60克。

做法：粳米淘洗干净；红枣洗净去核，切丝；小麦洗净，加水煮熟，捞出小麦留汁，再放入粳米、红枣丝，熬煮成粥即可。晾至温热后，给宝宝食用。

健康小提示：适合4周岁的宝宝食用。小麦属粗粮，富含膳食纤维，用其汤汁熬粥，可将小麦的营养渗入粥中，易于宝宝消化吸收。

胡萝卜蜜豆浆

原料：黄豆60克，胡萝卜1根，蜂蜜适量。

做法：黄豆用清水浸泡6~10小时，捞出洗净；胡萝卜洗净，去除根蒂，切成细丝；将泡好的黄豆和胡萝卜丝一同倒入全自动豆浆机中，加清水至上下水位线之间，接通电源，按下指示键，煮至豆浆机提示豆浆煮好，加入蜂蜜调匀，即可饮用。

健康小提示：适合4周岁的宝宝饮用。胡萝卜与黄豆搭配制成豆浆，富含β-胡萝卜素，可保护眼睛，抵抗传染病，提高幼儿免疫力的功效，还可促进幼儿消化，预防便秘。

桃子酸奶

原料：大桃子1个，酸奶200克。

做法：大桃子洗净，去皮和核，切成小片，浇入酸奶拌匀，即可给宝宝食用。

健康小提示：适合4周岁的宝宝食用。酸奶中富含益生菌，常吃可促进胃肠蠕动，促进消化吸收。

一日营养餐

上午	8:00	木瓜牛奶羹50克，香蕉三明治1个，鱼肝油1粒
	12:00	蒜泥茄子40克，软饭1碗，蔬菜汤1小碗
下午	15:00	苹果色拉80克，香茶芝麻糖2块
	18:00	稀白粥1碗，南瓜肉包子3个
晚上	22:00	鲜牛奶200毫升，全麦面包1片

另：每两餐之间，给宝宝喂少量白开水，避免宝宝口渴。晚饭后需漱口，睡前刷牙。

5周岁营养食谱参照

杏仁牛奶

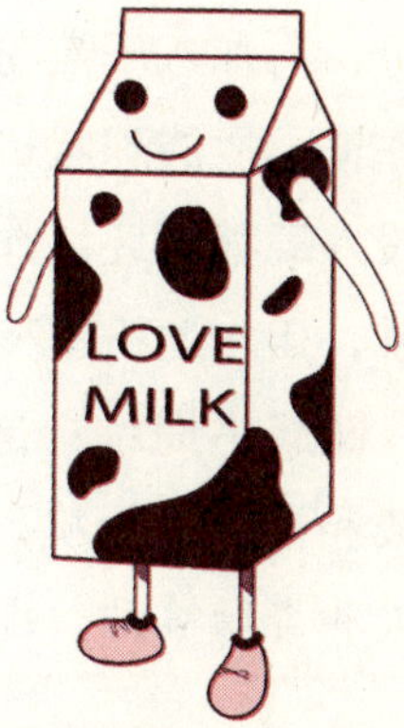

原料：甜杏仁8枚，牛奶200毫升。

做法：甜杏仁碾磨成粉，放入牛奶中，煮沸片刻后即成。晾至温热后，给宝宝饮用。

健康小提示：适合5周岁的宝宝食用。杏仁可润肠通便，搭配牛奶食用，既可为宝宝补充营养，还可防治宝宝便秘。

西葫芦肉丝

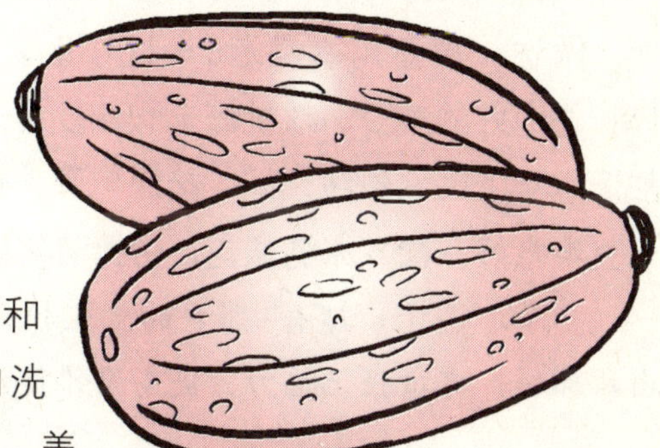

原料：西葫芦100克，瘦肉50克，蒜泥、盐、料酒、姜末、生抽、植物油各适量。

做法：西葫芦去除子和皮，洗净，切薄片；瘦肉洗净，切成肉丝，加入盐、姜丝、生抽、料酒拌匀；锅内加植物油，烧至八成热，放入瘦肉丝，煸炒至变色，再放入西葫芦片，略翻炒，加入蒜泥、醋，再翻炒至熟即成。晾至温热后，与主食搭配给宝宝食用。

健康小提示：适合5周岁的宝宝食用。西葫芦味道清香，内含丰富的钙、磷，烹饪时调味料不宜放得过多，以免失去原味。

荸荠草莓饼

原料：荸荠 500克，草莓酱 100克，面包渣（馒头渣也可）、鸡蛋清、白糖各 50克，水淀粉25克，干淀粉10克，植物油适量。

做法：将荸荠去皮后，用刀或其他工具碾碎，用布包好，拧干水分，再加入干淀粉，搅拌均匀，和成面团。将面团分块，用草莓酱作馅，揉成球状，再逐个蘸上鸡蛋清、面包渣拍实。起锅放植物油投入荸荠饼坯，炸至金黄色，捞出码盘按扁。净锅加入水、白糖烧沸，用水淀粉勾芡，浇在饼上即可。

健康小提示：适合5周岁的宝宝食用。草莓含有多种有机酸、果酸和果胶类物质，能分解食物中的脂肪，帮助消化，促进消化液分泌和胃肠蠕动，排除多余的胆固醇和有害重金属。

核桃燕麦豆浆

原料：黄豆60克，核桃2个，燕麦片15克，冰糖适量。

做法：黄豆用水浸泡6～10小时，捞出洗净；核桃去壳，碾碎；将泡好的黄豆、核桃碎末和燕麦片一同放入全自动豆浆机中，加清水至上下水位线之间，接通电源，按下指示键，煮至豆浆机提示豆浆煮好，加入冰糖调匀，待糖溶化后，即可饮用。

健康小提示：适合5周岁的宝宝饮用。豆浆中所含卵磷脂、蛋白质和锌，可增强记忆力，提高思维灵活性，有助大脑发育。

山药粟米粥

原料：山药40克，粟米60克，冰糖适量。

做法：粟米淘洗干净；山药，去皮，洗净，切成小块。将粟米与山药一同放入电饭锅中，加适量清水，接通电源，熬煮成粥，加入白糖调味即成。晾至温热后，供宝宝食用。

健康小提示：适合5周岁的宝宝食用。山药粟米粥可补脾益气、安神滋阴，特别适合宝宝脾胃虚弱、厌食、消化不良时食用。

鸡丝河粉

原料：鸡脯肉250克，河粉100克，绿豆芽150克，香菜、姜丝、葱末、料酒、黑胡椒、老抽、糖、植物油、鸡精、盐各适量。

做法：河粉泡入水中，洗净捞出；鸡脯肉洗净，切成丝，加入老抽、盐、鸡精、黑胡椒粉拌匀，腌渍10分钟；锅中加适量植物油，烧至八成热，放入鸡丝、姜丝、葱末、料酒，煸炒入味，再放入河粉和绿豆芽，放入老抽、白糖、鸡精，用筷子和锅铲一同翻炒均匀，烹入少量水，关火，加盖焖约5分钟即成。晾至温热后，供宝宝食用。

健康小提示：适合5周岁的宝宝食用。鸡丝河粉口感与面条不同，宝宝会因为好奇而增进食欲，特别适合做宝宝厌食时的调剂餐。

荷叶冬瓜汤

原料：鲜荷叶2片，冬瓜400克，猪瘦肉200克，姜末、鸡精、盐各适量。

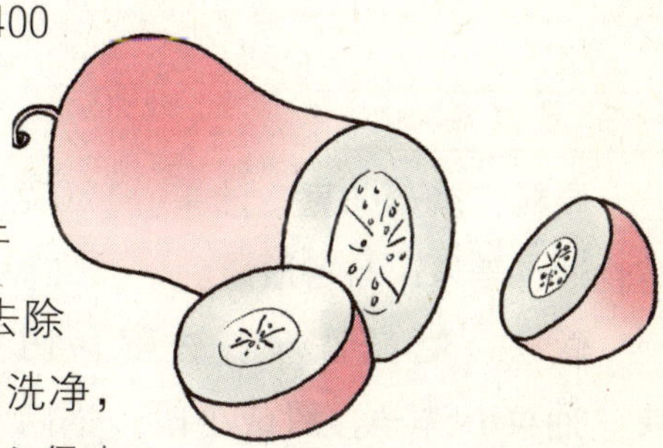

做法：鲜荷叶洗净，用干净的线绳扎紧；冬瓜洗净，去除瓤子，带皮切成小块；猪瘦肉洗净，切成薄片；将上述食材一同放入煲中，加入适量清水、姜丝，煲煮约2小时，成汤后，加盐、鸡精调味即成。晾至温热后，供宝宝食用。

健康小提示：适合5周岁的宝宝食用。荷叶可清热解毒，除烦通窍，同时还具有减脂的作用，搭配冬瓜做汤，清香淡雅，肥胖的宝宝可多食用，有助于控制体重。

栗子鸡

原料：鸡腿2个，板栗100克，葱段、姜丝、水淀粉、植物油、料酒、老抽、白糖、盐各适量。

做法：将板栗壳上划一个十字开口，用水洗净放入锅中煮透，捞出去壳；鸡腿洗净，剁成小块，放入少量盐腌渍10分钟；锅内倒植物油，烧至七成热时，放入葱段、姜丝、鸡块煸炒至变色，加老抽、料酒、白糖、盐、适量水，翻炒拌匀，煮沸后，放入板栗，加盖转小火慢炖，至板栗、鸡块熟烂，转大火收汤，用水淀粉勾芡即成。晾至温热后，搭配主食供宝宝食用。

健康小提示：适合5周岁的宝宝食用。板栗可养胃健脾、补益肝肾，与鸡肉搭配营养丰富，口味香嫩，有助于平衡宝宝营养，使身体更强健。烹调时，火势一定要小，防止板栗碎成粉状，影响口感。

香菇菜心

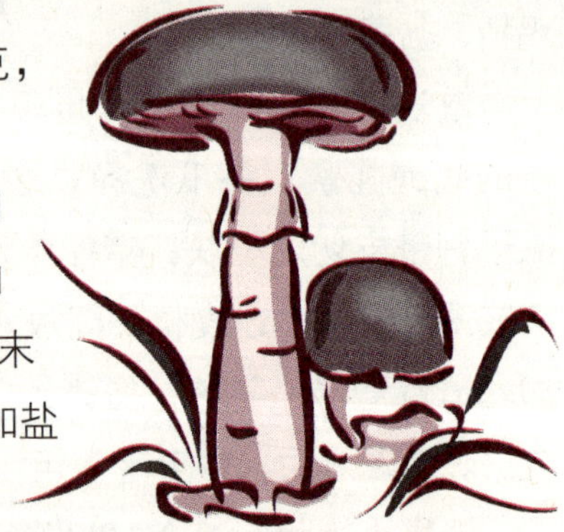

原料：香菇60克，油菜心120克，植物油、姜末、盐各适量。

做法：香菇洗净，去蒂，切块；油菜心洗净，掰成小段；锅内放植物油，烧至八成热时，放入姜末煸炒，再放入香菇块和油菜心段，加盐调味，大火爆炒3～5分钟，起锅盛出即可。晾至温热后，搭配主食供宝宝食用。

健康小提示：适合5周岁的宝宝食用。香菇菜心清香翠绿，且烹调过程营养流失较少，由于此菜容易夹，父母可让宝宝尝试着用筷子吃。

一日营养餐

上午	8:00	鲜牛奶250毫升，果酱面包2～3片，鱼肝油1粒
	12:00	香菇菜心30克，软饭1碗，冬瓜荷叶汤1小碗
下午	15:00	鲜果汁200毫升，荸荠草莓饼1块
	18:00	鸡丝河粉60克，鸡蛋汤1小碗
晚上	22:00	鲜牛奶250毫升

另：每两餐之间，给宝宝喂少量白开水，避免宝宝口渴。晚饭后需漱口，睡前刷牙。

6周岁营养食谱参照

青菜火腿炒面

原料：手擀面250克，蘑菇25克，油菜20克，火腿100克，洋葱20克，生抽1滴，香辣酱、盐、鸡精、植物油各适量。

做法：手擀面切成小段，打散；火腿切丁；蘑菇洗净，撕成丝；油菜洗净，掰成小段；先将面煮熟，过凉水，沥干；锅内倒植物油（可稍多一些），烧至八成热，放入洋葱、火腿煸炒出香味后，再放入蘑菇、油菜煸炒出水，放入面条，使劲快炒（要是油少，可再放一点，避免粘锅），炒至上色后，放入少许香辣酱、盐、鸡精，淋入1滴生抽，翻炒拌匀后即成。盛出晾至温热后，供宝宝食用。

健康小提示：适合6周岁的宝宝食用。炒面味道鲜香，且营养丰富，其中面粉含有钙、磷、铁、维生素B_2等多种人体需要的营养元素，蘑菇中含有较高的维生素C，能促进人体新陈代谢，提高免疫力。

蜜糖桂花羹

原料：白果5枚，糖桂花5克，白糖、淀粉各适量。

做法：白果洗净，用清水煮熟，捞出沥干；锅中加适量清水，放入白糖和熟白果，煮沸后去除浮沫，放入糖桂花调匀，再煮待熟后用淀粉勾芡即成。晾至温热后，供宝宝食用。

健康小提示：适合6周岁的宝宝食用。此羹味道甜美，其中白果含有蛋白质、脂肪、多种维生素，以及银杏酸、白果酚、五碳多糖、脂固醇等成分，有助于提高宝宝免疫力，增强体质。但白果不宜多吃，易引起腹胀，而且忌生吃。

糖茶汤圆

原料：茶叶粉50克，糯米粉1000克，白糖100克。

做法：糯米粉、糖、茶叶粉按照一定比例配料，进行混合，搓成小团；将锅中加水，下汤圆，煮熟，即可食用。

健康小提示：适合6周岁的宝宝食用。汤圆清香鲜嫩，可作宝宝点心食用，但不宜食用过度，易导致消化不良。

鲜奶吐司

原料：吐司1片，鲜奶250毫升，鸡蛋1/2个，植物油、糖、奶油各适量。及圆形模具1个。

做法：吐司去除硬边，撕成小片，加入鲜奶、糖、奶油，以小火熬煮成糊状，晾凉备用；鸡蛋打散，锅中加水煮沸后，淋入蛋液，煮成蛋花，放入吐司糊中，搅拌均匀，并倒入准备好的模具中，上锅，以中火蒸20分钟成形后，放入植物油锅中炸至金黄色即可。晾至温热后，可供宝宝食用。

健康小提示：适合6周岁的宝宝食用。吐司质软香甜，富含蛋白质与热量，对体能消耗较多、体质虚弱的宝宝可多吃，肥胖的宝宝宜少吃或尽量不吃。

三鲜水饺

原料：面粉60克，鲜鱼肉泥50克，虾肉泥10克，香菇（干）10朵，高汤、香油、料酒、生抽、鸡精、盐各适量。

做法：香菇用温水泡发，洗净，切丁；将鲜鱼肉泥、虾肉泥、香菇混合调匀，放入料酒、生抽、鸡精、盐、香油、高汤搅打拌匀，做馅；用温水将面粉和成面团，静饧约10分钟，搓成长条，切成小面团，擀成饺皮，包入馅料，捏紧成小水饺；锅内倒入清水，烧沸后，下入饺子，边下边用勺在锅内慢慢推转，待水饺浮起后，加入一碗冷水，水沸了，再加冷水，如此反复2次，待水再沸后，捞出即成。

健康小提示：适合6周岁的宝宝食用。鱼肉营养丰富，含有宝宝生长所必需的优质蛋白质、脂肪和多种维生素，可促进宝宝健康成长。

鸭丝炒豆芽

原料：烤鸭脯肉150克，绿豆芽200克，鸡精、醋、盐、姜末、花椒、植物油各适量。

做法：将烤鸭脯肉切成丝；绿豆芽洗净；炒锅置火上，放植物油烧热，放入花椒炸出香味后捞出；放入姜末稍煸炒，再放入鸭丝、绿豆芽，加醋、盐、鸡精快速翻炒至熟，盛盘即可。晾至温热后，与主食搭配供宝宝食用。

健康小提示：适合6周岁的宝宝食用。鸭肉富含蛋白质、脂肪等多种营养素，其中含铁量较高；绿豆芽含热量低，含水分和膳食纤维较高，与鸭肉搭配，可平衡脂肪，避免宝宝多食后，脂肪堆积引起肥胖。烹饪绿豆芽时需加点醋，使蛋白质尽快凝固，避免营养流失。

黄瓜炒花生

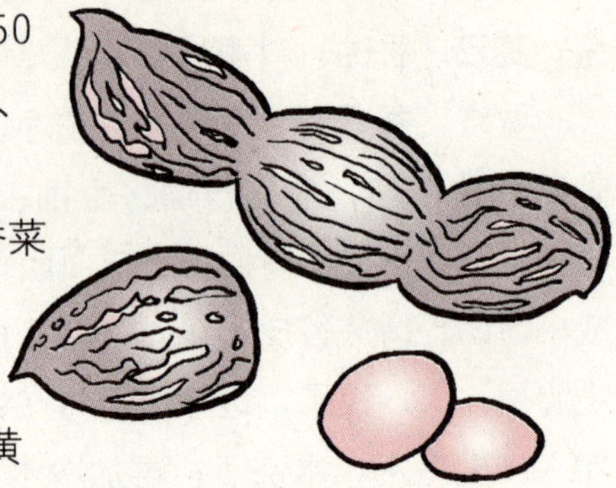

原料：黄瓜2根，花生米50克，蒜泥、香菜、香油、醋、盐、植物油各适量。

做法：黄瓜洗净，切丁；香菜洗净，切碎；锅内放植物油，烧至七成热时，放入花生米以小火翻炒至熟，盛盘，再放入黄瓜丁，加入蒜泥、香菜末、醋、盐、香油调匀即可。搭配主食供宝宝食用。

健康小提示：适合6周岁的宝宝食用。花生富含优质蛋白和脂肪，其中不饱和脂肪酸含量很高，宝宝食用不易引起肥胖。

一日营养餐

上午	8:00	鲜牛奶250毫升，果酱面包2～3片，鱼肝油1粒
	12:00	香菇菜心30克，软饭1碗，冬瓜荷叶汤1小碗
下午	15:00	鲜果汁200毫升，荸荠草莓饼1块
	18:00	鸡丝河粉60克，鸡蛋汤1小碗
晚上	22:00	鲜牛奶250毫升

另：每两餐之间，给宝宝喂少量白开水，避免宝宝口渴。晚饭后需漱口，睡前刷牙。

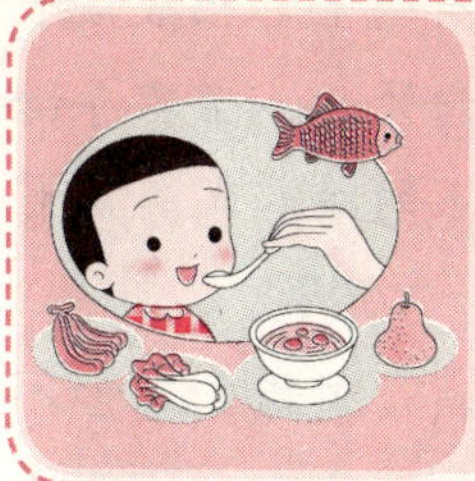

宝宝的饮食难题

3～6周岁的宝宝几乎没有太多让爸爸妈妈们担心的饮食问题，但一些饮食的偏好有时会让父母很困惑，比如爱吃零食、吃汤泡饭、吃肥肉等。其实，这些饮食习惯是可以纠正的，父母可告知宝宝偏食会导致的后果，让宝宝自己认识到危害，从而主动改变不良习惯。

怎样让宝宝拒绝零食

情景再现：“我家宝宝4周岁了，每天都吵着吃零食，不给吃就不吃饭，但吃了零食后，饭还是吃不了多少，而且经常便秘，真让人着急，这该怎么办，怎样才能让宝宝主动拒绝零食呢？”

专家在线：现在市面上的零食很多，而且不乏有许多“垃圾”零食，你的宝宝之所以会经常便秘，多是由于吃零食过多，没有吃蔬菜、水果，身体里的膳食纤维不足，大便过于干燥造成的。想要宝宝主动拒绝零食，最好的办法就是要让宝宝爱上吃饭，因为在肚子饱的情况下，宝宝即使要吃零食，也不会吃太多。针对你家宝宝现在的情况可以通过以下方法，让宝宝不再想吃零食。

自己制作美味的零食

其实，零食也是将食物通过加工而成的，妈妈可在空闲时，做一些宝宝爱吃的小食品，如炸薯条、水果色拉、草莓冰激凌、芝麻糖块、蛋挞、夹心三明治、紫菜饭团等。这些对宝宝来说既有吸引力，又健康又营养，宝宝会非常爱吃的。

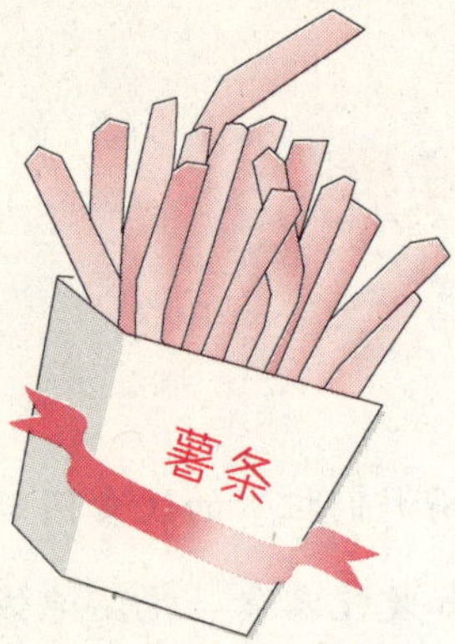

定下规矩不迁就

宝宝很多不良习惯都是由于父母溺爱而养成的，所以要想让宝宝改正就不能迁就。给宝宝定下规矩，要求宝宝必须吃完饭后，才给零食吃，否则就别想吃。而且父母要起榜样作用，做给宝宝看，引导宝宝跟着做。如果宝宝不去做，父母要给予惩罚，直到宝宝认识到错误。

经常吃泡饭对宝宝有哪些影响

情景再现：“我家宝宝5周岁了，自理能力很强，因为我和老公工作忙，经常让宝宝吃泡饭，最近发现宝宝经常胃痛，这才意识到不对，我该怎么办？”

专家在线：听了你的叙述，很让人心痛，虽然宝宝已经成长了，但也要注意饮食，宝宝年龄还小，此时落下的病，尤其是胃病会影响宝宝一生健康。

汤泡饭虽然省时省力，但不利于咀嚼与消化。宝宝会因为饭软而囫囵吞下，这样食物没有让唾液中的淀粉酶充分掺和到食物中去进行初步消化，使整粒米饭进入胃中，这样势必会加重胃肠道的负担，久而久之会引起消化不良或胃病。而且一旦养成汤泡饭的习惯，很难改掉，因为宝宝也感觉这样吃，不但省力而且还有汤的滋味，使饭更香，所以每次吃饭的时候都会要求用汤泡饭。

面对这种情况，父母一定要帮助宝宝加以改正。可在宝宝吃饭前先喝汤，汤要做成开胃汤，调动宝宝的食欲，等宝宝喝完了，再把饭菜拿给宝宝吃，如果饭太干，宝宝不愿意吃，可将饭做软一点，让宝宝菜饭搭配着吃，并提醒宝宝要细嚼慢咽。

由于此时宝宝已经能明白一些道理，所以父母可以用讲故事或做游戏的方式告诉宝宝，吃泡饭是一种不好的习惯，而且会引起疾病，这样更容易让宝宝改掉不好的习惯。

为什么宝宝不宜多吃肥肉

情景再现：“我家宝宝5周岁了，特别喜欢吃红烧肉，吃得时候连肥带瘦一起吃，老人看了很是高兴，但我一直觉得孩子不应该吃肥肉，可老人不乐意，说吃肥肉也长身体，宝宝到底能吃肥肉吗？”

专家在线：你的看法是正确的。宝宝年龄尚小，肥肉脂肪含量较高，若摄入过多，肥肉不易消化，会停留在胃内，吃后容易产生饱食感，过多进食脂肪，也会影响其他食物的进食，而且易导致肥胖，过分肥胖的宝宝，会增加心脏负担；同时，由于两脚负重也增多，容易形成扁平足，成年后患心脑血管疾病的风险也会加大。此外，肥肉中的脂肪经过消化后会与钙形成不溶性的脂肪酸钙，影响钙的吸收。长期如此，宝宝会出现严重的缺钙症状，不利于骨骼和牙齿的发育。

因此，宝宝不宜多吃肥肉，应尽量控制对脂肪的摄入，尤其对本身已经超重的宝宝更要加以控制。

宝宝可以喝茶吗

情景再现：“我家宝宝6周岁了，家里有个习惯，就是每晚会坐在一起冲泡功夫茶喝，因为宝宝年龄小，一直没让他喝。但每次宝宝见了都想拿一杯，因为杯子很小，宝宝很喜欢，昨天宝宝趁我去拿水果时，自己端起来喝了一杯，还告诉我真好喝，还问我为啥不让他喝，我给他讲了一大堆道理，可无济于事，请问宝宝能喝茶吗？”

专家在线：虽然很多父母认为，孩子大多喜欢吃甜食、喝味甜的饮品，茶有苦涩味，孩子不喜欢喝，而且茶里含有许多化学成分，对孩子的健康发育会产生不良的影响。但经现代科学证明，宝宝少量喝茶对健康还是有益的。

茶叶中含有多种矿物质、蛋白质、脂质、糖类及维生素等有机化合物，它们能为儿童提供生长发育所需营养，还能平衡膳食。而且茶饮可以消食去腻，增加胃肠蠕动，促进消化液分泌，对于那些自控能力差，容易产生厌食、偏食、挑食的儿童来说，是最好的饮品。

此外，茶还有防止肥胖、抗辐射的作用。宝宝适量饮茶，能有效减少体内脂肪堆积，控制体重，防止电视机、电脑、微波炉、手机等电子辐射源对身体造成的损害。

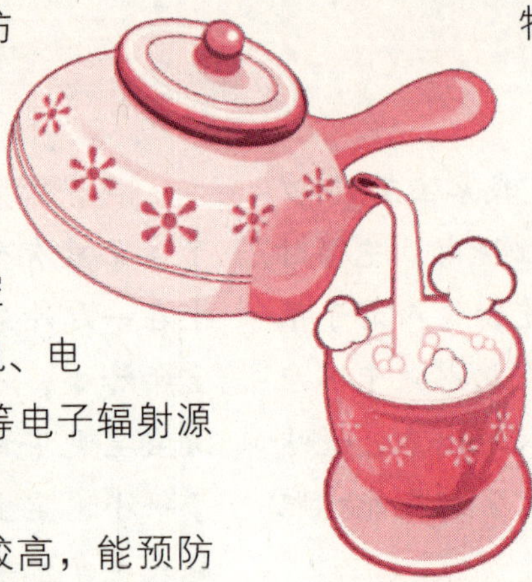

茶叶中含氟量较高，能预防儿童龋齿。经专家研究，经常喝茶的儿童，其龋齿发生率可减少60％以上。此外，饮茶可以补充维生素C，防止牙龈出血。茶叶还具有清热降火的功效，避免儿童大便干结，造成肛裂。

虽然，茶对宝宝的成长有利，但茶叶具有兴奋作用，因此，父母在给宝宝茶喝时，要注意以下两点：

❶要根据宝宝的年龄及发育特点，控制喝茶的量，每天以2～3小杯为宜，尽量在白天饮用，茶水要温热，忌夜晚睡前饮茶，不利于宝宝入睡。

❷宝宝宜饮淡茶，忌饮浓茶，避免茶饮对儿童胃黏膜的刺激，影响消化功能。

因此，父母在给宝宝喝茶时，一定要从自己孩子的实际出发，适量饮用，科学掌握。

第十章

守护宝宝的健康

宝宝是父母的“心头肉”，要是宝宝生病了，哪个父母能不着急？因此，除了要给宝宝充足的营养外，守护宝宝的健康也非常重要。

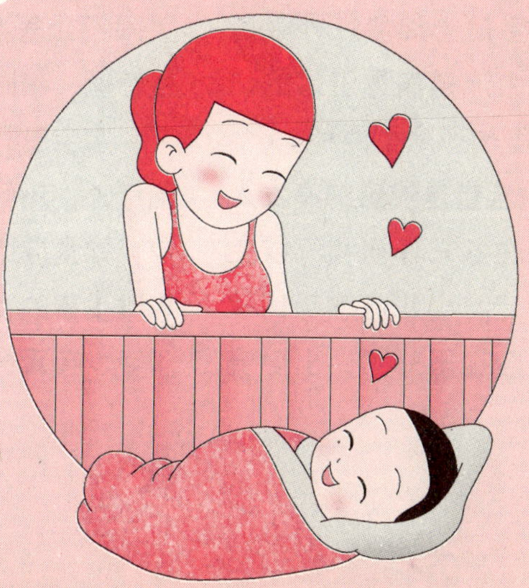

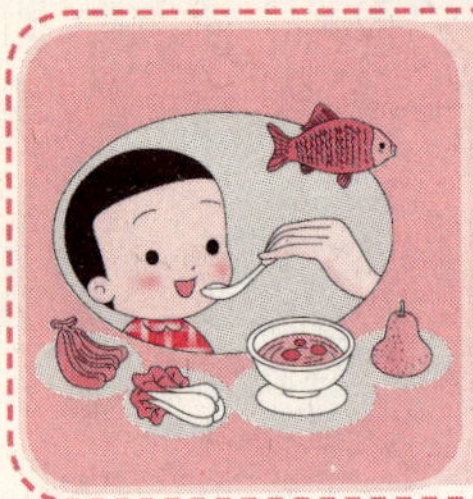

饮食调养治疗宝宝常见病

宝宝生病了，会让爸爸妈妈们比自己生病还要着急难受。除了心疼宝宝外，心里也一定很矛盾，宝宝得病的时候，到底要不要一味地给宝宝吃药打针呢？有没有既不伤害宝宝身体，又能让宝宝痊愈的两全其美的办法呢？本章中的调养方案，相信能让年轻的父母们茅塞顿开，轻松呵护宝宝的健康。

小儿流感

小儿流感是一种急性呼吸道传染病，是由流感病毒引起的，可分为风热型与风寒型两种。6个月至3周岁的宝宝是流感的高发人群，多发生在冬末春初和气候变化剧烈的季节。小儿流感起病较急，体温一般高于38℃，出现流鼻涕、咽喉疼痛、咳嗽、呕吐、畏寒发颤、头痛甚至全身疼痛、哭闹不止等症状，婴儿还可能发生惊厥、嗜睡。

宝宝患有流感后，除按时服药治疗外，还可通过日常饮食调养治疗，饮食应选择易消化、少油腻、多维生素的食物，如萝卜、生姜、土豆、莲藕、银耳等。

妈妈护理经

宝宝患流感期间，妈妈要注意调节室温，宜保持在20℃左右，湿度以60%为最佳，还要注意开窗通风，让室内保持空气清新。要注意观察宝宝的体温，每3～4小时量1次体温，让宝宝多喝水，多休息。患病宝宝所用的衣物、餐具要注意消毒，可用沸水或低浓度消毒液清洗，避免重复感染。没有特效药可以治疗流感，可忌食就医，采用中成药对症治疗，避免耽误宝宝病情。

此外，流感高发季节要注意预防，尽量少带宝宝外出。外出时，也需尽量避开人多拥挤的公共场所，防止被传染。

调养食谱

萝卜生姜饮

原料：白萝卜200克，生姜10克，冰糖适量。

做法：白萝卜洗净，去除根蒂，切成小块；生姜洗净，去皮，切成细丝；将上述食材一同放入榨汁机中榨汁，将榨好的汤汁用过滤网滤出，加适量白糖，分次让宝宝饮用即可。

健康小提示：可解毒消肿，有助于调养风寒型小儿流感。

小儿麻疹

小儿麻疹是由麻疹病毒引起的急性传染病，多发于冬春季节，主要由呼吸道传染。其症状有打喷嚏、流鼻涕、头痛、高烧不退，眼睛发红疼痛、流泪、畏光等症状。发烧第2～3天，宝宝口腔颊部靠近第一颗臼齿旁的黏膜上会出现针头大小的小白点，周围有红晕，之后宝宝出现皮疹，先从耳后发际处开始，逐步发展到颜面、颈部、上肢、胸部、腹部，最后是下肢。一般经过3～5天，皮疹会全部出齐，如果期间宝宝没有并发其他病症，可自然退烧，所有症状会明显减轻，皮疹逐渐消退，痊愈。

妈妈护理经

宝宝出生8个月以后，妈妈要带宝宝去接种麻疹疫苗，以预防麻疹的发生。宝宝患有麻疹后，妈妈要经常给孩子量体温，以便及时掌握宝宝的病情，必要时可以采取物理降温措施，并注意保持宝宝口腔、眼睛和皮肤的清洁；经常给孩子喝水，吃易消化且营养丰富的食物；孩子患麻疹期间，眼睛流泪、畏光，因此宝宝休息的卧室不能光线太强。

调养食谱

粳米冬笋粥

原料：粳米、冬笋各50克。

做法：冬笋洗净，切片；将锅置火上，加适量清水，放入冬笋、粳米一同熬煮成粥即可。晾至温热后，给宝宝喂食。

健康小提示：可宣散透疹，有助于缓解小儿麻疹期间疹出不畅的症状。

小儿百日咳

百日咳是由百日咳嗜血杆菌引起的急性呼吸道传染病，本病主要通过飞沫传播。起病时，主要表现为痉挛性咳嗽，并且伴有较长的吸气性吼声。一般病程长达2～3个月。四季均可发病，以冬春季节多发。百日咳并发症较多而严重，主要有肺炎、肺气肿、支气管扩张、鼻出血、结膜下出血、脱肛等病症。因此，需及时治疗。

小儿百日咳除药物治疗外，也可通过饮食进行辅助调养。饮食以清淡为宜，多吃富含维生素及清热润肺的食物，如雪梨、萝卜、香蕉、苹果、黄瓜、丝瓜、冬瓜等。

妈妈护理经

患病的宝宝，妈妈要注意让其休息，保证室内空气清新，阳光充足，避免接触异味、烟尘等刺激物，尽量避免宝宝哭闹。宝宝咳嗽时，可用手捋捋宝宝背部，使其慢慢缓和。此外，平时应多到空气新鲜的户外活动，可减少病症的发作，保持宝宝愉快的心情。

调养食谱

萝卜蜂蜜饮

原料：白萝卜200克，生姜2片，红枣2枚，蜂蜜适量。

做法：白萝卜洗净，切丁，与生姜片、红枣一同放入锅中，加入适量清水，煮沸后转小火，煎煮约30分钟，用过滤网滤出汤汁，加入蜂蜜调匀。晾至温热后，给宝宝喂食。

健康小提示：可祛风、止咳、宣肺，可缓解小儿百日咳症状。

小儿中暑

小儿中暑可分为两种：一是婴儿中暑，多发于6个月以内的宝宝，常由于过度保暖引起，高发于寒冷季节；二是幼儿中暑，病因与症状接近成人，多发于夏季。宝宝中暑时，会出现恶心、心慌、胸闷、头晕、眼花、汗多等症状。轻度中暑，可有发烧、面红、苍白、发冷、呕吐、血压下降等症状；重度中暑时，则会出现皮肤发白、冷汗不止、呼吸浅快、神志不清，并伴有高烧、头痛、抽搐等症状。

小儿中暑后，需及时为其降温，多喝水，饮食以清热消暑为主，选择含水分较多的食物，如冬瓜、绿豆、西瓜、黄瓜、番茄等。

妈妈护理经

夏季是幼儿中暑的高发季节，妈妈可以让宝宝吃一些苦味食物，平时注意多饮水，不要让其身体脱水。如去户外活动，尽量选择早晨或黄昏后，外出时要穿着浅色衣服，戴上遮阳帽，防止中暑。对于较小的宝宝，妈妈要注意被褥的厚薄，勿给宝宝盖过厚或过薄的棉被。

调养食谱

绿豆汤

原料：绿豆50克，冰糖适量。

做法：绿豆洗净，置于锅中，加水适量，煮沸后，改小火慢煮20分钟，滤出汤汁，加入冰糖调匀。晾至温热后，给宝宝饮用。

健康小提示：绿豆可清热消暑，最宜夏季三伏天饮用，既可缓解中暑症状，也可起到预防的作用。

小儿水痘

小儿水痘是一种婴幼儿时期的常见传染性疾病，由疱疹病毒引起的急性传染病。主要经呼吸道飞沫和直接接触传播，也可通过污染过的用具传播。一般起病较急，伴有发热、咳嗽等症状。发热当日出皮疹，皮疹呈向心性分布，以躯干为多，头部、四肢较少。皮疹起初为红色斑丘疹，24小时内变成水疱，开始呈透明状，1～3日疱疹可结痂脱落，一般不留下瘢痕。

小儿水痘如无其他并发症，无需用药物，但为能尽快康复，也可通过饮食进行调养，饮食宜以清淡为主，多吃半流食，如小米粥、豆浆、面条等。可适当添加新鲜蔬菜水果，如番茄、甘蔗、苹果、草莓等，以补充维生素。

妈妈护理经

宝宝患有水痘期间，居室内应保持空气清新、流通，注意避免风寒，防止复感外邪。妈妈要注意给宝宝按需喂水，避免宝宝脱水。此外，要注意保持宝宝皮肤清洁，每晚可用温热水擦洗身上，宝宝换下的衣服需经消毒，避免交叉感染，还要剪短宝宝的指甲，避免宝宝抓挠疱疹，导致皮肤发炎，留下疤痕。

调养食谱

甘蔗金银花茶

原料：甘蔗汁150毫升，金银花10克。

做法：将金银花洗净，放入锅中，加适量水，煎煮成100毫升的汤汁，与甘蔗汁勾兑即可。晾至温热给宝宝喂食。

健康小提示：金银花可清热解毒，与甘蔗混合食用，能缓解水痘引起的炎症，也可为宝宝补充水分及营养。

小儿流涎

小儿流涎即小儿流口水，多见于1周岁左右的宝宝，且常发生在宝宝断奶前后，如添加辅食的营养不足，加上宝宝本身脾胃就比较虚弱，则容易发生流涎症状。

宝宝流涎可通过合理饮食，及时为宝宝补充营养，来治愈病症，可常食新鲜蔬菜和水果，增强抗病能力。

妈妈护理经

宝宝流涎期间，口水会打湿衣襟，容易出现受凉，妈妈需及时给宝宝更换围嘴衣，并将换下围嘴衣用低浓度消毒液清洗，避免宝宝感染病菌，诱发其他病症。妈妈要经常擦拭宝宝流出的口水，保持宝宝脸部、嘴角、颈部干爽，以免诱发湿疹。擦拭时，尽量避免用湿纸巾给宝宝擦拭口水，以免所含的化学物质刺激宝宝细嫩的皮肤。最好选用棉质且柔软的手帕来擦拭，并注意更换、清洗、消毒。

调养食谱

茯苓益智粥

原料：白茯苓30克，益智仁20克，粳米40克。

做法：将白茯苓与益智仁洗净，烘干，一同放入碾槽中碾末；粳米淘洗干净，放入锅中，熬煮成粥，待将熟时，放入白茯苓与益智仁粉末调匀，再煮片刻即成，晾至温热后，喂食宝宝。

健康小提示：可健脾和胃，增加食欲，助消化，缓解小儿流涎。

小儿咳嗽

咳嗽是小儿常见病之一，也是多发病之一，在冬春季节尤为多见。中医依其临床主要症状将咳嗽分为外感咳嗽和内伤咳嗽。外感咳嗽是继发于感冒之后的咳嗽，没有明显的感冒症状，时间长了，会反复发作，演变为内伤咳嗽。外感咳嗽有风寒和风热两种。舌苔是白色为风寒咳嗽，舌苔是黄色为风热咳嗽。

宝宝咳嗽期间，除了服用药物治疗外，还可通过日常饮食调养为宝宝化痰、止咳、润肺治疗咳嗽。咳嗽会使宝宝胃口变差，因此，应选择富有营养易于消化的食物，多餐少量喂食宝宝，保证摄取足够的营养。父母可给宝宝多吃有益止咳嗽的食材，如银耳、百合、雪梨、无花果、川贝、莲藕等。

妈妈护理经

当宝宝因咳嗽严重而呼吸困难时，妈妈可将宝宝抱起，轻轻拍打宝宝背部，从上至下抚摸背部，帮助宝宝止咳平喘。咳嗽的宝宝居所要注意通风换气，避免干燥，同时注意为宝宝保暖、防寒，有汗时要及时擦干，平时可用热水袋敷于背部，有助于治疗宝宝咳嗽。尽量食用半流质食物，避免宝宝呛食。

若宝宝持续咳嗽六周，就可以断定为慢性咳嗽，说明可能隐藏着更严重的病因，如哮喘、呼吸道里有异物或严重支气管炎等病症，需立即就医，以免耽误病情。

调养食谱

梨藕汁

原料：鲜莲藕200克，雪梨1个，冰糖适量。

做法：鲜莲藕去皮，洗净，切片；雪梨洗净，去除皮和核，用擦丝刀擦成丝；将雪梨与鲜莲藕一同倒入榨汁机中，接通电源，按下指示键，榨好后，用过滤网滤出汤汁，加少许冰糖调匀，喂食宝宝。

健康小提示：可清热润肺，对风热咳嗽的宝宝有一定调养作用。

小儿腹泻

小儿腹泻是小儿比较常见的多发性疾病，它是由多病因、多因素引起的，可分为感染性腹泻和生理性腹泻两种。主要症状是宝宝频繁地排泄不成形的稀便。腹泻好发于6个月到2周岁之间的婴幼儿，长期腹泻易导致宝宝营养不良，反复感染，甚至影响宝宝的正常发育。

经常腹泻的宝宝，除了药物治疗外，还可通过调节饮食来缓解病症，患病期间，宝宝要进食无膳食纤维、低脂肪的食物，如苹果、南瓜、豆腐、茄子等，烹饪膳食以软、烂、温、淡为主，同时注意多喝水，防止宝宝脱水。

妈妈护理经

宝宝腹泻期间，要多餐少量，注意不要强迫宝宝吃东西。腹泻后，要注意保持宝宝小屁股卫生、干爽，避免红肿。若宝宝出现频繁稀水样便，并伴有呕吐、口渴、吃饭不正常、发热及大便带血等症状，服药后3日内病情不见好转，就要及时就医，切勿延误病情。

调养食谱

苹果泥

原料：苹果1个，白糖适量。

做法：将苹果洗净，去皮和核，切丁，放置于碗中，加入适量凉开水，撒上白糖拌匀，上笼蒸20～30分钟，取出后，用小勺压成泥状，待凉后给宝宝喂食。

健康小提示：苹果中富含果胶和鞣酸，可吸附体内毒素，收敛水分，有助于缓解宝宝腹泻症状。

小儿便秘

小儿便秘是婴幼儿时期的一种常见病症。是指宝宝2天以上未排便，粪便在直肠内停留时间过久，导致大便硬结，排便次数减少，出现排便困难，有时还会伴有腹痛、腹胀、呕吐等症状。宝宝发生便秘后，大便干硬，排便艰难，同时刺激肛门产生疼痛或不适，时间一长，宝宝对解大便产生恐惧，不敢用力，致使便秘加重。

出现此症状时，应及时就医，用药物促使宝宝排便，此外还可从饮食中调养病症。饮食应选择富含膳食纤维的新鲜蔬菜、水果，如芹菜、韭菜、黄瓜、竹笋、油菜、蒜苗、苹果、香蕉等，并注意多饮水，降低牛奶中糖的浓度。

妈妈护理经

经常便秘的宝宝，妈妈应鼓励宝宝多吃新鲜蔬菜、水果，可经常为宝宝制作蔬菜泥、水果泥、粗粮等食物，纠正宝宝挑食偏食的不良习惯。同时，要加强身体锻炼，多做户外运动，并培养宝宝定时排便的习惯，建立良好的排便反应，一般3个月以上的宝宝便可以开始训练。

调养食谱

芹菜蜜汁

原料：鲜芹菜200克，蜂蜜适量。

做法：将芹菜洗净，切成小段，放入榨汁机中，搅打成汁，用过滤网滤出汤汁，加入蜂蜜调味，即可给宝宝饮用。

健康小提示：芹菜中富含膳食纤维，蜂蜜可润滑肠道，混合食用，可缓解便秘症状。

小儿湿疹

小儿湿疹是一种过敏性皮肤病，湿疹主要发生在宝宝的双颊、额部和下颌部，严重时胸部和上臂也会出现。湿疹初期，会出现针头大小的红色丘疹，继而会产生水疱、脓疱、渗液，能形成痂皮，痂皮脱落后或形成红斑，继而慢慢长出新的皮肤，会有少许薄痂或鳞屑片。

小儿湿疹除了用药物治疗外，还可通过日常饮食改善病情，应多给患儿吃富含维生素、无机盐和水分较多的食物，如绿豆、玉米、海带、紫菜、新鲜蔬菜和水果等，忌食鱼、虾、蟹类等过敏性食物。

妈妈护理经

患有湿疹的宝宝，妈妈要常用温热水清洗湿疹部位，不要让宝宝抓、挠、蹭破湿疹，要常给宝宝剪短指甲。宝宝穿着的内衣、枕巾、被褥要用纯棉的布料，避免穿丝毛织品及化纤等衣物。宝宝的衣物、尿布要及时用低磷洗涤剂清洗，洗后一定要漂洗干净，在太阳下晾晒杀菌。如果宝宝湿疹严重，还需及时就医，避免延误病情。

调养食谱

冰糖玉米饮

原料：玉米须20克，玉米芯棒1根，冰糖适量。

做法：玉米须、玉米芯棒清洗干净，放入锅中，加适量水，煮沸后，转小火熬煮15分钟，加入冰糖调匀即成。晾至温热后，取出须、棒，分次喂饮宝宝。

健康小提示：可清热、解毒、除湿，有助于缓解小儿湿疹。

小儿口腔溃疡

小儿口腔溃疡是宝宝口腔炎症的一种常见病，主要表现为宝宝口腔红肿，出现白色小点，宝宝虽有食欲，但因疼痛而难以下咽，导致宝宝哭闹不止或情绪低落。

宝宝患上口腔溃疡期间，除服用药物治疗外，饮食应以稀软、清淡、易消化的半流质食物为主，应多吃富含锌、维生素B_1、维生素B_2的食物，如白菜、菠菜、茄子、核桃、瘦肉、蛋类等，帮助溃疡愈合。

妈妈护理经

宝宝患病期间，需停止吸食母乳或配方奶，用小勺喂食宝宝，饭食需比平常凉一些，减少宝宝疼痛。烹饪食物时，要多加水，将食物做得较松软，口味清淡些，避免刺激溃疡创面，引起宝宝疼痛。也可喂一些冰糕，冰糕能减轻病痛，但对于没有吃过冰糕的婴儿，不能喂过多量，否则，会使婴儿肚子不舒服，或者腹泻。

调养食谱

牛奶炖豆腐

原料：豆腐35克，牛奶150毫升。

做法：豆腐洗净，切丁，放入锅中，加入牛奶，再加入少量清水稀释，用小火煮成糊状即可。晾至温热后，用小勺喂食宝宝。

健康小提示：可帮助宝宝补充营养，增强免疫力，缓解疼痛。

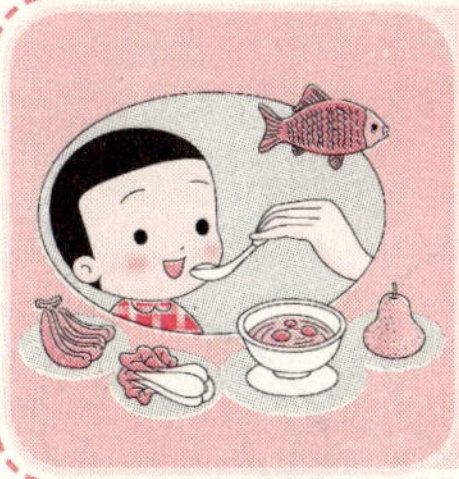

营养性疾病的调理与预防

有的宝宝可能会因为营养不均衡而缺乏某种营养素，只要父母注意观察，适当补充，宝宝仍会恢复健康。营养不均衡易使宝宝产生各类疾病，其实父母只要注意食物的科学搭配，这种情况完全可以避免。

营养性贫血

营养性贫血是婴幼儿时期比较常见的一种疾病。贫血的宝宝皮肤会显得苍白，还会出现心跳加快、呼吸加速、食欲减退、恶心、腹胀、精神不振、注意力不集中、情绪容易激动等症状。长期贫血的宝宝还容易出现身体疲倦、毛发干枯、营养低下、发育迟缓等症状。

宝宝贫血多为营养不足造成，因此可通过饮食调养来缓解病情，应常给宝宝吃富含维生素C及含铁量较高且易吸收的食物，如瘦肉、鸡蛋黄、黑木耳、鱼类、黄豆、番茄、猕猴桃、橘子、橙子等。

妈妈护理经

贫血宝宝一般体质瘦弱，妈妈可让宝宝多餐少食，为宝宝提供充足营养，在给宝宝制作辅食时，最好选用铁质的炊具，如铁铲、铁锅等，帮助宝宝对铁质的吸收。

调养食谱

红枣芝麻米糊

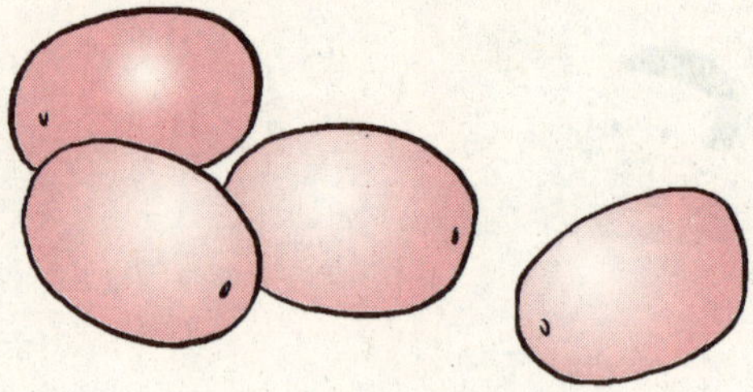

原料：黑芝麻25克，红枣5枚，粳米70克，红糖适量。

做法：黑芝麻去除杂质，洗净；红枣洗净，去核，切丁；粳米淘洗干净；将上述食材一同倒入全自动豆浆机中，加水至上下水位线之间，接通电源，按下指示键，待豆浆机提示煮好后，加入适量红糖调匀即可。晾至温热后喂食宝宝。

健康小提示：黑芝麻富含铁质，红枣可养血补虚，混合食用，可缓解宝宝贫血症状。

佝偻病

佝偻病是一种在婴幼儿中较为常见的慢性营养缺乏病，也被称为“软骨病”，多发于我国北方。佝偻病是体内维生素D不足引起的全身钙磷代谢失常，使其不能正常沉着于骨骼的生长部分，严重者会发生骨骼畸形。此病发病缓慢，不易发现，一旦出现抵抗力下降，还会患上呼吸道和消化道感染性疾病。

佝偻病除医药治疗外，还可通过饮食添加钙、维生素D来缓解病情。在给宝宝添加辅食时，要注意让宝宝多吃富含维生素D的食物，如蛋黄、猪肝、奶制品、豆制品等。

妈妈护理经

患有佝偻病的宝宝，妈妈要注意让其每天坚持1～2小时的室外活动，多晒太阳，促进维生素D的合成。宝宝4个月时，要尽早添加富含维生素D的辅食，能有效预防宝宝佝偻病。

调养食谱

芝麻燕麦豆浆

原料：黄豆60克，黑芝麻15克，燕麦片40克，白糖适量。

做法：黄豆用清水浸泡6～10小时，捞出洗净；黑芝麻稍微冲洗，沥干水分，碾碎；将燕麦片与浸泡好的黄豆、黑芝麻一同倒入全自动豆浆机中，加清水至上下水位线之间，接通电源，按下指示键，煮至豆浆机提示豆浆煮好，加入白糖，充分搅拌调匀即可。晾至温热后，给宝宝喂食。

健康小提示：黄豆中富含钙质，可缓解小儿佝偻病，有助于儿童生长发育。

儿童肥胖症

儿童肥胖症的限定是指体重超过正常平均值的120%以上。宝宝过于肥胖时，会有疲劳感，用力时会显气短。身体脂肪的过度堆积会限制胸廓肌和膈肌运动，宝宝还会出现呼吸急促。宝宝体重过量，走路时，两下肢负荷过度会导致膝外翻或扁平足。

宝宝肥胖可以通过饮食调养来慢慢治愈，不提倡食用药物，可让宝宝多吃蔬菜，增加饱腹感，防止能量摄入过多，食物选择上，尽量以粗粮、杂粮为主食，以鱼、瘦肉为宝宝提供身体所需蛋白质，饮食宜清淡。

妈妈护理经

患有肥胖症的宝宝，要少吃甜食或油脂含量较高的食物，不要为宝宝添加淀粉含量较高的食物，切忌饮食过量。此外，妈妈要帮助宝宝多进行体育锻炼，让摄入的热量充分消耗，维持体重，并对体重进行监测。随着年龄增长，身高增长，体重会自然下降的。

通常测定宝宝的标准体重的公式是：体重（千克）＝年龄×2＋8。

调养食谱

冬瓜粥

原料：冬瓜150克，粳米50克。

做法：冬瓜去子和皮，洗净，切成薄片；粳米淘洗干净，用清水浸泡30分钟；将冬瓜片和粳米一同放入沙锅中，加适量水，熬煮成粥即成。晾至温热后，给宝宝食用。

健康小提示：冬瓜中水分较多，热量较低，是肥胖症宝宝的最佳食物。

营养不良症

小儿营养不良症是由于小儿膳食中蛋白质和热能的摄入不足引起的一种慢性营养缺乏症，又称蛋白质—热量不足性营养不良症。多见于早产儿、低体重儿，及某些先天遗传代谢病症的宝宝。主要症状表现为消瘦，皮下脂肪按照腹、胸背、腰臀、四肢、面部的顺序逐渐消失，肌肉出现不同程度松弛，皮肤干燥，面色苍白，精神委靡，食欲减退，身体、体重均低于正常儿。严重时，可导致宝宝并发多种器质性病症，如消化道疾病、贫血、龋齿、呼吸道疾病等，甚至危及生命。

宝宝患营养不良症期间，除服用药物治疗外，还可通过饮食改善病情。对患轻度营养不良的宝宝，可喂半脱脂奶、豆浆、鱼、蛋、肉末、动物肝脏、米汤、粥等。对于病情较重的宝宝，且乳糖过敏的宝宝，可选用米糊、鱼肉泥等食物，待其消化功能恢复，逐步添加奶制品、蛋羹、蔬菜汁、果汁、鱼肝油等食物。

妈妈护理经

当宝宝患上营养不良症时，父母应随时了解宝宝的营养状况，适时调节宝宝的饮食，为宝宝增添营养成分，避免因疏忽而加重病情。此外，应注意预防此病的发生，可合理调整宝宝的饮食结构，使宝宝均衡摄取营养素。对于年龄较小的宝宝，母乳仍是宝宝补充营养的最佳食物，若母乳不足或宝宝乳糖过敏，妈妈应及时为宝宝添加辅食，从辅食中摄取充足的营养，此外要注意加强锻炼，增强宝宝自身体质。对于较小的宝宝，妈妈可通过抚触帮助宝宝增强体质，促进营养吸收，减少疾病。

调养食谱

蛋黄酸奶粥

原料：粳米50克，鸡蛋黄1个，肉汤150毫升，酸奶100克。

做法：蛋黄捣碎；粳米淘洗干净；将锅置于火上，放入粳米，加适量清水，熬煮成稀粥，放入肉汤和捣碎的蛋黄，以小火熬煮至稀糊状，待粥冷却后，放入酸奶搅拌均匀，即可喂食宝宝。

健康小提示：酸奶搭配鸡蛋、肉汤有助于蛋白质的吸收，可缓解宝宝营养不良症。

厌食症

厌食症是指宝宝在较长时间内的食欲减退或完全无食欲。科学调查表明，60%的学龄前幼儿均有不同程度的厌食，这与饮食习惯、饮食方式以及缺少某些微量元素有一定关系，如缺锌，可影响消化功能，导致宝宝吸收功能差，营养不良。长期厌食的宝宝，易反复患感冒、发烧、咳嗽等病症，而且饭后不爱运动，体重不增，身高也比同龄的宝宝低。因此，父母决不能轻视宝宝厌食。

治愈厌食症的关键是注意饮食的规律性和节制，在宝宝日常膳食中，妈妈可多做一些可口的食物给宝宝吃，花样可以丰富一些，可少食多餐，尽量避免生吃瓜果，损伤宝宝脾胃，忌吃零食、冷饮与肥腻、辛辣食物。可通过蔬菜汁、水果泥来增加宝宝食欲，如山楂汁、胡萝卜汁、苹果泥、香蕉泥等。

妈妈护理经

宝宝患有厌食症后，很难喂食，此时妈妈要耐心诱导，吃饭时切忌训斥宝宝。对于年龄较小的宝宝，可通过各种游戏诱导宝宝吃饭；为了有助于消化吸收，宝宝需加强体育锻炼，坚持户外活动，年龄较小的宝宝，妈妈可通过抚触按摩，帮助宝宝消化吸收食物。

调养食谱

雪梨粥

原料：雪梨2个，粳米90克。

做法：粳米淘洗干净；梨洗净，去核，连皮切碎，放入锅中，加水适量，煮沸后，用小火再煮30分钟，加入粳米，继续熬煮成粥。待晾至温热后，给宝宝喂食。

健康小提示：可开胃健脾，促进消化吸收，缓解宝宝厌食症。

附　录

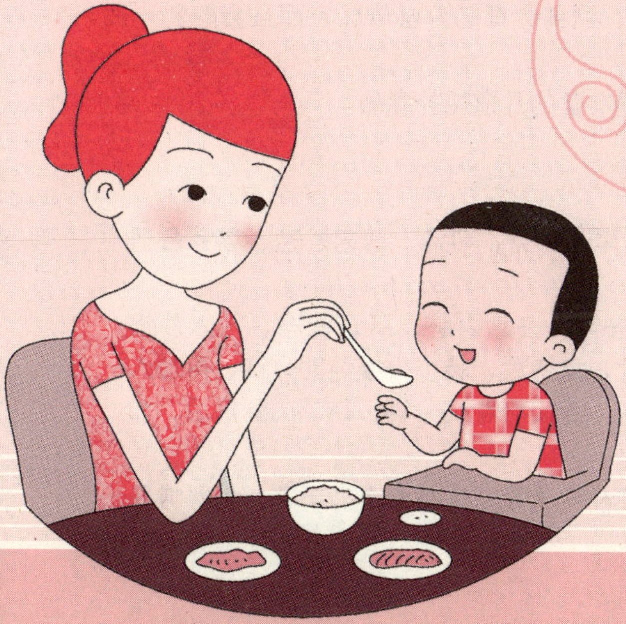

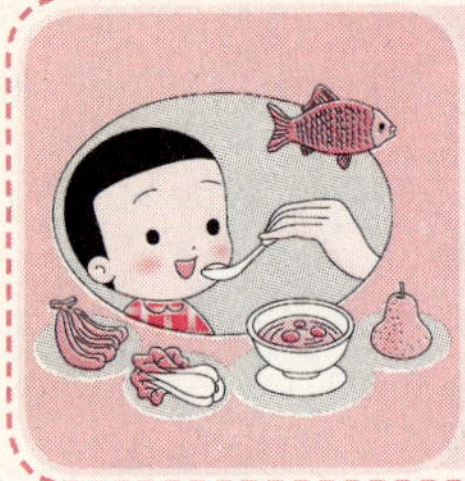

新手妈妈的催乳食谱

为了维持充足的母乳，产后妈妈要摄取足够的营养、水分，这样才可以让宝宝吃到营养的乳汁，满足自己和宝宝对营养的需求。建议新妈妈们做到以下几点：

❶ 哺乳期的妈妈应少吃多餐，以每天5~6餐为宜。

❷ 要常吃全麦及谷类、新鲜蔬菜、水果，以及富含蛋白质、钙和铁的食物，这样可均衡摄取营养。

❸ 烹饪食物时，需干稀搭配、荤素搭配，避免偏食。

❹ 饮食宜清淡，少吃辛辣、咸的食物，要注意调理脾胃，促进子宫收缩。

❺ 母乳喂养期间忌饮酒，酒精会抑制分泌母乳，而且会随乳汁被宝宝吸收，危害宝宝的健康。

下面是特别为哺乳期妈妈准备的几道炖补食品。

白凤乌鸡汤

原料：乌鸡1只，白凤尾菇50克，料酒、葱末、盐、姜片各适量。

做法：乌鸡宰杀后，去毛，去除内脏及爪，洗净，放入沙锅中，加适量清水，加入姜片，煮沸后，转小火慢炖30分钟，再加入白凤尾菇、料酒、葱末调匀，继续熬煮10分钟，待鸡肉酥烂后，加入盐调味即可。

健康小提示：此道汤可补肝益肾、生精养血、下乳，缓解哺乳期妈妈母乳不足的症状。

山药鱼头汤

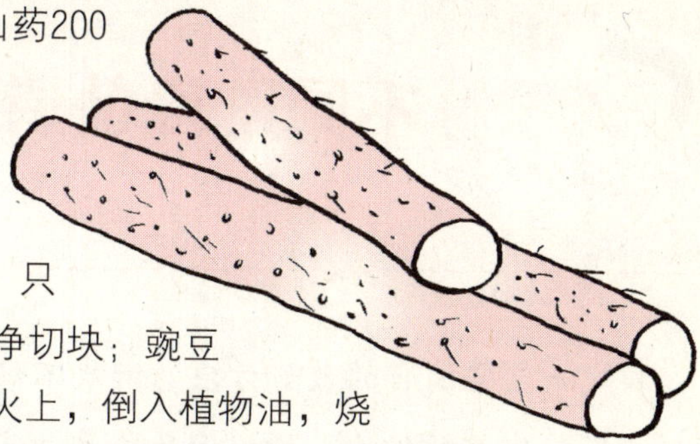

原料：草鱼1条，山药200克，豌豆苗45克，海带8克，盐、胡椒粉、姜片、植物油各适量。

做法：草鱼去鳃，只留鱼头；山药去皮，洗净切块；豌豆苗择洗干净；将锅置于火上，倒入植物油，烧至七成热，放入鱼头煎至两面微黄时取出。另起一锅，加适量水，放入鱼头、山药、海带、姜片，煮沸后以小火炖煮30分钟，再放入豌豆苗煮沸，加盐、胡椒粉调味即成。

健康小提示：鱼汤中富含蛋白质，不仅能补充产后妈妈的营养，还具有下乳的功效，可缓解母乳不足的症状。

花生猪蹄汤

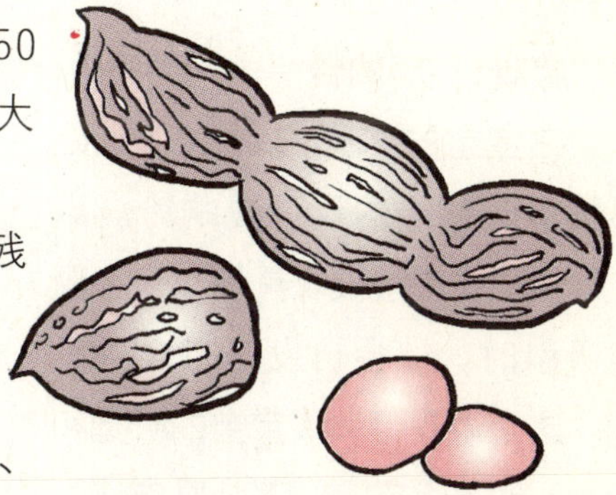

原料：猪蹄1只，花生米50克，料酒、姜片、葱末、盐、大料各适量。

做法：猪蹄洗净，去净残毛，切块，放入锅中，氽煮片刻，去净血水和浮沫，捞出；再另起一锅，将氽过水的猪蹄、花生米、姜片、料酒、葱末、大料一同放入锅中，加适量清水，煮沸后，加入盐，以小火慢炖1小时，至肉酥烂即可。

健康小提示：烹煮时可多放一些水，产后妈妈多喝有营养的汤，对下乳是很有帮助的。

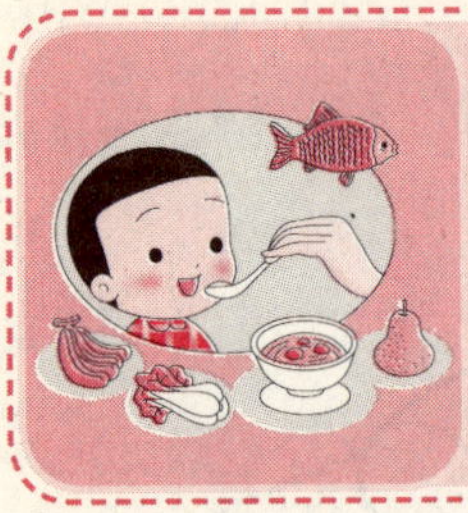

不同阶段的消食游戏

游戏是宝宝消食的最好方法。游戏不仅能给宝宝带来快乐，而且有助于锻炼宝宝的能力，增进亲子关系。父母可在饭后半小时与宝宝玩耍，让宝宝消耗部分能量，促进胃肠蠕动，帮助消化食物，同时也能减少肥胖的概率。另外，要注意宝宝的消食游戏不宜时间过久过长，这样宝宝会感觉疲惫，对游戏产生厌倦。在宝宝游戏过后，妈妈可以给宝宝进行全身的抚触，以助宝宝消食，放松全身。

第一阶段：0～3个月

游戏1：玩响铃

在宝宝的床上方1～1.5米处悬挂色彩鲜艳的玩具或响铃。当父母摇动或宝宝被玩具的声音、颜色吸引时，就会自发进行全身运动。这个游戏可训练宝宝的听觉和视觉，锻炼宝宝上、下肢肌肉。

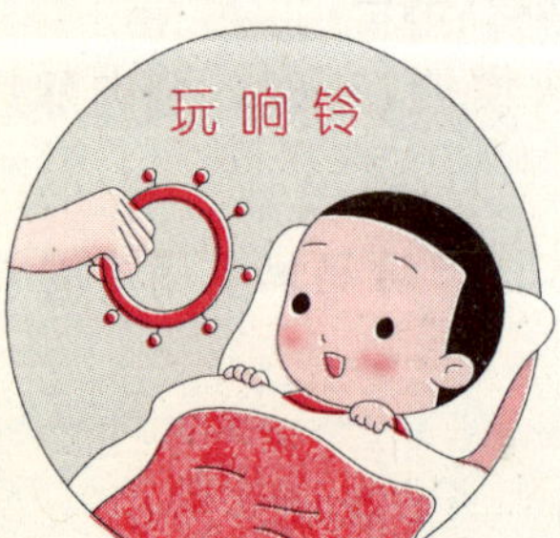

注意事项

这些悬挂物要经常移动，以免造成宝宝斜视或偏头等。玩具最好用皮筋或有弹性的细绳悬挂，以便随风吹动，使玩具能颤动发响。

游戏2：寻找声音源

妈妈可用八音盒或其他带响声的玩具，在宝宝的正面或侧面将玩具弄响，宝宝听到响声后，妈妈可以对着宝宝说：“哪里来的声音？”引起宝宝的注意，让其转动头寻找声音源。这个游戏可以训练宝宝的注意力，并学会寻找。

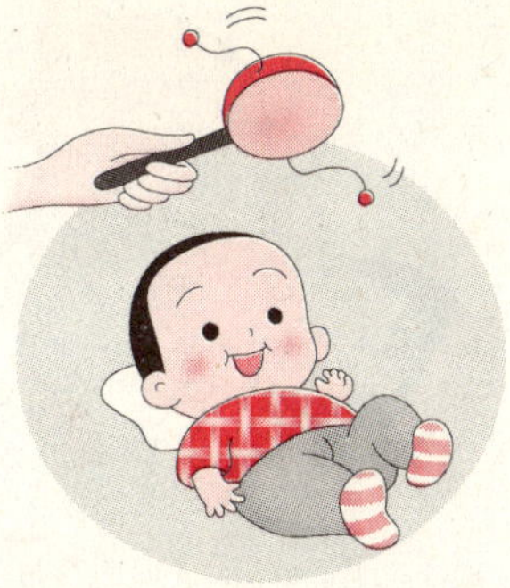

注意事项

刚出生的宝宝动作发育还不完全，响声的地方尽量离宝宝较近，这样容易让宝宝找到，吸引宝宝做轻缓运动。

游戏3：宝宝玩小手

2个月的宝宝非常喜欢看自己的小手，常会举着手玩，父母要给他创造条件。可以在宝宝的手上拴块红布或戴个发响的手镯，激发他看手、玩手的兴致。这个游戏的目的是让宝宝通过看、玩小手，促进手指的精细活动。

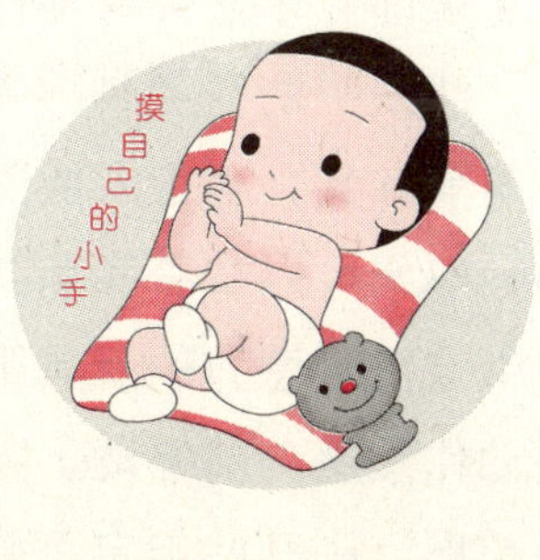

注意事项

宝宝在玩小手时，妈妈一定先将宝宝的小手洗净，剪短宝宝的指甲，避免宝宝因吸吮小手而病从口入，或不注意划伤自己。

游戏4：宝宝来抓握

妈妈可以准备一些容易抓握的玩具，如摇铃、能捏响的软塑料或橡皮玩具，经常将玩具或是自己的手指轻柔地塞在宝宝手

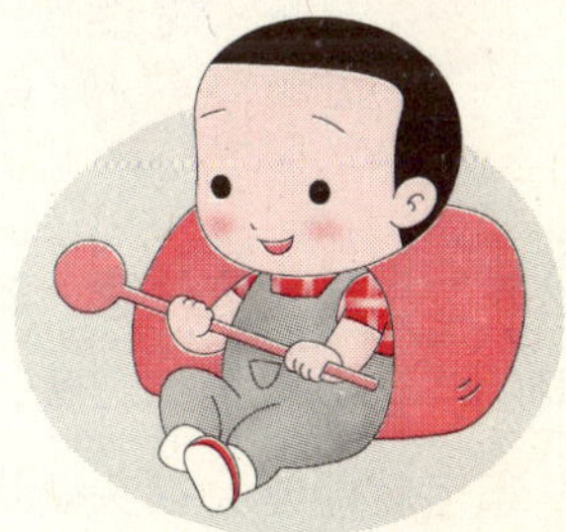

中，使其抓握触摸。也可用皮筋把这些玩具挂在宝宝能够抓到的地方，使他练习抓、握、摇、捏等动作。这个游戏可锻炼手的力量。

注意事项

宝宝玩的玩具易沾染细菌，妈妈在给宝宝玩具时，一定要注意清洁玩具，宝宝玩过后，也要注意清洗消毒，避免细菌危害宝宝的健康。

游戏5：宝宝学抬头

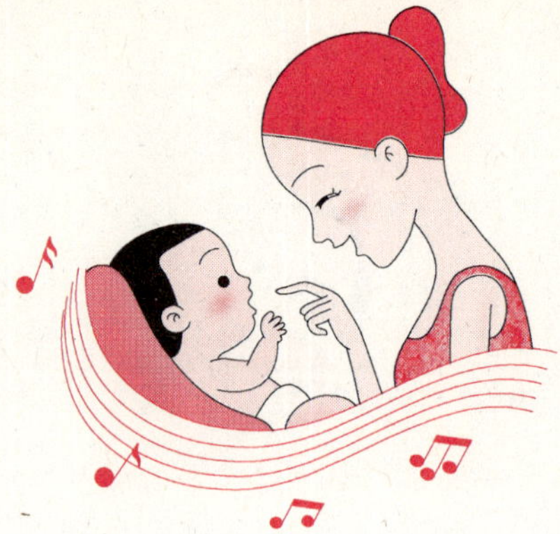

抬头是3个月宝宝生长发育的明显特征，此时爸爸妈妈可以辅助、引导宝宝学会抬头。宝宝2个月时，妈妈可将宝宝竖直抱起，爸爸拿着色彩鲜艳或带响声的玩具，一边放在接近孩子的面部前方，一边逗着宝宝说：“看看这

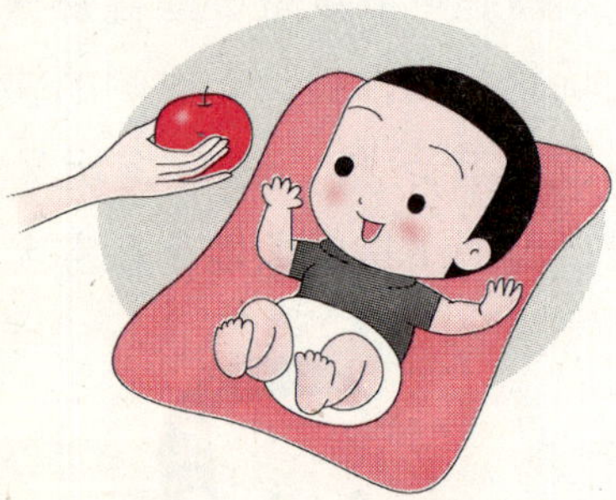

是什么？”引起宝宝注意，此时宝宝前倾的头会微微抬起观察，反复几次，宝宝就能学会抬头。这个游戏可以锻炼宝宝的颈部和背部肌力，扩大视觉范围。

注意事项

妈妈要抱稳宝宝，不宜过高，让宝宝有安全感，这样更有利于宝宝大胆抬头探索。

第二阶段：4～6个月

游戏1：宝宝听音乐

妈妈可定时给宝宝播放儿童歌曲或儿歌，一边播放，一边跟着音乐唱，提供一个愉快的环境，愉悦宝宝的身心，同时也可培养宝宝的注意力，在音乐中宝宝更容易消化食物。

注意事项

选择适当的时候播放音乐，若宝宝困倦，就不要播放音乐，等宝宝睡醒后再玩。

游戏2：爬爬虫

6个月时，就可以让宝宝练习爬行了。练习时，让宝宝呈俯卧位，妈妈的手放在宝宝的脚底，让宝宝腹部着床，可原地打转的动作，然后帮助宝宝脚蹬着妈妈的手向前匍匐，当宝宝能熟练匍匐后，妈妈可以拿着颜色鲜艳、能吸引宝宝注意力的玩具跟随宝宝的动作缓缓向前摇动，鼓励孩子向前爬。刚开始宝宝可能只爬出一点点就不动了，妈妈要大声鼓励宝宝，表扬他的进步。这个游戏需分次进行，逐渐使宝宝爬到更远的地方，锻炼宝宝的颈、四肢，开阔宝宝的视野，有助于宝宝大脑的发育。

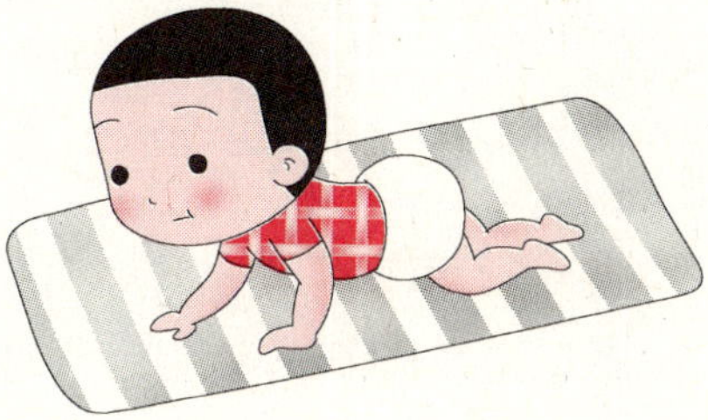

注意事项

这个游戏可在宝宝体力充沛时进行，如果宝宝精神状态不好，可玩一些简单的游戏，不要勉强宝宝。

游戏3：宝宝跳跳操

爸爸坐在椅子上，扶住宝宝的腋下，让他站在爸爸的大腿上，爸爸说 “跳一跳”，同时将宝宝提起，再放下，练习宝宝小腿的支撑力，反复几次，休息一会儿，再接着做。这个游戏，可以锻炼宝宝的下肢，为宝宝站立打下良好基础。

注意事项

爸爸提起宝宝时，一定要以双手扶住宝宝腋下及上半身，避免造成关节脱臼；放下宝宝，一定要在宝宝腿伸直时，慢慢落下，有助于宝宝站稳。

游戏4：宝宝来拿

宝宝坐式，妈妈将带响的玩具拿到宝宝面前摇晃，吸引宝宝的注意力，当他想要时，妈妈可将玩具放置在宝宝能够抓到的地方，让宝宝伸手去拿，并反复告诉宝宝怎么拿到，激发他的潜能。如果宝宝抓了几次仍没有拿到，妈妈要将玩具直接放入宝宝手中，让宝宝触摸玩具，感受抓握的感觉，然后放开玩具，教宝宝学抓；若宝宝不主动伸手，妈妈可用玩具触碰宝宝的手，逗引宝宝学习；如果宝宝还是不抓，可使玩具发出响声诱导宝宝。这个游戏可促进宝宝的触觉发育，锻炼小手抓握能力。

注意事项

妈妈在教宝宝抓握时，一定要有耐心，不可急躁；如果宝宝困倦或无兴趣，妈妈可换一种方式，切勿训斥宝宝，使宝宝对游戏失去兴趣。

游戏5：宝宝学翻身

宝宝仰卧，妈妈在旁边轻轻拍手或用玩具逗引宝宝，使宝宝的脸转向侧面，爸爸用手轻轻扶起宝宝的后背，帮助宝宝向侧面转动。当宝宝翻身向侧面时，父母要高兴地给予表扬："宝宝真棒！"然后再从侧面帮助宝宝转向俯卧，让宝宝趴着玩一会儿，过一会儿再帮宝宝翻回侧边仰卧。这个游戏可让宝宝学会翻身，使全身得到运动。

翻身

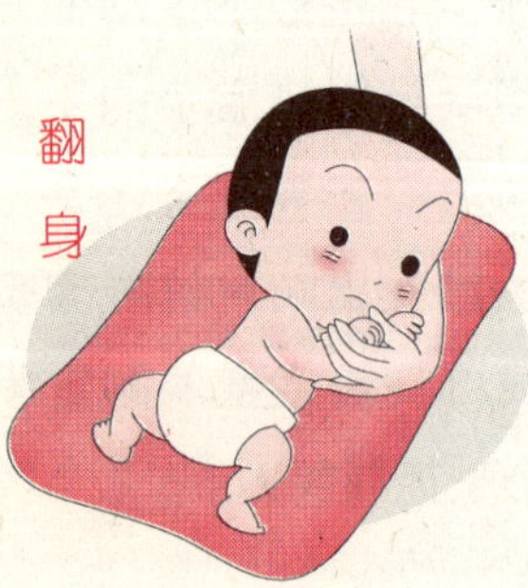

注意事项

翻身后，父母要观察宝宝情况，如情况好，可休息片刻再帮助宝宝做练习，如发觉宝宝疲劳，就不要再练习了。翻身时，宝宝的手臂可能被身体压住，妈妈要适当帮助。

第三阶段：7～9个月

游戏1：宝宝骑马

爸爸坐在椅子上，让宝宝背对爸爸，双腿叉开，骑坐在爸爸的一条大腿上，爸爸双手扶住宝宝的胸部，然后将腿忽上忽下地抖动，并说道："宝宝骑马了，驾，马儿快跑。"让宝宝体会骑马的感觉。开始时，动作要慢，避免宝宝害怕，几次之后，可加快速度，也可变换坐姿。这个游戏主要培养宝宝的平衡感，让宝宝学会坐，也可增强宝宝头部和颈部的自控能力，增进亲子关系。

注意事项

此游戏活动幅度较大，不宜在刚吃饱后进行，最好在吃饱后30分钟进行。

游戏2：宝宝快爬

8个月是宝宝学习爬行的重要阶段，经过前几个月的匍匐，宝宝终于要开始爬行了。在玩之前，妈妈要先将宝宝喜欢的玩具摆放在宝宝爬行的前方，吸引宝宝的注意力，促使他有向前爬的欲望。宝宝开始爬了，当他用力蹬自己的小脚和腿时，妈妈要用手心将宝宝的脚顶住，同时鼓励宝宝："再使点劲，宝宝就要够到了。"妈妈也可通过拍手或摇铃的方式鼓励宝宝，宝宝会在妈妈的逗引下非常兴奋。这一游戏能进一步锻炼宝宝的腿和脚，初步学会爬行。

注意事项

在宝宝向前爬行时，妈妈要注意保护，避免宝宝磕伤，宝宝爬行过一次后，要帮助宝宝放松，避免因为劳累而不愿意再次爬行。

游戏3：藏猫猫

宝宝最容易找到的就是父母的脸，父母可尝试用一块毛巾或手帕遮住自己的脸，同时喊着宝宝的名字，逗引宝宝注意自己，然后突然笑着露出脸，嘴里做出小猫的叫声"喵"。父母可贴近宝宝，几次之后，宝宝就会主动揭下毛巾或手帕，告诉你，他找到你了。这个游戏宝宝宜靠坐着，这样不仅能锻炼宝宝的眼、耳能力，还能使宝宝全身运动，增强宝宝的平衡能力，促进食物消化。

注意事项

父母不要藏得太久、太远，避免宝宝对游戏失去兴趣。

游戏4：宝宝找玩具

妈妈先拿出宝宝喜爱的玩具，放在床上，用枕巾盖住玩具，然后用惊讶的语调说："宝宝，你最喜欢小鸭子呢？怎么没了，快找找？"如果宝宝开始掀开枕巾，妈妈可接着说："小鸭子，快出来。"待宝宝抓到玩具，妈妈要大声地夸奖宝宝，如果没有找到，妈妈要鼓励宝宝，并跟着一起找，然后用手摸着枕巾说："咦，小鸭子是不是在这个下面。"最好逗引宝宝掀开，待掀开后同样要夸奖宝宝，宝宝没有掀开也不要紧，反复几次，宝宝就学会了。这个游戏可在运动消食的同时，锻炼宝宝观察能力，练习爬行。

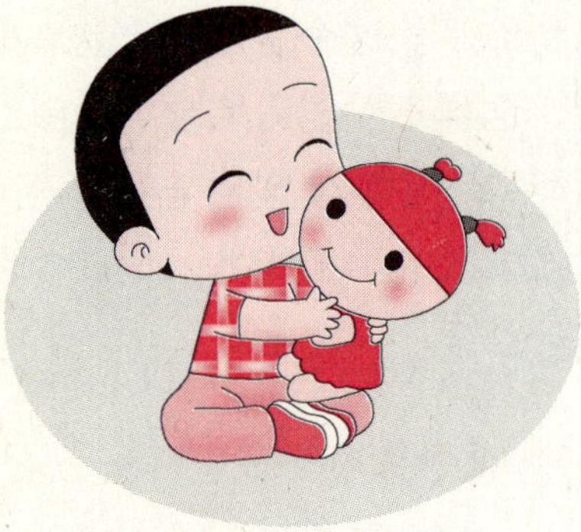

注意事项

宝宝在游戏时，妈妈要注意保护，给予宝宝一定的帮助，玩具不要放得太远，避免宝宝失去游戏的乐趣。

游戏5：宝宝爱洗澡

妈妈将宝宝的浴盆里放好温水，将宝宝套上儿童救生圈放入水中，再在水中放入一些塑料瓶、可捏取带响的玩具，如小鸭子、小鱼、小船等。然后妈妈故意将玩具捏响，并对宝宝说："咦，什么在响？"吸引宝宝的注意力，让宝宝借助救生圈的漂浮力，捏取玩具并作响，宝宝的兴奋会使水溅到自己脸上，使宝宝觉得好玩，并模仿玩具。这个游戏可锻炼宝宝手脚的协调能力，还有助于食物的消化吸收。

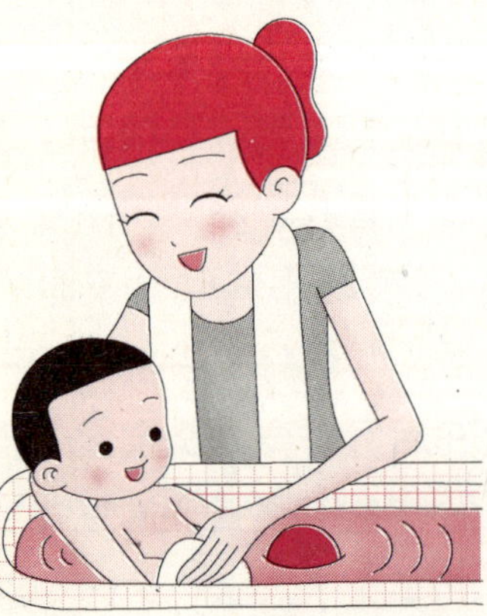

注意事项

一定要给宝宝套上救生圈，避免宝宝溺水。如果宝宝对此游戏不感兴趣，不能强迫。如果怕水，妈妈可选择在大浴缸中进行，妈妈抱着宝宝，让宝宝产生安全感。

第四阶段：10～12个月

游戏1：宝宝拾豆豆

妈妈准备空的矿泉水瓶和一些芸豆，家长引导宝宝每次用小手抓一个豆子，放进小瓶子里，放入2～3颗豆子后，妈妈盖上瓶盖，摇晃瓶子发出声音，宝宝会很开心。这个游戏有助于手眼协调，抓物入瓶的能力，另外可培养宝宝的注意力。

注意事项

在宝宝游戏时，妈妈要注意看护，避免宝宝误食，发生危险。此外，勿用塑料小豆作为练习玩物，避免发生意外。

游戏2：套杯子

妈妈可以将纸杯子涂上颜色，或拿几个不同颜色的塑料套杯摆放在宝宝面前，妈妈开始将杯子一个接一个地套起来，同时对宝宝说："宝宝快看，多好玩啊！宝宝也来套一个吧！"鼓励宝宝自己动手将杯子套起来。这个游戏可以培养宝宝手的灵活性，促进宝宝的空间知觉的发展。

注意事项

若使用的是塑料套杯，妈妈要注意杯子的质量，以边角无多余塑料、光滑为宜，避免宝宝被塑料划伤。

游戏3：搭积木

10个月的宝宝最喜欢玩的就是搭积木，妈妈可以给宝宝准备一些形状各异的积木，然后手把手地教宝宝一块一块往上搭，吸引宝宝的兴趣。当宝宝学会向上搭一块积木时，妈妈要进行表扬："宝宝真聪明，会自己搭积木了。"这个游戏能练习宝宝手指的灵活性，还能锻炼宝宝平衡能力。

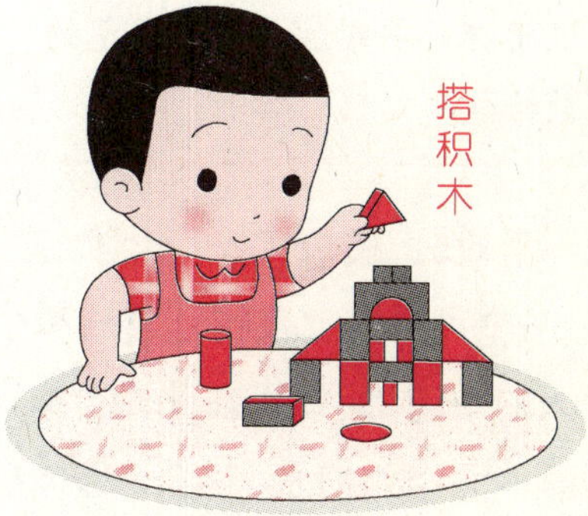

搭积木

注意事项

为宝宝购买积木时，不要选购表面涂有化学颜料的积木，也不要挑选较小的积木，避免宝宝误吞。此外，宝宝玩的积木要定期进行消毒，玩耍时，父母要注意看护。

游戏4：认识小动物

妈妈可以在宝宝的房间墙壁上布置一些动物挂图和玩具，在宝宝吃饱饭后，妈妈教宝宝认识这些动物，然后问："小狗在哪里？"让宝宝仔细找，用小手指指，或者干脆让宝宝爬过去拿。待宝宝拿到后，妈妈可以模仿小动物叫声，让宝宝更形象地认识这种动物。

注意事项

挂图最好选择有凹凸的塑料大图，不易撕毁；玩具要经过清洗后再给宝宝玩，避免细菌传染。

游戏5：模仿妈妈

9个月后的宝宝特别喜欢模仿大人的举动，妈妈可在此时自编一些简单动作如拍手、摇头、身体扭动、挥手、踏脚等，并配上音乐，让宝宝跟着一点点学，然后做运动，这样不仅有助于消食，还可锻炼宝宝各方面的协调能力。

注意事项

学习时间不宜过久，若宝宝有一些疲倦，妈妈应立即抱起宝宝，哄他入睡，切忌逼迫宝宝，使宝宝失去对游戏的兴趣。

第五阶段：13～18个月

游戏1：捉蝴蝶

妈妈用纸剪成一个蝴蝶，并用彩笔装饰纸蝴蝶，用一根细绳系上色彩鲜艳的纸蝴蝶，在宝宝面前晃动，并鼓励宝宝去抓纸蝴蝶。当宝宝去捉时，妈妈就提起绳子，让宝宝去追、去拍，追到后再提起，反复玩，当宝宝有不耐烦情绪或有些疲倦时，妈妈就应停止晃动绳子，让宝宝成功“捉到”蝴蝶，并给予宝宝鼓励。此游戏能帮助宝宝练习走路、小步跑和拍的能力，适合宝宝在饭后1小时进行，有助于消食。

注意事项

宝宝玩捉蝴蝶应选择宽敞、平坦的空间，避免宝宝不慎跌撞。此外，要注意观察宝宝状态，若有些疲倦，就要停下来休息，切忌运动过量。

游戏2：宝宝吹泡泡

妈妈与宝宝面对面站着，妈妈将双手放在嘴前做吹泡泡状，引导宝宝模仿，同时念着儿歌：“小宝宝，吹泡泡，泡泡吹得可真大，大得都能把脸遮，哎哟哟，不好了，泡泡要炸了，嘭！泡泡炸得满脸水花了！”边说，边随着做动作，当说到“嘭”时，妈妈可张开手，面带惊吓的表情，形象地传达给宝宝。这个游戏可鼓励宝宝做全身运动，有利于胃肠消化。

小宝宝，吹泡泡

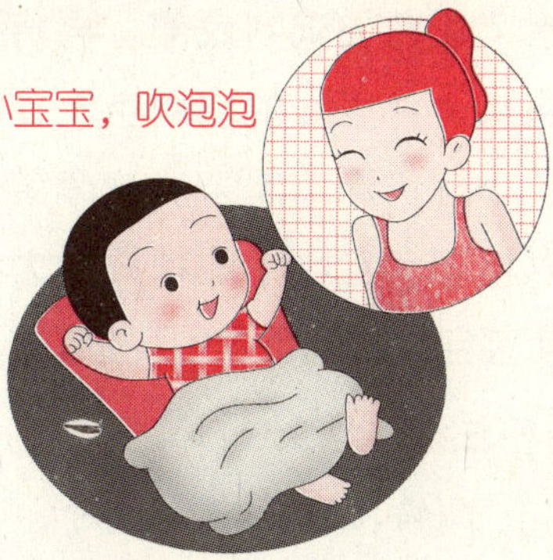

注意事项

为了便于宝宝学习，妈妈可将宝宝放在宽敞平坦的床上，避免宝宝仰头久了，感到疲劳。此外，爸爸可在一旁看护宝宝，避免发生意外。

游戏3：比一比

在托盘中，放置一大一小两种蛋糕，妈妈拿起大的蛋糕给宝宝看，告诉他“这是大的”，接着再拿一块小的蛋糕给宝宝，同时告诉宝宝“这是小的”。让宝宝仔细观察，经过几次训练后，妈妈可以向宝宝发出要求，如“给宝宝拿一块大的蛋糕”，看宝宝能否拿对，若拿对了，妈妈可以将蛋糕奖励给宝宝吃，以示表扬；若宝宝拿错了，妈妈要及时给宝宝纠正，并给予鼓励，让宝宝再拿一次。通过这种练习，宝宝会很快学会分辨，进一步学习上下、长短、多少、前后等关系。这个游戏可训练宝宝的观察力，使宝宝形成对比的概念。

注意事项

在对比过程中，妈妈要有耐心，同时要培养宝宝的耐心，对比的物品比例差距要大，这样容易分辨，切莫因宝宝选得不对而训斥或“变脸色”，成人的情绪会使宝宝失去对游戏的兴趣。

游戏4：积木接龙

妈妈先做示范，放一块积木在桌子上，然后叫宝宝看着妈妈手里拿着的积木，告诉宝宝手里这块要放在桌上那一块的后面，接着再继续放，直到排成一条线后，告诉宝宝：“看看，妈妈摆得积木多长啊，宝宝和妈妈一起摆好不好？”然后将一块积木放在宝宝手中，引导帮助宝宝摆，直到宝宝学会，然后让宝宝自己摆，宝宝每摆好一块后，妈妈都要给予鼓励表扬。这个游戏可进一步培养宝宝精细动作的能力。

注意事项

此时宝宝能力还没有完善，够不到的地方，妈妈要给予帮助，避免宝宝磕碰，影响游戏的积极性。

游戏5：小小伴奏家

准备一些能响的玩具，如摇铃、拨浪鼓、铃铛等，妈妈坐在宝宝身后，教宝宝一手拿摇铃，另一手拿铃铛，然后放儿童歌曲，妈妈两手分别握住宝宝的前臂，根据歌曲的节奏，摇响宝宝手中的玩具，并跟着唱，让宝宝感受节奏感，当宝宝慢慢熟悉后，妈妈可让宝宝转过身来，边拍手，边让宝宝自己摇铃，活跃宝宝的情绪。此游戏可愉悦宝宝的心情，培养宝宝的感知能力。

注意事项

妈妈在教宝宝摇铃时，手法要轻，以让宝宝感受节奏快慢为宜，避免用力过猛，使宝宝受到惊吓，失去玩的兴趣。

第六阶段：1.5～3周岁

游戏1：沉浮游戏

妈妈预先给宝宝准备一个塑料大盆，盆不宜太深，盛上小半盆水，然后拿几个塑料开口瓶或小碗，将其放在水中，能漂浮起来，帮助宝宝将小瓶、小碗内装满水，让它们沉到底部，再将瓶拿起来，将里面的水倒空，使小瓶、小碗仍漂浮起来。这个游戏可以培养宝宝小手的精细能力，也让宝宝体验到沉浮的现象。

注意事项

妈妈在陪宝宝玩水时，要注意看护宝宝，避免宝宝不慎跌入盆中，此外，妈妈不要硬性规定宝宝怎么玩，强硬只会让宝宝对游戏失去兴趣，且易造成逆反心理。

游戏2：跳台阶

妈妈可以给宝宝选择一处坡度较低缓的台阶，让宝宝先站在一层低矮的台阶上，牵着宝宝的两只手，告诉宝宝：“妈妈说‘跳’，宝宝就屈膝做准备跳上来。”第一次宝宝可能不敢跳，妈妈可以一面等宝宝屈膝一面将手拉着宝宝的双前臂，然后看宝宝有跳起的举动时拉他一把，2～3次以后，宝宝会慢慢体会到跳的动作要领，这时妈妈可以不用再拉着宝宝的前臂了，只要拉着宝宝的小手，让他自己屈膝起跳，经过反复练习，宝宝可以在平地上原地双足跳。这个游戏可以帮助宝宝学会双足跳。

注意事项

宝宝在跳时，妈妈抓握宜稳、轻，不宜用力过大，避免造成宝宝手臂脱臼。此外，要注意看护，若宝宝不慎跌倒，妈妈要鼓励宝宝自己站起来，培养宝宝坚强的性格。

游戏3：沙子模型

宝宝玩沙是一种天性，很多孩子都爱玩，这一点父母不可阻拦。妈妈可以给宝宝准备塑料小桶、塑料小碗、塑料小铲等物品，宝宝玩的沙子可以先用筛子过滤一下，去除石子和杂物，然后用洒水壶将沙子喷湿，再叫宝宝过来，避免玩耍时尘土飞扬。妈妈可以和宝宝一起用小铲将沙子装进小桶和小碗中，然后用手将表面轻轻拍平，将桶倒扣在地上，这样一个桶装的模型就出现在宝宝眼前了，可以让宝宝随意触摸，宝宝毁坏沙模后，可再重新做。这个游戏可以促进宝宝的触觉发育，使宝宝体验到更多的触觉感应。

注意事项

为了方便，妈妈可以事先将沙子放在一个干净的大桶中，宝宝玩耍过后，仍将沙子放进大桶，这样可以保证沙子不混入杂物。玩耍后，一定要提醒宝宝洗手或洗澡，避免细菌感染，影响宝宝的健康。

游戏4：跨越游戏

爸爸可预先准备几块完整的砖头，然后摆放成一条小路，间距在5～10厘米之间，然后告诉宝宝跨越的规则，先拉着宝宝的手，让宝宝练习在砖上走，每步踩一块砖，等宝宝熟练后，爸爸可在一旁保护宝宝，避免宝宝跌倒碰伤。这个游戏可训练宝宝走路平衡能力，对宝宝大脑感知能力的发展也有好处。

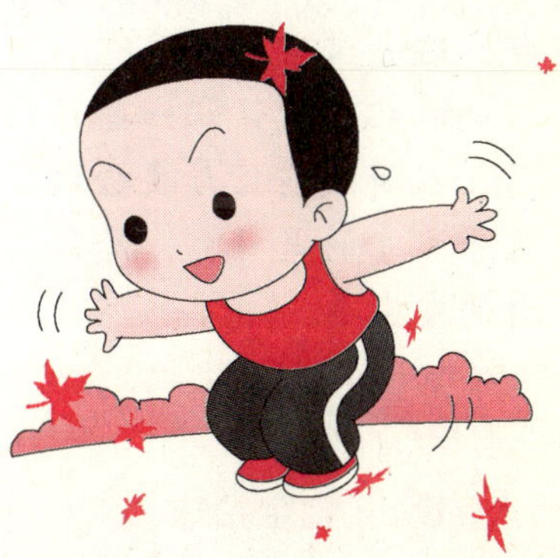

注意事项

爸爸摆放的砖块间距不宜太大，如宝宝不能完成，爸爸可相应调整。砖块一定要平整，不要有晃动，玩耍中父母一定要注意看护。

游戏5：投核游戏

平时父母可将水果的核（杏核、桃核）收集起来，洗净晾干。给宝宝准备一个广口瓶，然后教宝宝用食指和拇指拿稳小核，拿到瓶口的时候松开手指，使核自然掉落到瓶中，小核掉入瓶中后会有清脆的响声，会使宝宝感到很有趣，促使宝宝对游戏产生兴趣。这个游戏可培养宝宝的注意力和手的精细能力，对宝宝大脑的开发也有一定益处。

注意事项

游戏中，父母要注意看护，避免宝宝将核吞吃。宝宝此时已经能认识一些东西了，在游戏前父母要告诉宝宝手里拿的是什么，降低意外的发生率。

第七阶段：4～6周岁

游戏1：宝宝拍球

妈妈给宝宝准备一个弹性较好的皮球，带领宝宝站在宽敞的活动室或院子，妈妈先示范给宝宝看，然后妈妈将球拍起示意宝宝来拍。

刚开始宝宝可能拍不好，也许拍一下球就跑了，妈妈可帮助宝宝，在球将要跑开时，将球拍起，若球拍跑了，妈妈要鼓励宝宝将其取回，如说："球跑了，咱们快把它追回来吧。"可反复练习拍球，妈妈要指导宝宝如何控球，避免宝宝总去追球而失去了游戏的信心。这个游戏可锻炼宝宝全身肌肉，练习手部的平衡感。

注意事项

此游戏锻炼强度较大，夏季尽量选择在室内活动或傍晚进行，锻炼时间不宜过长，避免宝宝疲劳过度。

游戏2：宝宝来拼图

拼图属一种益智游戏，特别适宜3～6周岁的宝宝饭后玩耍。妈妈可以给宝宝购买一些拼图卡片，从简单的开始，妈妈可以先示范，然后让宝宝自己对照图案自己拼，拼好后，妈妈要给予表扬，当宝宝掌握要领后，妈妈可为宝宝提供图块更多、更复杂的拼图，提高宝宝游戏的兴趣。这样的游戏可以训练宝宝的手指灵活能力，培养宝宝的观察力，对宝宝的智力开发也有一定好处。

注意事项

游戏时，妈妈不要轻易打扰宝宝，当宝宝要求帮助时，妈妈要及时给予帮助，切莫让宝宝等待的时间太久，避免宝宝因为困难而失去游戏的兴趣。

游戏3：木头人

妈妈可先将游戏规则告诉宝宝，然后再做游戏。首先，要设立一个起点和终点，然后妈妈要背对着站在终点，不许朝后看宝宝，宝宝和爸爸可以向目标走，但不准跑，接着妈妈念道："我马上就要转过去了，当喊出'一二三，木头人，不许动'时，宝宝和爸爸就得定在那里，一动也不动，要是谁动了就要后退两步。宝宝听懂后，妈妈和爸爸可先做示范，让宝宝明白，然后在爸爸的带领下，一起做游戏，刚开始宝宝可能做得不好，但反复几次，宝宝就能学会到要领。宝宝完成游戏时，父母要给予表扬，鼓励宝宝。这个游戏可以锻炼宝宝的反应能力，促进宝宝大脑的发展。

注意事项

游戏时，父母要配合，妈妈说得速度可以慢一些，爸爸可以多给予宝宝指引，让宝宝完成游戏。此游戏也可在与宝宝的小伙伴一起做，培养宝宝的交际能力。

游戏4：小白兔拔萝卜

妈妈可准备一大一小两只小白兔发饰，或是在小发卡上粘上兔子的耳朵，再准备2个小篮子、若干个玩具萝卜，将玩具萝卜均匀地摆放在宝宝卧室的地面上，给宝宝戴上发饰后，说："今天天气真好，小兔兔跟妈妈去拔萝卜吧。"然后，双脚向前跳着去拔萝卜，拔出的萝卜放进篮子中，当篮子装满时，妈妈可以问宝宝："兔宝宝的萝卜装满篮子了吗？我们该回家了。"宝宝会回答妈妈，若宝宝回答"好了"，妈妈可带领宝宝一起向前跳回，若宝宝回答"没有，再拔会儿"，妈妈可以抬头看看天，然后喊道："兔宝宝，要下雨了，咱们快回家吧。"这样宝宝会跟随妈妈跳回。这个游戏可锻炼宝宝的体能，训练宝宝双脚跳的能力。

注意事项

游戏中，尽量选择空间较大的房间，地面可以用泡沫垫铺好，这样可以让宝宝光脚跳，同时也可避免宝宝不慎跌倒，发生意外。

游戏5：过家家

3周岁以后的宝宝最喜欢的游戏就是“过家家”。妈妈可以帮助宝宝约小伙伴到家里来玩，给孩子准备一些吃的，和玩耍用的小桌子、小凳子、小碗、小盘、小筷子等物品。然后，让宝宝自由地组织、分配，如大孩子当爸爸、妈妈，小孩子做宝宝。这时，可充分体现宝宝的动手能力，有时小伙伴之间会因为争抢而发生矛盾，妈妈可以先不要理会，等过一会儿，再去调节。这个游戏不仅能锻炼宝宝的生活能力，在不经意间学会帮助家人做一些事，同时也让宝宝学会与人交往能力，懂得和平相处。

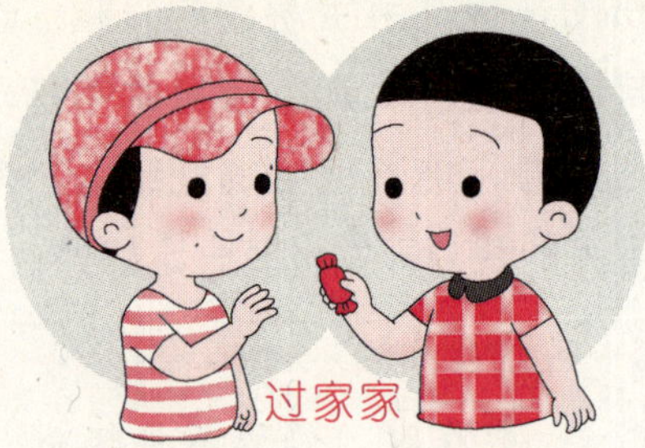

过家家

注意事项

给孩子准备吃的不宜过多，避免因食用过多零食而耽误了正餐。